JN441068

제9판

# 기본간호학 II

대표저자 신윤희 · 김애경 · 박효정

FUNDAMENTALS OF NURSING

계축문화사

# 집필진 〈가나다순〉


**▶ 대표저자**

신윤희 연세대학교 원주간호대학

김애경 단국대학교 간호대학

박효정 이화여자대학교 간호대학

**▶ 저 자**

미예원 경남대학교 간호학과

박민정 동아보건대학교 간호학과

서형은 가톨릭관동대학교 간호학과

오주연 단국대학교 간호대학

옥지원 동명대학교 간호학과

이원진 남서울대학교 간호학과

이지애 서정대학교 간호학과

한명희 동양대학교 간호학과

# 제9판을 발행하면서

2002년 기본간호학 초판을 발행한 이후 2~3년 간격으로 개정판을 출간해 왔으나, 2020년 제8판 개정 이후 제9판을 내기까지는 여러 이유로 다소 시간이 소요되었습니다. 대표 저자가 기본간호학을 담당해 온 시간 동안, 간호학을 전공하는 학생들이 접하는 교육환경 또한 크게 변화하였습니다.

기본간호학은 과거의 술기 중심 교육에서 벗어나, 단순히 '어떻게 술기를 수행하는가'라는 절차 중심 접근에서 '어떤 목적과 근거로 그 술기를 수행해야 하는가'를 강조하는 임상적 판단 중심 교육으로 그 초점이 전환되고 있습니다. 더불어 임상 현장의 복잡성이 증가함에 따라 환자 안전의 중요성이 더욱 강조되고 있으며, 급성기 단기 치료 중심의 간호를 넘어 노인, 만성질환자 및 다질환자를 대상으로 한 간호에 대한 고려 역시 기본간호학 교육에서 중요하게 다루어지고 있습니다. 또한 기본술기 수행에 있어 근거기반 기본간호의 중요성이 더욱 부각되고 있으며, 대상자의 참여와 자기관리를 강조하는 흐름 속에서 대상자 교육의 비중 또한 확대되고 있습니다. 특히 의료 환경의 디지털화와 의료기기의 급속한 스마트화에 따라, 앞으로 간호사가 될 학생들은 이러한 변화에 신속히 적응하고 실제 임상에서 능숙하게 활용할 수 있는 역량을 갖추어야 할 필요성이 커지고 있습니다.

이번 기본간호학 제9판 개정은 2002년 초판 발행 이후 가장 대폭적인 수정이 이루어진 개정판입니다. 개정의 핵심은 다음과 같습니다.

첫째, 2028년 1월 시행되는 간호사 국가시험부터 출제범위가 재편 · 통합되고, 직무 중심의 사례 · 실무 중심 문항으로 출제될 예정임에 따라, 기본간호학에서 다루어야 할 내용을 재정련할 필요가 있었습니다. 이에 변경되는 직무 중심 학습목표를 반영하여 기본간호학 학습목표를 재구성하고, 불필요한 내용을 과감히 삭제하였습니다.

둘째, 병원간호사회 근거기반실무지침과 임상 현장의 실제 적용 가능성, 즉 임상적 타당성을 최대한 확인하여 내용을 수정 · 보완하였습니다.

셋째, 한국간호교육평가원에서 제시한 핵심 술기 변경 사항과 NANDA 간호진단의 최신 버전을 반영하여 관련 내용을 전반적으로 보완 · 수정하였습니다.

급변하는 보건의료 환경 속에서도 변하지 않는 사실은 졸업생을 대상으로 재학 시절의 간호교육에 대한 평가를 실시해 보면 임상에서 간호사로서 실무를 수행하는 데 있어 가장 중요하고 도움이 되는 교과목으로 언제나 기본간호학이 언급된다는 점입니다. 이는 'Basic is the best.'라는 말이 여전히 유효함을 보여줍니다. 기본간호학을 담당하는 교수로서 보람과 함께, 앞으로도 더 잘 가르쳐야 한다는 책임감을 다시 한 번 깊이 되새기게 됩니다.

끝으로 제9판 개정 작업을 위해 수고해 주시고, 아낌없는 협조와 지원을 보내주신 계축문화사 사장님과 편집부장님을 비롯한 임직원 여러분께 깊은 감사의 말씀을 전합니다.

2026년 2월

저자 일동

# 머리말 Preface

사회 · 경제적 변화와 대상자의 요구증대는 건강관리의 질적 향상을 요구하고 있으며 이러한 시대적 요구는 간호전문직에서도 신속하고 역동적인 대처를 촉구하고 있습니다. 사회와 대상자가 요구하는 간호전문직으로서 간호가 그 위치를 확고히 하기 위해서는 간호학문의 가장 기초가 되는 기본간호학이 매우 중요하다는 것을 느끼게 됩니다.

그동안 기본간호학을 제한된 시간과 학점 내에서 강의해 오면서, 꼭 필요한 내용을 효과적으로 강의할 수 있고 학생들이 학습하는 데 도움이 되는 책의 필요성을 절감하게 되었고, 이에 뜻을 같이한 교수들이 간호과정을 틀로 하여 기본간호학 교재를 저술하게 되었습니다.

이 책의 특성은, 단원마다 학습목표를 제시하고 기본간호를 수행하는 데 근거가 되는 과학적 근거를 먼저 설명하여 이해를 도운 후 간호과정의 단계에 따른 내용을 간단 명료하게 설명하였으며, 간호활동의 합리적 근거 및 원리를 제시하여 간호와 관련된 이론적 근거를 이해하도록 하였고, 단원 끝에는 관련용어와 사례연구를 삽입하여 상황에 대한 이해와 분석 능력을 훈련하는 데 도움을 주고자 하였습니다. 부족한 부분은 앞으로 계속 수정 보완해 나갈 것입니다.

끝으로, 교재가 출판될 수 있도록 많은 노력과 지원을 해 주신 계축문화사 임직원 여러분께 진심으로 감사를 드립니다.

2002년 2월

저자 일동

# 차례 Contents

## 기본간호학 I

### 제1장 간호의 기본개념

## 제2장 간호과정

## 제3장 활력징후



## 제4장 안전요구

## 제5장 영양요구



## 제6장 활동과 운동요구

## 제7장 안위요구

# 기본간호학 Ⅱ

## 제8장 산소화 요구

## 제9장 배설요구

## 제10장 투약간호

## 제11장 상처간호

## 제12장 수술 전후 간호

제8장

# 산소화 요구

8

FUNDAMENTALS OF NURSING

## 학습목표

1. 호흡의 생리적 기전을 설명한다.
2. 정상호흡과 비정상호흡의 양상을 구별한다.
3. 산소화에 영향을 미치는 요인을 사정한다.
4. 산소화 요구와 관련된 간호진단을 서술하고 적절한 간호를 계획한다.
5. 흉부물리요법의 원리를 설명한다.
6. 심호흡, 기침, 타진법, 진동법, 체위배액을 수행한다.
7. 흉부물리요법을 수행한 후 간호결과를 평가한다.
8. 산소화 요구에서 수화의 의의를 설명한다.
9. 가습 및 분무요법을 수행한 후 간호결과를 평가한다.
10. 인공기도의 종류와 용도를 설명한다.
11. 산소요법의 종류와 장단점을 설명한다.
12. 산소요법을 수행한 후 간호결과를 평가한다.
13. 흡인법을 수행하고 간호결과를 평가한다.
14. 기관절개관 간호를 수행한 후 간호결과를 평가한다.

# I. 과학적 근거

인간의 생명유지를 위해 반드시 필요한 산소는 호흡기계를 통해 들어와서 심혈관계를 통해 전달되어 우리 인체에서 활용된다. 따라서, 간호사가 대상자의 산소요구를 확인해서 이를 충족시키기 위해서는 심폐기능에 대한 생리학적 지식이 필요하다. 본 장에서는 호흡생리에 대한 이해를 돕기 위해 폐환기(pulmonary ventilation), 가스교환(gas exchange), 기체운반(gas transport), 호흡의 조절, 순환생리에 대한 이해를 돕기 위해 심장의 펌프기능, 심장주기, 혈관의 구조와 혈류역학을 다룰 것이다.

## 1 호흡생리

호흡기는 전도영역(conducting zone)과 호흡영역(respiratory zone)으로 구분한다. 전도영역은 상기도로부터 종말 세기관지(terminal bronchiole)까지이며, 이 부위는 공기의 통로로서의 역할만을 하여 가스교환이 일어나지 않는다. 종말 세기관지에서부터 더 세분되어 나가는 가지에는 폐포낭(alveolar sac)이 나타나기 시작하여 가스교환이 가능하므로 호흡 세기관지(respiratory bronchiole) 이후의 부위를 호흡영역이라 한다.

### 1) 폐환기(Pulmonary Ventilation)

공기는 압력이 높은 데서 낮은 데로 이동하므로, 대기로부터 폐에 공기가 들어오려면 폐내압(Palv)이 대기압(Patm)보다 낮아야 하고, 반대로 폐의 공기가 밖으로 나가려면 폐의 압력이 대기압보다 높아야 한다. 흡기(inspiration)가 일어나는 기전은 횡격막(diaphragm)이 수축하여 흉곽 중앙 부분이 복강 쪽으로 내려가서 흉곽을 확장시키고, 외늑간근이 수축하여 늑골을 전후좌우로 들어 올려서 용적을 증가시킨다. 흉곽이 확장되고 폐가 확장되면 폐내압이 1~2mmHg 정도 음압이 되어, 공기는 대기에서 압력이 낮은 폐포 내로 이동함으로써 흡기가 이루어진다. 호기(expiration)는 흡기 시 수축되었던 횡격막과 외늑간근의 이완으로 탄성 반동에 의해 늑골과 횡격막이 원위치로 되돌아와서, 흉곽의 크기는 줄어들고 폐내 압력이 증가되어 압력이 보다 낮은 대기로 공기가 나감으로써 일어난다. 호흡곤란이 있을 때는 이 과정을 유지하기 위해 복부, 목 등의 호흡 보조근육이 사용되기도 한다. 호흡 보조근육이 공기의 흐름을 도와 호흡을 촉진하는 데 쓰이는 움직임의 결과를 퇴축(retraction)이라고 한다. 늑간근, 견갑골부위근, 흉쇄유돌근, 승모근, 대흉근 등이 흔하게 쓰이는 호흡 보조근육이다.

공기가 기도를 통과할 때 막히거나 방해요인이 있으면 기도저항이 있다고 한다. 대기와 폐포 사이를 흐르는 공기량은 압력에 비례하며 기도저항에 반비례하는

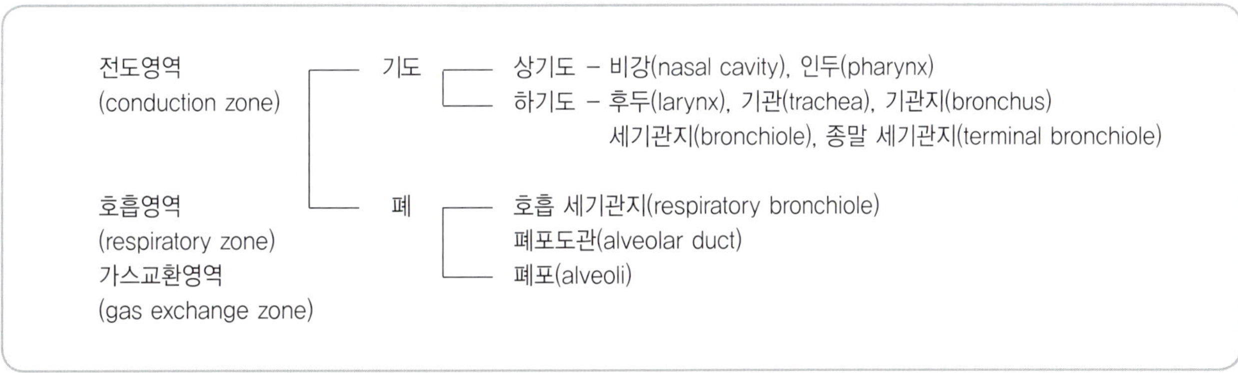

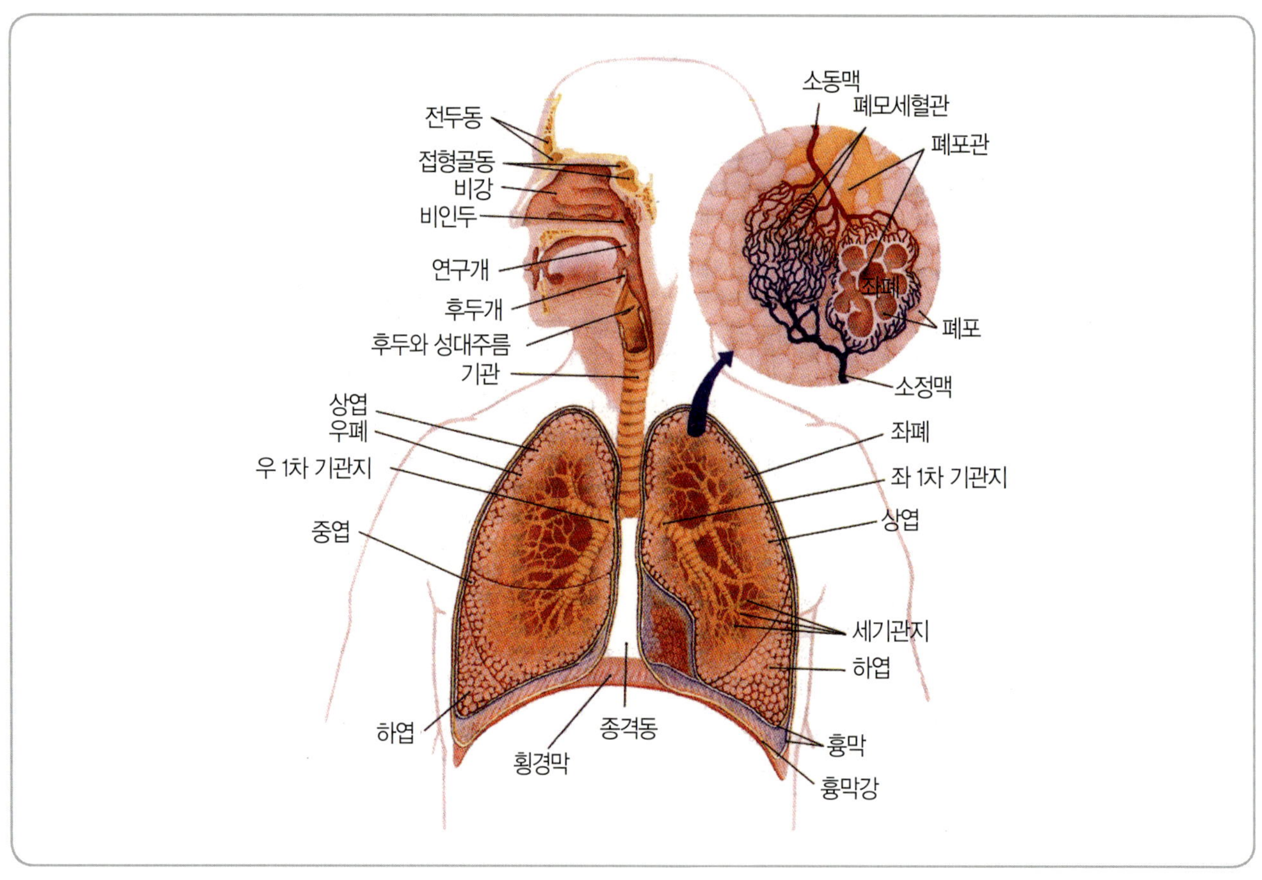


**[그림 8-1] 호흡기계의 구조**

데, 기도저항은 기도의 직경, 기도 평활근의 수축(부교감신경의 흥분 → 기도 평활근 수축 → 기도저항 증가)과 이완(교감신경의 흥분 → 기도 평활근 이완 → 기도저항 감소)의 영향을 받는다. 기도저항은 기도폐쇄(음식조각, 동전, 장난감, 액체 등 이물질이나 분비물 등에 의함), 천식, 기관지 부종, 협착, 잘못된 자세 등에 의해 증가될 수 있다. 기도저항이 증가할 때 기도를 통과하는 공기량은 감소한다.

흉곽과 폐의 순응도(compliance)는 폐조직의 팽창성(stretchability of lung compliance), 즉 폐를 팽창시키는 능력을 의미하며, 폐의 구조적 이상, 마비 등을 비롯한 여러 가지 원인에 의해 손상을 받을 수 있다. 또한, 폐포를 둘러싸고 있는 액체의 표면장력(surface tension)은 폐포의 크기를 줄이고 폐 확장을 방해하려는 경향이 있는데, 폐포에서는 폐포 표면 활성물질(pulmonary surfactant)을 생성하여 폐포를 둘러싼 액체의 표면장력을 줄여주고 폐의 순응도를 증가시켜서 쉽게 폐가 확장할 수 있도록 한다.

### 2) 가스교환(Alveolar-Blood Gas Exchange)

가스교환은 폐포와 체조직의 모세혈관 사이에서 일어나며, 가스의 분압차에 의한 확산으로 일어난다. 기체분자는 분압이 높은 곳에서 낮은 곳으로 이동한다. 폐포공기의 산소분압은 100mmHg이며 폐포모세혈관 혈액의 산소분압이 40mmHg이므로, 그 분압차에 의해 산소가 모세혈관 혈액 속으로 확산되어 들어간다. 이산화탄소는 모세혈관 혈액의 이산화탄소 분압이 46mmHg이고 폐포공기의 이산화탄소 분압이 40mmHg이므로, 6mmHg의 분압차에 의해 이산화탄소가 폐포로 확산된다. 가스교환에 영향을 주는 요인은 분압차 외에 호흡막의 두께, 호흡막의 표면적, 가스의 확산속도, 폐포모세혈관의 혈액량 등이다. 호흡막이 두꺼워지고 표면적이 적어질수록 가스확산이 감소된다.

### 3) 기체운반(Gas Transport)

폐포와 모세혈관막 사이에서 교환된 산소는 혈액에 의해 조직으로 운반되고 조직에서 생성된 이산화탄소는 혈액에 의해 폐포 내로 운반되어 공기 중으로 배출된다. 산소의 운반은 혈액에 용해되어 운반되는 방법과 혈색소와 결합되어 운반되는 방법이 있으나, 거의 모든 산소(97~98%)는 산소에 대해 매우 강한 친화력을 갖고 있는 혈색소에 의해 운반된다.

이산화탄소는 조직에서 세포의 대사작용의 마지막 산물로서 계속해서 생산되고 폐를 통해 배출된다. 이산화탄소는 세 가지 형태로 운반되는데, 용해된 이산화탄소로 10%, 혈액 속의 탄산가스 중 가장 많은 형태인 중탄산이온으로 60%, 혈색소의 아미노기와 결합된 carbamino 화합물로 30% 운반된다.

### 4) 호흡의 조절

호흡은 신경성 조절과 화학적 조절에 의해 통제된다. 호흡의 중추는 연수(medulla oblongata)와 뇌교(pons)에 위치하며, 연수에는 흡식중추와 호식중추가 있고 뇌교에는 지속성 흡식중추(apneustic center)와 호식조절중추(pneumotaxic center)가 있다. 지속성 흡식중추는 흡식중추를 자극하여 지속적인 흡기를 일으키고 촉진하며, 호식조절중추는 지속성 흡식중추의 기능을 억제한다.

호흡은 신경성 기전에 의해 이루어지지만 화학적 물질에 의해 보완됨으로써 적절한 환기가 이루어지고 있다. 즉, 호흡의 조절을 뒷받침하기 위해 동맥내 산소 분압($PO_2$), 이산화탄소 분압($PCO_2$), 수소이온 농도(pH)를 정확히 감지하여 호흡중추에 알려주어야 하는데, 이를 담당하는 것이 화학수용기이며 중추 화학수용기와 말초 화학수용기가 있다. 중추 화학수용기는 연수 상부의 복외측에 존재하는데, $PCO_2$ 증가 및 pH 감소에 반응하고 말초 화학수용기는 대동맥체(설인신경)와 경동맥체(미주신경)에 존재하면서 $PO_2$ 감소, $PCO_2$ 증가 및 pH 감소에 반응하여 호흡중추를 자극한다.

## 2 순환생리

### 1) 심장의 구조

인체내 각 조직의 신진대사 과정에 필요한 산소와 신진대사 과정에서 생긴 이산화탄소 등의 가스성분과 소화관에서 흡수된 각종 영양소, 호르몬, 항체, 그리고 각종 노폐물 등을 혈액에 의해 운반하는 물질의 수송기능을 담당하는 것이 순환기계이다. 순환계통은 펌프의 역할을 하는 심장과 혈액 및 혈액이 흐르는 도관, 즉 혈관계로 구성된다. 순환계는 심장의 우심실에서 시작하여 폐동맥, 폐정맥을 거쳐 좌심방으로 이르는 폐순환계와 좌심실에서 시작하여 신체 각부를 지나 우심방에 이르는 체순환계로 이루어진다.

혈관은 대동맥(aorta), 동맥(artery), 세동맥(arteriole), 모세혈관(capillary), 세정맥(venule), 정맥(vein) 등으로 구분되며, 이들은 심장에서 조직으로, 또 조직에서 심장으로 혈액을 운반하는 역할을 담당하고 있다.

인체의 심장은 대략 길이가 12cm, 폭이 9cm, 전후경이 6cm인 원추형으로 그 첨부(apex)가 좌측 흉부의 제 5 늑간부에 위치해 있고, 심장에서 대동맥, 폐동맥이 나오며 대정맥(vena cava)과 폐정맥이 심장으로 들어가는 심장의 저부(base)는 우상방으로 향하고 있어 심장은 정중선으로부터 약 15°의 각도로 위치하고 있다.

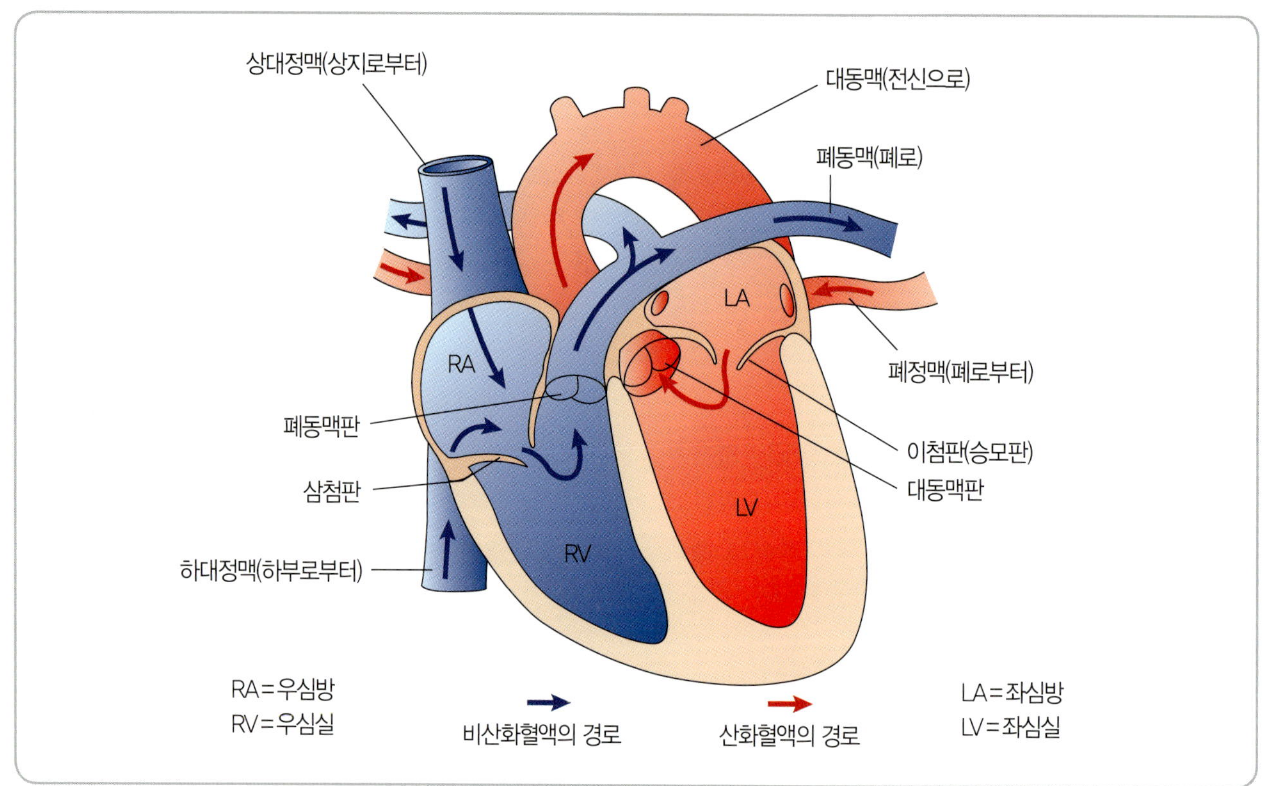


**[그림 8-2]** 심장의 구조

상부에 좌 · 우심방이 있고, 하부에 좌 · 우심실이 있다. 심장벽은 심내막(endocardium), 심근(myocardium), 심낭(pericardium)으로 구성되어 있는데, 심낭은 내측에 있는 장측 심낭(visceral pericardium)과 외측에 있는 벽측 심낭(parietal pericardium)으로 구분할 수 있고 장측 심낭을 심외막(epicardium)이라고도 한다. 우심방과 우심실 사이에 삼첨판(tricuspid valve)이 있고, 좌심방과 좌심실 사이에 이첨판(bicuspid valve)이 있으며 대동맥 기시부에는 대동맥판(aortic valve), 폐동맥 기시부에는 폐동맥판(pulmonic valve)이 있어 혈액이 한 방향으로 흐르도록 하고 있다(그림 8-2).

## 2) 심장의 펌프기능

심장은 쉬지 않고 일정한 속도로 수축운동을 함으로써 혈액을 펌프질하여 신체 각 조직에 보내고 있는데, 이러한 수축운동은 심방이나 심실이 마치 근육섬유로 구성된 주머니와 같은 구조로 통일되어 수축하는 심근의 형태적 특성과 다음과 같은 기능적 특성이 있기 때문에 가능하다.

### (1) 율동성(rhythmicity)

심장이 스스로 박동하는 자동능(autorhythmicity)이 있어서 율동적 박동을 계속하는데, 혈액을 순환시키기 위해 흥분성이 일정한 주기를 가지고 발생한다. 동방결절의 흥분발생능력이 가장 커서 심근의 흥분성을 주도하게 되므로 이를 physiologic pacemaker라고 한다.

### (2) 전도성(conductivity)

심근은 흥분을 세포에서 세포로 전달할 수 있다.

### (3) 흥분성(excitability)

어떤 자극에 대해 반응할 수 있는 성질, 활동전압을 형성할 수 있는 능력을 말한다.

### (4) 수축성(contractility)

physiologic pacemaker가 되는 동방결절에서 발생한 흥분이 심장의 흥분전도계를 따라 심근 전체로 파급되면 심방과 심실은 각기 하나의 근섬유처럼 동시에 수축하게 된다. 심근수축력이 심근섬유의 길이에 비례한다는 것이 Starling의 심장법칙(Starling's law of heart)이다.

### (5) 실무율(all or none principle)

심근의 형태적 특수성 때문에 한 세포의 자극은 심근 전체로 전달되는데, 이때 역치 이하의 자극에는 반응하지 않으며 역치 이상의 자극에 대해서는 최대의 동일한 반응을 일으킨다.

이와 같은 기능과 구조를 가지고 좌 · 우심실이 혈액을 각각 대동맥과 폐동맥으로 펌프질하여 내보내는데, 좌측 심장은 폐에서 가스교환을 하고 돌아온 혈액을 인체 각 조직으로 운반하는 펌프이고 우측 심장은 전신에서 돌아온 혈액을 폐로 운반하는 펌프이다. 심장이 매 박동할 때마다 박출되는 혈액량을 일박출량(SV, stroke volume)이라고 하고 이를 분당 박동수로 곱한 것이 심박출량(CO, cardiac output)이다. 심박출량은 연령, 자세, 대사, 운동, 온도, 정서 상태 등에 의해 영향을 받는다. 일박출량은 펌프로서의 심장기능의 효율성과 정맥환류량에 의해 조절되는데, 혈액량이 감소하고 혈압이 낮아지면 심장으로의 정맥환류량이 감소하고 신체운동과 흡기 시에는 정맥환류량이 늘어난다. 정맥환류량이 증가하지 않아도 심근수축력이 증가하는 경우에는 일박출량이 증가된다. 심박동수는 pacemaker인 동방결절에서 1분 동안에 발생시키는 흥분 횟수와 동방결절에 대한 자율신경의 영향 정도에 의해 결정된다. 교감신경이 흥분하게 되면 심박동수와 심근수축력이 증가하고, 부교감신경이 흥분하면 심박동수는 줄어든다. 이외에도 체온이 올라가면 심박동수가 증가하고, 갑상선 호르몬이 에피네프린과 노에피네프린의 작용을 촉진시키는 기능이 있으므로 갑상선 호르몬 분비가 증가되는 경우에는 심박동수가 증가된다. 압력수용체(baroreceptor)의 작용에 의해 혈압이 상승하면 심박동수가 감소한다.

## 3) 심장주기

심장주기는 우선 혈액이 심방에서 심실로 들어오는 기간을 심실 확장기라 하며, 심실에 들어온 혈액이 대동맥이나 폐동맥으로 나가는 시간을 심실 수축기라 한다. 심실의 수축 직전에는 심방내압이 심실보다 높아 방실판막이 심실을 향하여 열려 있다가 심실이 수축함에 따라 심실내압이 상승하여 방실판막은 심방 쪽으로 향하여 닫힌다. 이때 심실은 계속 수축을 하나 대동맥판막이 열리기 전이므로 심실 내 용적은 변화하지 못하고 압력만이 갑자기 상승한다. 이 시기를 심실의 등장성 수축기(isovolumetric contraction period)라 하며, 심실내압이 증가하여 대동맥압보다 높아지게 되면 닫혀 있던 대동맥 판막이 대동맥 쪽을 향하여 열리고 혈액이 심장으로부터 나가게 되는데 이때를 급속박출기(rapid ejection period)라 한다. 혈액을 박출한 심실은 차츰 내압이 떨어지는데, 심실 내의 혈액량이 가장 적게 된 때, 즉 확장기 시초부터 심실내압이 대동맥 혈압보다 작아져 대동맥 판막이 심실로 향하여 닫힐 때까지의 짧은 확장전기를 거치게 된다. 대동맥 판막이 닫히고 방실판막은 아직 열리지 않은 채로 심실이 확장하게 되는 시기를 등장성 이완기(isovolumetric relaxation period)라 한다. 심방보다 심실내압이 저하되면 방실판막이 심실로 향하여 열리면서 혈액이 심방으로부터 심실로 들어오게 되는데, 이때에는 혈액이 갑자기 심실로 들어오기 때문에 급속충만기(rapid ventricular filling period)라고 한다. 이 시기를 지나면 혈액은 서서히 심실 내로 차게 되고 이와 같은 심장의 주기가 또다시 반복된다.

### 4) 혈관의 구조

순환현상은 심장의 박동만으로 완성될 수는 없고 관을 통해 액체가 이동할 때 압력도 중요하지만, 관벽과 액체의 성상에 의해서도 액체의 흐르는 양상이 다르기 때문에 순환생리를 이해하기 위해서는 다음과 같은 맥관계에 대한 전반적인 이해가 필요하다.

#### (1) 동맥(artery)

동맥계는 혈액을 심장으로부터 말초로 운반하는 도관으로서 탄력성이 있고 평활근 섬유가 있는데, 이것은 교감신경의 지배를 받아 수축상태가 조절된다. 동맥계는 전반적으로 그 내경을 변화시켜 저항을 변화시킬 수 있으므로 저항혈관이라고 부르며, 동맥 내 혈액량은 전체 혈액의 25% 정도이다.

#### (2) 모세혈관(capillary)

순환계의 궁극적인 임무는 모세혈관에서 수행되는데, 혈액으로 운반된 물질이 조직으로 이동되며 조직으로부터 노폐물이 혈액으로 이동되는 곳이 모세혈관이다. 모세혈관은 단면적이 크고 모세혈관을 지나는 혈류속도가 완만하여 세포와의 물질교환을 담당하기에 효과적인 구조를 가지고 있다. 조직 내에 있는 모세혈관들은 그 조직의 기능상태에 따라 활동상태가 변화하며, 또한 모세혈관 자체의 탄력성에 의해서도 내경이 좁아지거나 넓어진다. 모세혈관을 통한 물질이동은 확산과 여과과정에 의해 이루어진다.

#### (3) 정맥(vein)

정맥계는 혈액을 수송하는 것 외에 많은 양의 혈액을 수용하는 혈액저장소의 역할을 한다. 정맥 내 혈액량은 전체 혈액의 75% 정도이며, 정맥 내에 판막이 있고 정맥벽에 평활근 섬유가 세로로 배열되어 있어서 동맥계보다 혈압이 낮음에도 불구하고 정맥계가 심방까지 혈액을 운반할 수 있도록 구조적으로 돕고 있다.

### 5) 혈류 역학(Hemodynamics)

각 조직에 충분한 양의 혈액을 공급해 주는 것이 순환 기능의 궁극적인 목적이다. 여기서는 점성을 가지고 있는 혈액의 혈류량과 혈액이 혈관을 흐를 때 혈류방향과 반대방향으로 작용하는 혈류저항에 대한 이해를 돕고자 한다.

#### (1) 혈류량

혈류량(F)은 혈압(P)에 비례하고 혈류저항(R)에 반비례한다.

$$F \propto \frac{P}{R}$$

포와즈유 법칙은 혈류역학을 이해하는 데 도움을 주는데, 이것은 물이 관속을 고르게 흐를 때 그 유량은 수압(△P)에 비례하고 액체의 점성(η)에 반비례하며 반지름(R)의 4제곱에 비례하고 길이(L)에 반비례한다는 것이다. 이를 혈관계에 적용하면 건강한 사람의 동맥혈압이 일정하게 유지되므로 △P에는 변함이 없고, 혈액의 점성 η과 혈관의 길이 L도 거의 일정하므로 변동할 수 있는 중요한 인자는 혈관의 반지름 R이다. 즉, 혈관이 수축하여 반지름이 1/2로 줄면 혈류량은 그 4제곱인 1/16로 감소하고 반지름이 2배가 되면 혈류량은 그 4제곱인 16배로 증가한다.

$$F = \triangle P \times \frac{\pi}{8} \times \frac{1}{\eta} \times \frac{r^4}{l}$$

($\pi$/8 는 관의 성질과 관련된 상수이다)

#### (2) 혈류저항

혈액의 점성(viscosity)이나 혈관의 내경변화가 혈류저항이다. 혈류에 영향을 미치는 요인은 혈구혈장비율(hematocrit)과 온도에 의해 변동하는(열 : 점성이 감소, 냉 : 점성이 증가) 혈액의 점성이며, 점성이 증가할 수록 혈류속도가 느려진다. 혈관의 내경변화는 작은 혈관벽에 있는 평활근의 수축 정도가 결정적인 영향을 미치는데, 혈관의 내경변화를 혈관운동(vasomotion)이라 하며, 혈관운동은 혈관수축(vasoconstriction)과 혈관확장(vasodilation)으로 구분된다. 혈관수축을 일으키는 신경은 교감신경으로 교감신경에서 norepinephrine (일부는 epinephrine)을 유리하여 기능을 수행하고 있는데, 안정 시에도 매초 1~3개의 흥분을 발사하여 혈관의 긴장성 수축상태(basal tone)를 유지하고 있으며 흥분 시에는 흥분발사 빈도가 증가한다.

## 3 산소화 요구에 영향을 미치는 요인

산소화 요구에 영향을 미치는 여러 가지 요인들에 의해 앞에서 학습한 호흡생리와 순환생리에 변화를 초래할 수 있다. 마찬가지로, 산소화 요구에 영향을 미치는 요인을 이해하기 위해서는 호흡생리와 순환생리에 대한 지식이 바탕이 되어야 하는데, [표 8-1]은 이것을 정리한 것이다.

[표 8-1] 산소화 요구에 영향을 미치는 요인

| 요 인 | | 이론적 근거 |
|---|---|---|
| 신체적 요인 | 빈혈 | • 산소 운반능력의 감소 |
| | 일산화탄소 흡입 | • 산소 운반능력의 감소 : 일산화탄소의 혈색소 결합력이 산소보다 210배나 강해서 혈색소가 산소운반을 하지 못하게 된다. |
| | 기도폐쇄 | • 흡입산소 저하 |
| | 심한 탈수 | • 순환혈량의 감소 |
| | 발열 | • 대사율과 조직의 산소요구 증가 |
| | 비만 | • 흉벽의 움직임 저하 |
| | 근골격계 손상 | • 누두흉, 척추후만증 : 폐 팽창의 방해<br>근육질병 : 흉부를 수축하고 이완하는 능력의 감소 |
| | 중추신경계 질병 | • 연수 손상 : 호흡중추로서의 호흡조절능력 방해<br>척수신경 손상 : 호흡근의 기능 장애를 초래 |
| | 심폐질환 | • 환기가 저하되어 폐포에 산소 부족<br>심박출량이 저하되어 조직에 산소를 운반하는 혈액이 부족 |
| 발달적 요인 | 미숙아 | • 계면활성제(surfactant)의 부족 |
| | 아동 | • 호흡기 감염에의 노출 가능성 |
| | 성인 | • 불건강한 생활습관으로 인한 만성적인 심폐질환의 발생 가능성 |
| | 노인 | • 노화과정으로 인한 심폐기능의 변화 |
| | 임신 | • 자궁크기가 커짐에 따라 횡격막을 위로 올려서 흡기용적이 감소 |
| 생활양식 | 영양 | • 비만으로 인한 폐 팽창 감소, 영양실조로 인한 호흡근육의 소모<br>고지방식이로 인한 관상동맥경화증으로 혈류량 감소 및 혈압 상승 |
| | 운동 | • 신체 대사율과 산소요구도 증가, 규칙적인 운동의 효과 |
| | 흡연 | • 말초혈액질환 악화, 폐암의 가능성 증가 |
| | 약물남용 | • 영양섭취불량 : 혈색소 생산 감소<br>호흡기계 억제 : 산소흡입 감소 |
| | 불안 | • 심한 불안 : 대사율과 산소요구도 증가 |
| 환경적 요인 | 도시환경 | • 대기오염으로 인한 폐 질환 발생 가능성 |
| | 높은 고도환경 | • 고도가 높을수록 산소농도가 저하되어 흡입산소 저하 |
| | 작업환경 | • 석면, 분가루, 먼지 등이 많은 환경에서 작업함으로 인해 폐 질환에 노출될 가능성 |

# Ⅱ. 간호과정

## 1 간호사정

호흡과 순환생리에 대한 이해를 바탕으로 대상자의 산소화 요구에 대한 간호사정을 하게 되는데 여기에는 간호력, 신체검진, 진단검사 등이 포함된다.

### 1) 간호력

간호력은 대상자가 산소화 요구를 충족시키는 능력을 중심으로 호흡기계 질환과 순환기계 질환에 대한 과거력과 현재력을 확인해야 하고, 산소화 요구에 영향을 미치는 위험 요인들 [표 8-1]에 대한 질문을 포함해야 한다. 또한 산소화 요구가 충족되지 않을 때 흔히 나타날 수 있는 관련 증상들을 정확하게 사정해야 하는데, 이들은 다음과 같다.

#### (1) 호흡곤란(dyspnea)

호흡곤란은 호흡할 때 힘이 들고 어려운 상태를 의미하는데, 다양한 급·만성 질환의 증상으로 나타날 수 있다. 호흡곤란은 우선적으로 불충분한 환기와 순환혈액 내에 산소가 부족함을 나타내는 징후가 된다. 생리적 호흡곤란은 운동이나 흥분과 관련된 짧은 호흡을 말하며, 병리적 호흡곤란은 활동이나 운동과 상관없이 숨을 쉬는 데 어려움을 겪는 것이다. 호흡곤란은 호흡을 하기 위한 과도한 노력, 호흡 부속근의 과도한 사용, 비강의 벌어짐, 호흡수와 깊이의 증가와 같은 징후로 확인할 수 있다.

#### (2) 기좌호흡(orthopnea)

기좌호흡은 여러 개의 베개를 사용하여 눕거나 앉은 상태에서만 호흡이 편안한 비정상적인 상태를 의미한다.

#### (3) 기침(coughing)

기침은 공기가 폐로부터 갑자기 나오는 소리로 기관, 기관지, 폐의 자극물이나 분비물을 깨끗이 하는 보호적 반사작용이다. 기침의 양상에 대한 확인이 중요한데 얼마나 자주, 어느 정도로 기침을 하는지, 객담이 있는 기침인지 없는 기침인지, 기침을 하루 중 어느 시간에 또는 어떤 활동 중에 하는지, 알레르기 병력을 가지고 있는지 등에 대해 자세히 조사함으로써 그 원인을 감별해야 한다.

#### (4) 객담(sputum)

객담은 폐, 기관지, 기관에서 나오는 점액성 분비물로서 입으로 분비되는데, 타액선에서 분비되는 타액과는 다르다. 객담은 점액, 세포파편, 미생물 등으로 구성되고 농이나 혈액이 포함될 수도 있는데, 간호사는 객담의 양상에 대해 조사해야 한다. 객담의 색깔이나 냄새는 어떠한지, 객담이 끈기가 있거나 진한지 또는 물 같은지, 기침하면서 객담이 나오는지, 언제 객담이 나오는지 등을 확인해야 한다.

#### (5) 흉통(chest pain)

가슴의 통증은 여러 가지 원인에 의해 초래될 수 있는데, 통증의 위치, 기간, 빈도, 유발요인, 방사되는 양상 등에 따라 달리 해석될 수 있으므로 이들에 대해 정확하게 사정해야 한다. 심장과 관련된 통증은 가슴의 왼쪽 부위에서 가장 많이 발생하고 방사되며, 심낭의 염증으로 인한 심장 주위(pericardial) 통증은 보통 흡기 시에 발생하며 방사되지 않는다. 늑막성 흉통은 늑막의 염증에 의해 자주 발생되며 견갑골 부위로 방사되는데, 항상 흡기와 관련이 있다. 근골격통은 운동, 늑골 외상, 지속적인 발작성 기침으로 유발되며 이것 역시 흡기 시에 악화된다.

#### (6) 피로(fatigue)

피로는 증가된 불편감, 지속되는 노력으로 초래되는

능력 감소로서 일반적으로 지친 느낌이라 정의할 수 있다. 심폐 질환을 가진 대상자가 호소하는 피로는 질환이 악화되었을 때의 초기 증상이다. 피로는 주관적인 증상이므로 피로를 객관적으로 확인하기 위해서는 점수화된 피로 측정 도구를 활용할 필요가 있다.

## 2) 신체검진

신체검진은 시진, 촉진, 타진, 청진의 검진방법 모두를 사용하여 실시한다. 시진을 통해 외모, 전신순환 상태, 호흡양상(제3장 활력징후 참조), 흉곽의 구조, 대칭성, 피부색깔, 근육의 긴장도, 호흡 보조근육(부속근)의 사용 등을 확인하고 촉진을 통해 흉부의 형태, 압통, 호흡운동범위, 말초순환 상태 등을 사정한다. 타진은 심장과 폐의 경계부위를 결정하는 데 도움을 주며, 폐 내에 존재하는 고체, 액체, 기체의 양을 결정하는 데 도움을 준다. 또한, 폐의 청진을 통해 기관-기관지를 통한 공기의 유통, 기도 내의 수액, 폐쇄의 유무 등을 평가한다. 악설음(crackles), 수포음(rhonchi), 천명음(wheezes), 호흡음의 감소 등의 비정상적인 호흡은 호흡양상의 변화 원인을 규명하는 데 도움이 된다. 또한 심장의 청진을 통해 정상과 비정상 심음 및 심잡음을 감별한다.

## 3) 진단검사

대상자의 산소화 요구가 충족되고 있는지를 사정하기 위해 간호력과 신체검진과 더불어 다양한 진단검사가 행해진다. 이것에는 혈액순환을 확인하기 위한 혈액학적 검사, 산소계측정법, 객담 검사, 폐기능 검사, 심전도, 방사선 검사, 기관지경 검사, 흉강천자 등이 있다.

### (1) 혈액학적 검사

① 전혈구 검사(Complete Blood Count, CBC) 및 백혈구 감별검사(WBC Diff Count)

적혈구(Red Blood Cell, RBC), 헤모글로빈(Hemoglobin : Hb, 혈색소, 적혈구 내의 주된 세포내 단백질), 헤마토크릿(Hematocrit : Hct, 적혈구 용적비)의 감소는 이들의 주된 기능인 산소를 세포로 운반하고 이산화탄소를 제거하는 기능을 원활하게 수행할 수 없음을 의미하므로, 인체의 산소화 요구를 충족하는 데 지장이 초래될 수 있음을 의미한다. 또한, 백혈구(White Blood Cell, WBC)나 백혈구수 감별(differential white blood cell count, 전혈 $1mm^3$당 백혈구의 종류별 백분율)의 변화는 호흡기계 내 감염이나 염증의 징후를 나타낸다.

② 동맥혈 가스분석(Arterial Blood Gas Analysis, ABGA)

동맥혈 가스분석은 폐와 신장의 기능 평가에 중요한 정보를 제공하는데, $PO_2$(산소분압)와 $O_2$ Saturation(산소포화도)은 인체에서 필요로 하는 산소가 충분히 공급되고 있는지에 관한 정보를 제공하고, pH(수소이온의 농도), $PCO_2$(이산화탄소분압), $HCO_3^-$(중탄산염 이온)는 인체의 산 · 염기 균형조절에 대한 정보를 제공한다. 일반적으로 요골동맥을 천자하여 동맥혈을 채취하며, 채취하는 주사기는 혈액응고를 막기 위해 헤파린 처리하여 사용한다. 채취 후 바로 고무마개로 바늘 끝을 밀봉하고 천자부위는 최소한 5분 이상 지혈한다. 다음은 동맥혈 가스분석의 각 검사의 정상치이다.

| ABGA(동맥혈 가스분석)의 정상수치 | |
|---|---|
| pH | 7.35~7.45 |
| $PCO_2$ | 35~45mmHg |
| $PO_2$ | 80~100mmHg |
| $HCO_3^-$ | 22~26mEq/L |
| $O_2$ Saturation | 95~100% |

### (2) 맥박산소측정기(Pulse Oximetry)

혈액 중 산화된 헤모글로빈의 양을 백분율로 나타내는 측정기구로서 비침습적 방법으로 단시간에 결과를 얻을 수 있다는 장점이 있다. 맥박산소측정기는 산소와 결합된 헤모글로빈의 비율을 결정하는 데 적외선 불빛을 사용한다. 대상자의 손가락이나 귓불에 부착된 센서로 간헐적으로 또는 계속적으로 맥박수와 산소포화도를 사정할 수 있다. 95% 이상인 $SpO_2$는 정상으로 간주되는 반면 93% 이하는 산소요법이나 사정을 더 해야 함을 나타낸다.

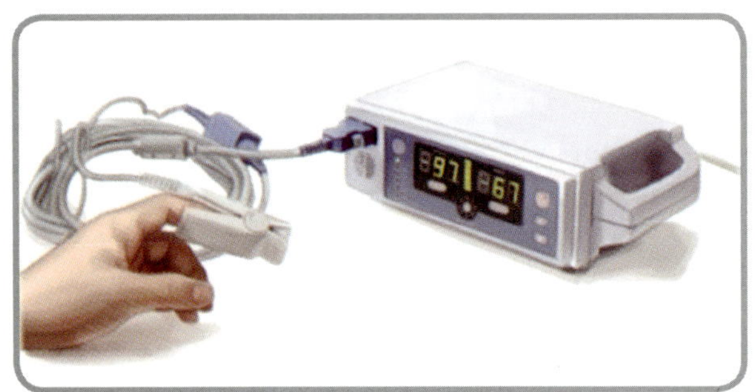

[그림 8-3] Pulse Oximetry

### (3) 객담 검사(Sputum Studies)

객담 검사는 병리적인 폐 상태를 평가하는 데 중요한 정보를 제공해 주는데, 여기에는 배양과 민감도 검사(culture & sensitivity, C&S), 항산성 박테리아 검사(Acid-fast Bacilli, AFB), 세포학적 검사(Cytology)가 포함된다. C&S는 폐렴과 같은 폐 감염의 원인균을 확인하고 여러 가지 항생제에 대한 민감성을 확인하기 위해 필요하고, AFB는 결핵이 의심될 때 실시하며, 세포학적 검사는 폐암을 식별하기 위해 실시한다. 정확한 검사결과를 위해 객담 검체(specimen)는 아침에 일어나서 밥을 먹거나 물을 마시기 전에 수집하는 것이 좋으므로, 대상자가 밤사이 폐에 고여 있던 가래를 아침에 받을 수 있도록 검사 전날 밤에 무균용기를 주고 한 스푼 이상의 분량을 수집하도록 교육한다. 또한 구강인두에 있는 세균에 의해 검체가 오염되는 것을 예방하기 위해 가래를 뱉기 전에 입을 물로 씻어 내도록 교육한다. 이때 치약은 세균의 생존력에 영향을 줄 수 있으므로 사용하지 않도록 한다. 폐 깊숙한 곳의 가래를 수집하기 위해 심호흡을 하거나 기침을 자극하여 가래를 뱉도록 하는데 만약 대상자가 가래를 뱉는 것이 어렵다면 분무요법을 사용하여 기침을 유발하도록 자극한다. 수집된 검체는 라벨을 붙여 신속하게 검사실로 보낸다.

### (4) 폐기능 검사(Pulmonary Function Test, PFT)

폐활량계(spirometer)를 이용하여 폐용량, 폐용적, 유량 등을 측정함으로써 폐의 상태와 치료의 효율성을 평가하기 위해 시행된다. 폐기능 검사의 정상치는 나이, 성, 키, 몸무게에 따라 다양하지만 예측되는 값의 50% 이하이면 폐기능이 나쁜 것으로 평가한다.

정확한 검사를 위해 대상자에게 잘 설명하여 이해와 협조를 얻는 것이 중요하다. 검사과정은 먼저 대상자의 예측 정상치를 알기 위해 키와 몸무게를 측정한다. 기관지 확장제와 같은 호흡기도에 영향을 주는 약물은 검사 6시간 전부터 사용을 금하고 흡연이나 분무요법도 금지한다. 대상자에게 호흡을 위해 입마개(mouth piece)와 코집게(nose clip)를 착용하도록 지시한다. 코집게로 코를 막았으므로 입을 통해서만 호흡을 하게 되는데, 입마개를 통해 가능한 한 최대한으로 공기를 내뱉으면 기계를 통해 검사 수치들이 계산되어 나온다. 검사 후 특별한 간호는 없고 대상자가 휴식을 취하도록 돕는다.

폐기능 검사와 관련된 내용은 다음과 같다.

① 폐용적

- **1회 호흡량**(Tidal Volume, TV : 500mL) : 평상시의 1회 호흡 시 들이마시거나 내쉰 공기의 양
- **흡기예비용적**(Inspiratory Reserve Volume, IRV : 3,100mL) : 평상시의 호흡에서 1회 흡기량까지 들이마신 후 계속하여 최대한 더 들이마실 수 있는 공기의 양
- **호기예비용적**(Expiratory Reserve Volume, ERV : 1,200mL) : 평상시의 호흡에서 1회 호기량까지 폐 내의 공기를 배출시킨 후 계속하여 최대한으로 배출시킬 수 있는 공기의 양
- **잔기용적**(Residual Volume, RV : 1,200mL) : 호

흡을 통하여 가능한 한 폐 내의 공기를 모두 배출한 이후에도 폐 내에 잔류하고 있는 공기의 양

② 폐용량

- **흡기용량**(Inspiratory Capacity, IC = TV+IRV : 3,600mL) : 정상호흡에서 최대한 흡입할 수 있는 공기의 양
- **기능적 잔기용량**(Funtional Residual Capacity, FRC = ERV+RV : 2,400mL) : 평상호흡에서 1회 호흡량을 배출한 후 폐 내에 남아 있는 공기의 양
- **폐활량**(Vital Capacity, VC = IRV+TV+ERV : 4,800mL) : 최대한 공기를 들이마신 후 최대한 배출시킬 수 있는 공기의 양
- **총폐용량**(Total Lung Capacity, TLC = VC+RV : 6,000mL) : 최대한 공기를 흡입하였을 때 폐 내에 있는 공기의 양

### (5) 방사선 검사

① 흉부 X-선 검사(Chest X-ray)

흉부 X-선 검사는 폐와 심장의 질환을 진단하기 위해 중요한 검사로서 흉곽 내 종양, 흉곽 내 염증, 흉곽 내 삼출액이나 공기의 축적, 흉곽 내 뼈의 골절 등에 대한 정보를 제공한다. 검사를 위한 특별한 준비는 없고 허리 위의 옷과 장신구를 벗고 면가운으로 갈아입어야 하며 X-선 사진이 찍힐 동안에는 깊은 숨을 들이쉰 채 참고 있어야 한다.

② 폐 스캔(Lung Scan)

정맥으로 염료를 주사하여 염료가 폐를 통해 순환되면 방사성 파동의 유출을 사진상으로 기록하는 것이다. 관류스캔(perfusion scan)은 폐색전이 의심되는 환자 등에서 폐혈관의 통합성을 측정하고 혈류의 비정상적 상태를 평가하기 위해 실시하고, 환기스캔(ventilation scan)은 환기의 비정상 상태를 알아보기 위해 실시한다. 관류스캔 시 방사선 핵물질을 말초정맥 내로 주사한 뒤 앙와위, 복위, 측위에서 흉부스캔을 찍기 위해 대상자는 카메라 밑에 누워 있어야 한다. 환기스캔은 관류스캔 조사 후에 실시되는데, 마스크로 방사성 가스를 흡입한 다음 스캔을 찍게 되고, 검사가 완료되면 가스를 폐 밖으로 호기해 낸다.

③ 흉부 CT(Computed Tomography)

컴퓨터 단층촬영은 비침습적인 방법으로 종양, 결절,

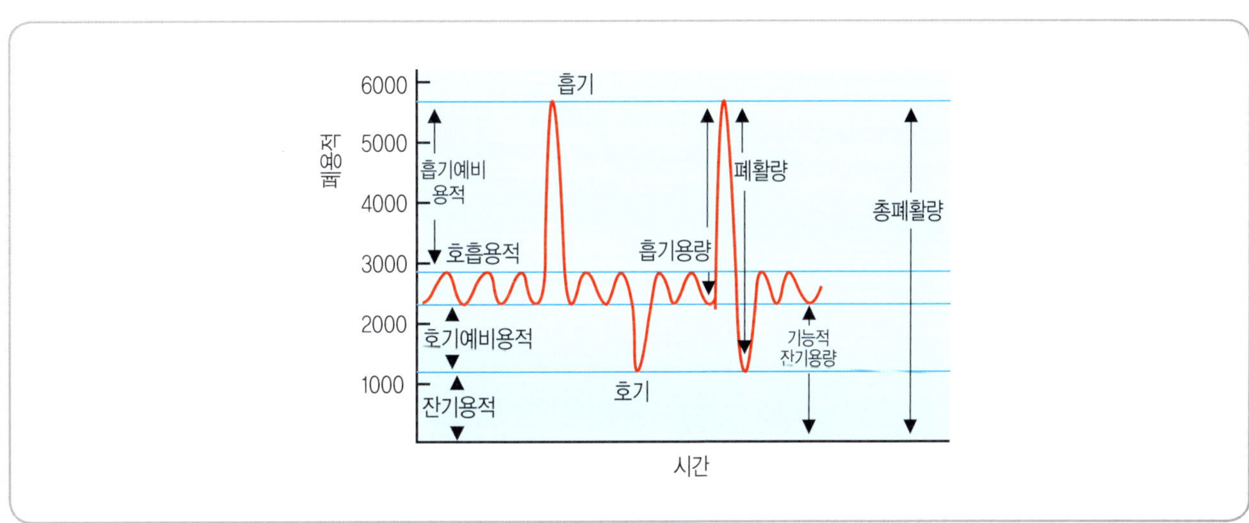


**[그림 8-4]** 호흡곡선

늑막삼출, 비후된 림프절 등의 병리적 상태를 정확하게 진단할 수 있는 검사이다. 혈관 내로 조영제가 투여되면 혈관 구조물이 보이고, 그에 따라 질환의 유무, 범위 등을 파악할 수 있다. 조영제가 주입될 대상자는 보통 CT 촬영 6시간 전부터 금식한다.

### (6) 기관지경 검사(Bronchoscopy)

후두, 기관, 기관지를 직접 눈으로 볼 수 있는 내시경 검사이다. 진단적 목적으로는 종양이나 염증, 협착 등과 같은 비정상들을 직접 눈으로 확인하고, 관찰에서 발견된 종양조직 생검을 시행하며, 가래배양 검사, 세포학적 검사를 위한 가래흡인을 하기 위해 사용된다. 치료적 목적으로는 기도를 막고 있는 가래와 흡인된 작은 이물을 제거하고 기관지 내의 출혈을 조절하며, 수술할 수 없는 폐암 환자에게 방사선 물질을 삽입하거나 기관지 협착을 제거하기 위한 레이저요법을 실시하기 위해 사용된다. 검사를 위해 검사동의서를 받고, 대상자는 검사 전날 밤 자정부터 금식을 하고 시술 1시간 전에 진정제를 투여한 후 기관지경을 삽입하기 직전에 분무요법으로 국소마취를 한다. 검사 후 구개반사(gag reflex)가 돌아올 때까지 마시거나 먹는 것을 금하고, 호흡을 수월하게 할 수 있도록 반좌위를 취해준다. 조직 생검을 하였다면 과도한 출혈이 있는지 관찰하고 출혈로 인해 폐렴을 일으킬 수 있으므로 세심하게 관찰한다. 그 밖에 흔하지 않으나 부종, 기관지 경련, 흡인, 목쉰 소리 등의 합병증이 나타날 수 있다.

### (7) 흉강천자(Thoracentesis)

흉강천자는 바늘을 늑막강 내로 삽입하여 액체나 공기를 제거하는 침습적 검사이다. 치료적 목적으로는 통증, 호흡곤란 등 늑막의 압력으로 인한 증상을 완화하기 위해 시행되고, 진단적 목적으로는 늑막액이나 조직 생검을 위한 표본을 얻기 위해 시행된다. 검사를 위해 검사동의서를 받고 완전히 흉부를 노출시키고 천자할 부위를 면도한다. 대상자는 침대 옆 탁자 위에 기대거나 의자 등받이를 보고 앉아 의자에 기대도록 하고, 앉아 있을 수 없는 대상자는 환부의 반대쪽으로 눕는다. 전 과정은 무균적으로 시행되어야 하며 검사가 끝나면 카테터를 제거한 후 부위를 멸균드레싱으로 덮어주고 배액이 있는지 관찰한다. 가장 흔한 합병증은 흉막강에 공기가 들어가는 기흉으로 흉부 X- ray를 통해 합병증 유무를 확인해야 한다.

## 2 간호진단

대상자의 산소화 요구가 충족되지 않아 발생하는 문제로 인해 내려지는 간호진단은 다양한 원인에 따라 실제적 혹은 위험성 간호진단으로 내려질 수 있다. [표 8-2]는 산소화의 요구가 충족되지 않아 초래되는 문제로 인해 내려질 수 있는 간호진단과 관련요인의 예를 제시한 것이다.

## 3 간호계획

간호계획에서는 대상자의 실제적 · 잠재적인 간호문제가 해결되어 산소화 요구가 충족될 수 있도록 목표가 설정되고, 설정된 목표를 달성할 수 있는 구체적인 간호지시가 계획되어야 한다. 각각의 간호진단에 따라 계획되는 간호목표와 지시는 다르겠지만, 산소화 요구가 달성되고 있는지의 여부를 확인하기 위해 일반적으로 세워질 수 있는 간호목표(기대되는 결과)의 예는 다음과 같다.

① 호흡수가 정상범위를 유지한다.
② 호흡 시 부속근을 사용하지 않고 효과적으로 호흡한다.
③ 효과적으로 심호흡과 기침을 한다.
④ 비정상적 호흡음이 들리지 않는다.
⑤ 객담을 스스로 배출한다.

**[표 8-2] 산소화 요구와 관련된 간호진단의 예**

| 간호진단 | 관련요인 |
|---|---|
| Ineffective airway clearance<br>비효과적 기도 청결 | • 분비물 증가, 상기도 구조 변화, 기관기관지 감염, 기관기관지 폐색, 신경근육 장애, 이물질 흡입, 알러지, 인지장애 등 |
| Impaired gas exchange<br>가스교환 장애 | • 환기관류 불균형, 산소공급 장애, 폐포-모세혈관막 변화, 일산화탄소 중독, 혈액흐름 장애, 빈혈 등 |
| Ineffective breathing pattern<br>비효과적 호흡양상 | • 기도협착, 기도흡인, 감염, 신경근육 장애, 통증, 알러지, 근골격 장애, 흡연, 활동제한, 피로 등 |
| Impaired adult ventilatory weaning response<br>성인 호흡기 제거 반응 장애 | • 과도한 기도 분비물, 비효과적인 기침, 영양불량, 의식수준 저하 등 |
| Risk for decreased cardiac output<br>심박출량 감소의 위험 | • 일상적 활동 저하, 비효과적 과체중 자기관리, 심혈관 질환, 저혈당, 저산소증 등 |
| Decreased activity tolerance<br>활동 지속성 감소 | • 전신쇠약, 통증, 순환장애, 부동, 영양장애, 빈혈, 산소공급 장애, 대사율 변화, 수면장애, 지식부족 등 |
| Risk for aspiration<br>흡인의 위험 | • 기침, 구토반사 저하, 연하장애, 의식수준 변화, 부동, 구강구조 변화, 위장관 운동기능 저하, 인지장애 등 |

⑥ 청색증이 없다.
⑦ 대상자는 일상활동을 허약감이나 피로감 없이 편안하게 할 수 있다고 말한다.
⑧ 호흡이 편안해졌음을 말로 표현한다.
⑨ 동맥혈 가스가 정상범위 내에 있다.
⑩ 흉부 X-ray 사진이 정상이다.
⑪ 폐기능 검사치가 정상범위 내에 있다.

각각의 진단에 따라 관찰 가능하고 측정 가능하도록 설정된 목표를 달성하기 위해 세워지는 구체적인 간호지시는 폐확장의 유지 및 증진, 폐분비물의 효과적인 배출, 기도개방 유지, 조직의 산소화 유지 및 증진, 충분한 산소화에 따른 활동의 지속성 유지 및 증진에 초점을 두고 세워진다.

## 4 간호수행

대상자의 산소화 요구를 충족시키기 위한 간호중재에는 호흡운동, 흉부물리요법, 가습과 분무요법, 산소요법, 인공기도 관리 등이 포함되며, 간호사는 각각의 원리를 정확하게 알고 능숙하게 적용함으로써 대상자의 기도개방, 폐환기 및 가스교환을 유지·증진시킬 수 있다.

### 1) 호흡운동

#### (1) 심호흡과 기침

여러 가지 원인으로 인해 원활한 호흡기능을 유지하지 못하는 대상자들의 환기를 늘리고 분비물을 제거하기 위해 코로 천천히 깊게 흡기를 시작하여 입으로 서서히 내뱉는 심호흡을 권장한다. 이는 폐색성 폐질환이나 수술 환자 등 제한된 흉부팽창을 지닌 대상자의 폐 확장을 돕는 기본적인 방법이다. 또한, 심호흡과 함께 기침을 하도록 격려함으로써 분비물의 배출을 용이하게 하여, 기도개방을 유지하고 분비물로 인한 호흡기 감염을 예방할 수 있다. 기침법 교육을 위해 대상자의 상체를 올린 자세에서 앞으로 약간 굽히도록 한다. 2~3차례 심호흡을 하게 하고 깊게 숨을 들이쉬어 수초 동안 멈추게 한다. 앞으로 숙이고 복부, 허벅지, 둔부 근육을 사용하여 강하게 기침을 하게 한다. 단, 기침법은 안구, 귀, 뇌, 경부의 수술 후 대상자에게는 금기이다. 기침의 효율성은 청진시 맑고 깨끗한 소리가 나는지에 의해 평가되는데, 호흡기계 감염이 있는 대상자는 적어도 2시간마다 심호흡과 기침을 하도록 격려하며, 객담의 양이 많은 대상자는 깨어 있는 동안은 매시간, 잠자는 경우는 2~3시간마다 기침을 하도록 격려한다.

### (2) 복식호흡(횡격막 호흡)

호흡기계 질환, 흉부수술, 상복부 수술로 인한 통증 등으로 인해 흉곽운동에 제한이 있는 대상자에게 호흡 횟수는 줄이고 1회 호흡용적은 늘리며, 기능적 잔류용적을 줄이는 복식호흡(횡격막 호흡)을 권장한다.

① 반좌위를 취하게 하거나 앉아 있도록 한다.
② 무릎을 굽히고 복부의 근육을 이완시킨다.
③ 늑골 아래의 복부에 손을 얹는다.
④ 코를 통해 숨을 깊게 들이쉰 후 잠깐 숨을 멈춘다.
⑤ 가능한 한 복부를 올리고 복부가 올라가는 느낌에 집중한다(흡기 시에 횡격막은 수축하고 폐에 공기가 차며 복부가 올라가거나 불쑥 나온다).
⑥ 그런 다음 오므린 입술을 통해 복부 근육이 수축할 동안 숨을 천천히 내뱉도록 한다.
⑦ 지시가 있을 경우, 호기 동안 2회 이상 기침한다.
⑧ 숨이 차면 이 호흡운동을 언제든지 사용하도록 하고 하루에 4회, 5분에서 10분으로 시간을 점차 늘려가도록 한다(규칙적으로 연습하면 의식적인 노력 없이도 이러한 호흡이 가능하게 된다).

### (3) 입술을 오므리고 하는 호흡(pursed-lip breathing)

이 운동은 호기를 연장하기 위해 근육을 훈련하는 것으로, 호기 동안 기도압이 증가하고 기도 저항을 줄인다. 대상자는 셋까지 세는 동안 코를 통해 공기를 들이마시고 오므린 입술을 통해 숨을 내쉬는 동안 복부 근육의 수축과 함몰되는 느낌에 집중하면서 일곱까지 센다. 입술을 오므리기 위해 대상자는 빨대나 호루라기를 부는 것과 같은 입술 모양을 취해야 한다. 보통 복식호흡과 동시에 사용하며, 만성 폐쇄성 폐질환(Chronic Obstructive Pulmonary Disease, COPD) 대상자의 세기관지 허탈을 방지하기 위한 목적으로 적용할 수 있다.

### (4) 폐첨부 팽창훈련

심한 호흡기 질환이나 흉부수술로 인한 통증 때문에 상부 흉곽운동에 제한이 있는 대상자에게 실시한다(그림 8-5).

① 간호사의 손가락을 대상자의 쇄골 아래에 놓고 약간 힘을 가한다.
② 코로 흡입하도록 하고, 손가락을 가슴 상부에 대고 전 상방으로 밀어 올린다.
③ 몇 초 동안 숨을 내쉬는 것을 멈추도록 한다.
④ 대상자에게 코나 입을 통해 천천히 숨을 내쉬도록 하는데, 밀어 올려진 흉부가 아래로 이동하는 데 집중하도록 한다.
⑤ 하루에 여러 번 수행함으로써 폐조직의 팽창을 돕고 분비물을 배출하도록 하며, 사용하지 않아서 상부 흉벽이 쭈그러지는 것을 최소화할 수 있다.

### (5) 폐저부 팽창훈련

심한 호흡기 질환이나 흉부수술로 인한 통증 때문에 양측 폐운동이 제한된 대상자에게 실시한다.

① 대상자의 중앙 액와선을 따라 마지막 늑골부위에

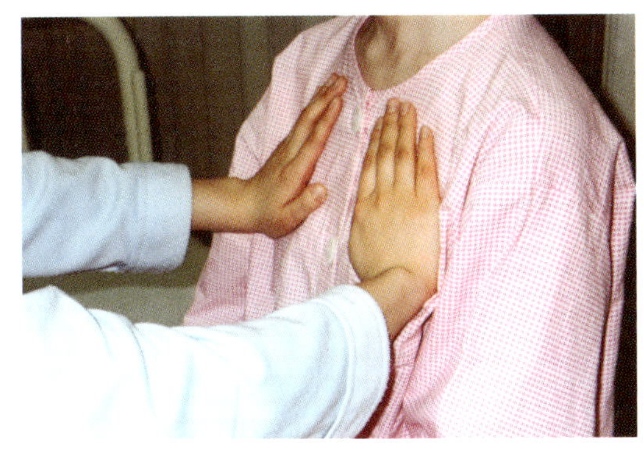
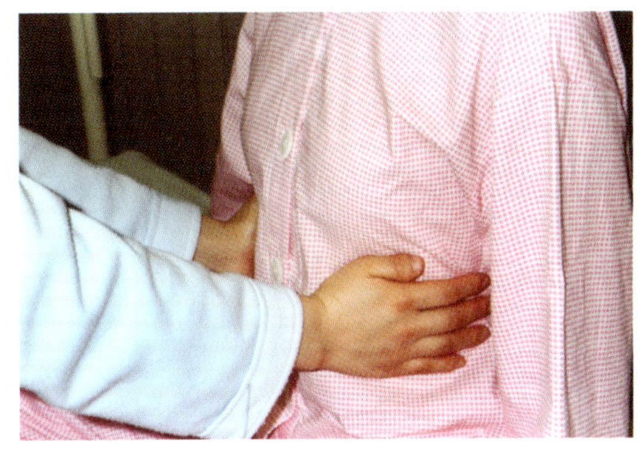

[그림 8-5] 폐첨부 팽창훈련과 폐저부 팽창훈련

간호사의 손가락을 대고 약간 힘을 가한다.

② 코로 흡입하도록 하고, 손에 대항하여 흉부 하부를 바깥쪽으로 밀도록 한다.

③ 몇 초 동안 숨을 내쉬는 것을 멈추도록 한다.

④ 대상자에게 코나 입을 통해 천천히 숨을 내쉬도록 한다.

⑤ 숨을 내쉬는 것이 어렵거나 가슴 상부가 숨을 들이마신 상태로 있다면 pursed-lip breathing을 하도록 한다.

⑥ 하루에 여러 번 수행함으로써 폐조직의 팽창과 분비물 배출을 돕는다.

### (6) 강화 폐활량계(incentive spirometer)

대상자에게 자신의 흡입량을 보여줌으로써 자발적 심호흡을 격려할 수 있다. 강화 폐활량계는 폐환기를 증진시키고, 마취로 인한 저환기상태를 개선하며, 가스 교환을 촉진하고 허탈된 폐포를 다시 팽창시키거나 무기폐(폐포허탈)를 예방하는 목적으로 사용된다. 수술 후 대상자에게 유용하다. 폐활량계는 대상자가 들이마신 공기의 용적(용적 폐활량계 : volume spirometer)이나 힘(유량 폐활량계 : flow spirometer)을 측정할 수 있는 두 가지 종류가 있다. 용적형 폐활량계는 흡입하는 공기량을 측정할 수 있고, 유량형 폐활량계는 흡입하는 공기의 양을 측정할 수 없다. 이 기구를 사용할 때 대상자는 침대에 똑바로 앉은 자세나 의자에 앉은 자세를 취하는데, 이러한 자세는 최대의 환기를 촉진한다. 폐활량계를 효과적으로 사용하기 위해 대상자 교육이 필요하다.

① 가능하면 똑바로 앉은 자세에서 사용한다.

② 정상적으로 숨을 내쉰다.

③ 한 손으로 기구를 잡고 다른 손으로 입마개(mouth-piece)를 잡도록 한다.

③ 입마개에 입을 꼭 맞게 붙인다.

④ 공이나 실린더를 올리기 위해 천천히 깊게 숨을 쉬고 호흡을 멈춘 상태에서 3까지 숫자를 센다.

⑤ 눈금에 표시된 성취 정도를 확인한다.

⑥ 입마개로부터 입술을 뗀 후 정상적으로 호기한다.

⑦ 몇 번 이 과정을 반복한다.

⑧ 입마개를 물로 씻고 건조시킨다.

⑨ 시간당 4~5회 또는 그 이상 실시한다.

## 2) 흉부물리요법

흉부물리요법은 폐 분비물을 이동시키기 위해서 이용하는 치료법으로, 타진법, 진동법, 체위배액을 포함한다.

### (1) 타진법(percussion)

타진법은 기계적으로 기관지벽으로부터 끈끈한 분비물을 이동시키기 위해 손을 컵 모양으로 하여 피부를 강하게 두드리는 것이다. 손목, 팔꿈치, 어깨의 이완 상태를 유지하면서 폐엽의 전 부위를 리듬감 있게 친다. 기계적인 타진컵이 사용되기도 한다.

① 손을 사용할 때 4개의 손가락과 엄지는 서로 붙여 마치 물을 푸듯이 컵 모양으로 살짝 구부린다.
② 컵 모양의 손은 흉부에 부딪혀 공기가 모아지게 하고, 모아진 공기는 흉벽을 통해 분비물로 진동을 전달할 뿐만 아니라 공기로 인해 충격을 줄이고 대상자에게 손상이 가지 않도록 한다.
③ 타진할 부위는 가운이나 수건으로 덮어 두드리는 동안 피부통증을 방지한다.
④ 대상자에게 이완을 증진하기 위해 천천히 깊게 호흡하도록 한다.
⑤ 두 손을 같은 위치에 두고 손목을 교대로 구부렸다 폈다 하면서 빠르게 가슴을 두드린다. 두드리는 동안 속이 빈 것과 같은 소리가 들리면서 통증이 없어야 한다.
⑥ 적용하는 폐마다 1~2분간 한다.
⑦ 조직손상의 위험 때문에 유방, 흉골, 척추, 신장은 두드리지 않는다.
⑧ 종양, 골다공증, 불안정협심증 등에선 적용하지 않는다.

### (2) 진동법(vibration)

진동법은 대상자의 흉벽에 손을 펴서 강한 떨림을 만드는 것이다. 진동은 배출된 공기의 교란을 증가시키기 위해 타진 후에 사용하는 것으로서 진한 분비물을 묽게 하여 쉽게 배출될 수 있도록 한다. 진동기를 이용하기도 한다.

① 손바닥을 아래로 펴서 흉벽 위에 위치시키는데, 한 손등 위에 다른 손을 올려놓는다.
② 대상자에게 깊게 흡기하도록 하고 곧이어 천천히 호기하도록 한다.
③ 대상자가 호기하는 동안 간호사의 팔과 어깨 근육을 율동적으로 빠르게 수축과 이완시킴으로써 흉벽을 진동시킨다(분당 200회).
④ 대상자가 흡기하는 동안 진동을 멈춘다.
⑤ 진동은 영아나 소아에게는 실시하지 않는다.
⑥ 하루에 여러 차례 수분 동안 실시한다.
⑦ 각 진동이 끝난 후 대상자에게 기침하여 분비물을 뱉어내도록 한다.

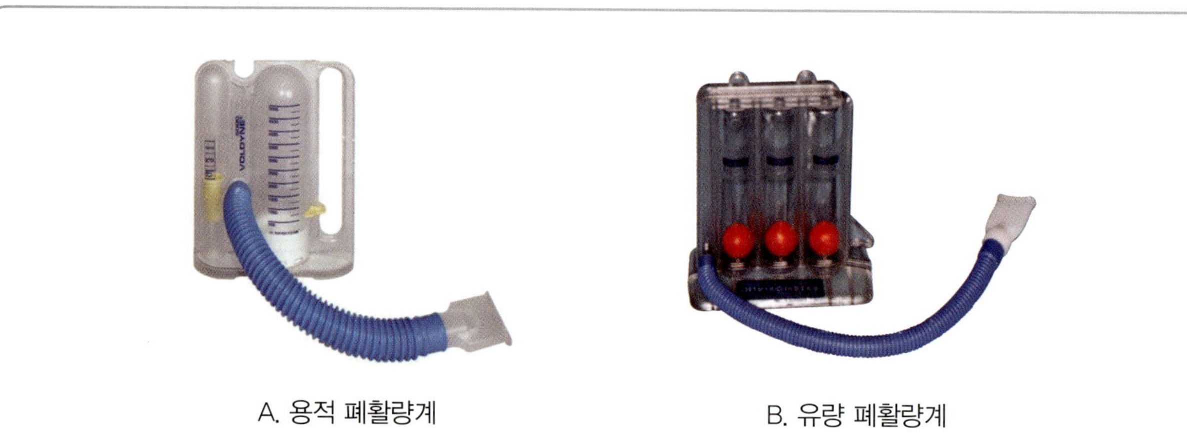


A. 용적 폐활량계　　B. 유량 폐활량계

**[그림 8-6]** 강화 폐활량계

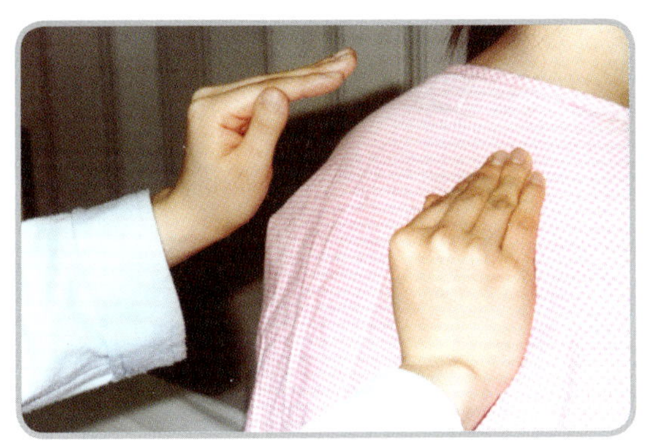

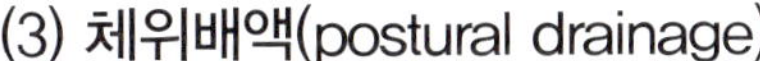

[그림 8-7] 타진시 손모양

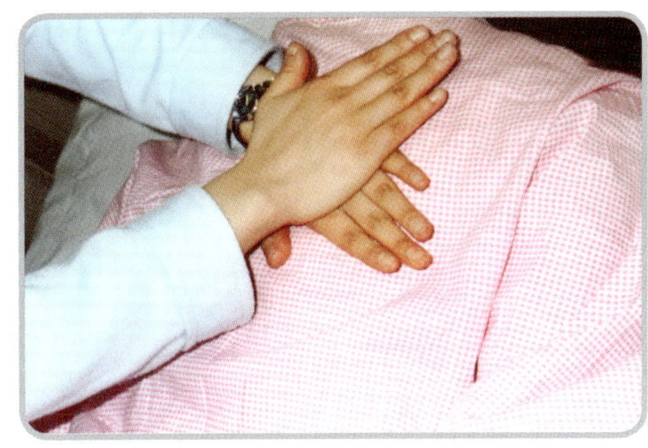

[그림 8-8] 진동시 손모양

### (3) 체위배액(postural drainage)

체위배액은 중력에 의해 여러 폐분절에 있는 분비물을 밖으로 배출하는 것이다. 폐나 기도의 분비물은 세균의 증식을 가져와 호흡기 감염을 유발시키기도 하고, 작은 기도를 막아 무기폐를 유발시키기도 한다(그림 8-9).

① 폐의 모든 부위에서 배출시키기 위해 여러 가지 체위가 시행될 수 있으나 환자마다 모든 체위기 적용되는 것은 아니다. Trendelenberg 체위는 복부장기가 횡격막 운동을 제한하여 만성 폐쇄성 폐질환 대상자에게 호흡곤란을 증가시킨다. 또한 머리를 낮추고 눕는 것은 뇌내압을 상승시키므로 뇌손상 대상자에게는 금기이며, 이 자세는 심장문제를 가진 대상자에게도 심한 압박을 줄 수 있어 금기이다.

② 폐상엽은 일상활동으로 배액이 이루어지므로 주로 폐하엽의 배액에 흔히 이용된다.

③ 체위배액 이전에 기관지 확장제나 분무치료를 하여 분비물을 묽게 하면 배액을 더욱 용이하게 할 수 있다.

④ 체위배액의 순서는 체위 취해주기, 타진, 진동, 기침 또는 흡인에 의한 분비물 제거의 순서로 실시한다.

⑤ 각 체위는 보통 15분간 지속되며, 처음에는 짧게 실시하여 점차 시간을 늘린다.

⑥ 아침 전, 점심 전, 늦은 오후, 잠자기 전이 가장 좋은 시간이며, 식후 1~2시간 동안은 지치기 쉽고 구토를 유발하므로 피하도록 한다.

⑦ 체위배액 도중 빈맥, 심계항진, 호흡곤란, 흉통, 어지러움, 허약감, 각혈, 저혈압, 기관지경련 등이 발생하는지 잘 관찰하고 이러한 증상이 나타날 경우에는 즉시 중단한다.

⑧ 간호사는 객담의 양, 색깔, 점도뿐만 아니라 활력징후, 대상자의 반응, 호흡음, 호흡양상 등을 확인하고 기록한다.

## 3) 수화

### (1) 가습요법

가습요법은 흡입되는 공기나 산소에 적절한 수분을 공급하여 기도 점막의 건조를 예방하고, 분비물의 배출을 용이하게 하기 위한 목적으로 제공한다. 산소는 본래 건조하기 때문에 장시간 투여 시 점막 자극과 섬모운동 저하를 일으켜 기도 청결을 방해할 수 있다. 따라서 가습을 통해 흡입 기체의 습도를 조절함으로써 점막 손상을 예방하고 기도의 수분 균형, 즉 수화(hydration)를 유지할 수 있다. 가습 장치는 작동 방식에 따라 기포식 가습기(bubble humidifier)와 가열식 가습기

| 폐의 분절 (segment) | 체위 (position) | 폐의 분절 (segment) | 체위 (position) |
|---|---|---|---|
| • 좌우상부엽 | 고화울러씨 체위 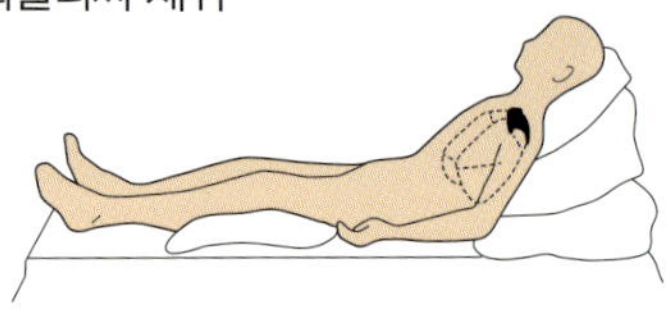 | • 우폐중엽 (후분절) | 흉곽과 복부를 상승시킨 복위 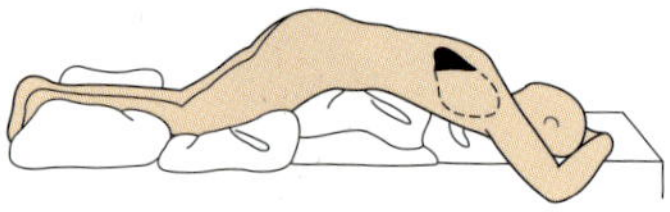 |
| • 우상부엽의 폐첨부위 (전분절) | 침대의 가장자리에 앉기<br>머리를 상승시킨 앙와위 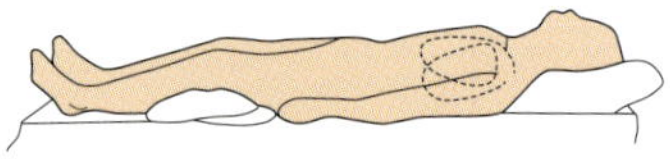 | • 양측하부엽 (전분절) | 트렌데렌버그 위 상태에서 앙와위 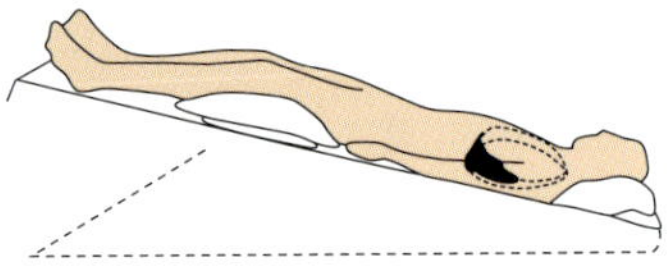 |
| • 좌상부엽 (전분절) | 머리를 상승시킨 앙와위 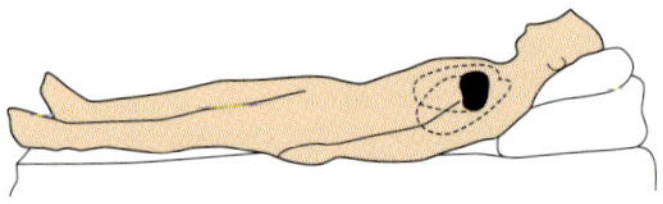 | • 좌하부엽 (측분절) | 트렌데렌버그 위에서 우측위 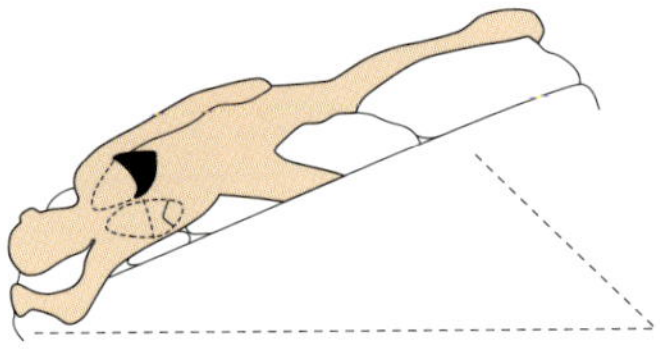 |
| • 우상부엽 (후분절) | 베개로 우측흉부를 상승시킨 측위 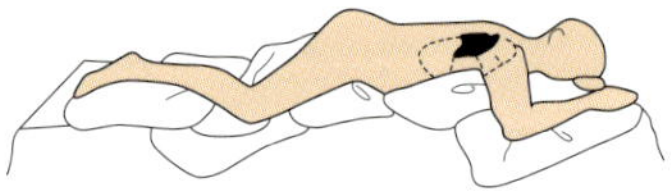 | • 우하부엽 (측분절) | 트렌데렌버그 위에서 좌측위 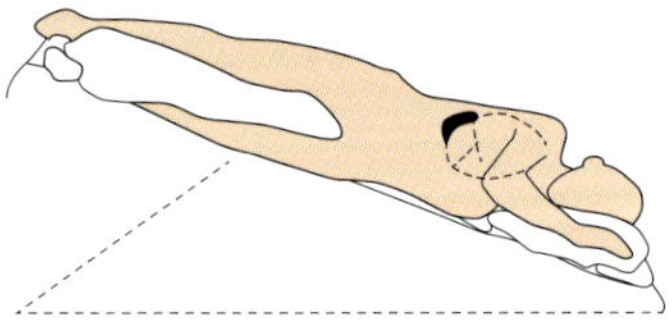 |
| • 좌상부엽 (후분절) | 베개로 좌측흉부를 상승시킨 측위 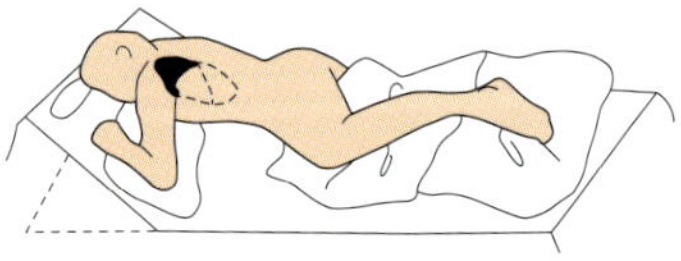 | • 우하부엽 (후분절) | 트렌데렌버그 위에서 우측흉부를 상승시킨 복위 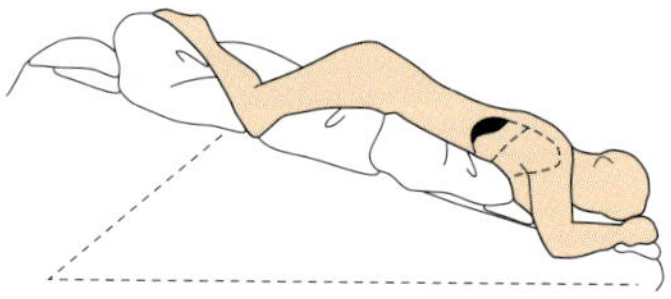 |
| • 우폐중엽 (전분절) | 트렌데렌버그 위에서 3/4 앙와위 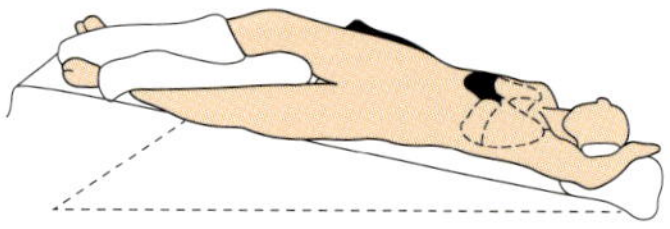 | • 좌우하부엽 (후분절) | 트렌데렌버그 위에서 복위 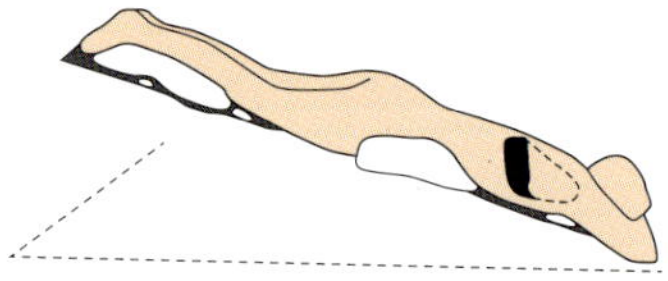 |

[그림 8-9] 체위배액을 위한 자세

(heated humidifier)로 구분된다. 기포식 가습기는 저유량 산소요법 시 사용되며, 산소가 물속을 통과하면서 수증기를 함유하도록 하는 방식으로 작동한다. 가열식 가습기는 고유량 산소요법이나 인공호흡기 적용 시 사용되며, 체온과 유사한 온도로 가열된 기체를 100%의 상대습도로 공급한다. 가습요법 시행 시에는 멸균 증류수를 사용해야 하며, 오염을 방지하기 위해 가습기 물통은 정기적으로 세척하고 기관의 지침에 따라 24~72시간마다 교체한다.

### (2) 분무요법

분무기(nebulizer)는 대상자에게 약물이나 습도를 줄 때 사용된다. 분무요법에는 대용량 분무기, 저용량 분무기, 정량식 수동분무기가 이용된다.

① 대용량 분무기(large volume nebulizer)는 가열된 또는 냉각된 습기를 공급할 수 있는 장치로, 장기간 산소치료가 필요하거나 기관절개관을 유지하는 대상자에게 산소 또는 실내공기를 전달하기 위해 사용한다. 간호사는 사용 목적에 따라 공기 또는 산소 유량조절계, 대용량 분무기, 가열판, 멸균 튜브, T자 연결관, 멸균 증류수, 산소농도 분석계 등을 준비한다. 산소농도는 분무기 측의 혼합조절 밸브를 이용해 처방된 농도로 설정하며, 유량은 보통 10~15 L/min 이상을 유지하여 충분한 가습과 일정한 산소농도가 공급되도록 한다. 사용 중에는 가습수의 오염 여부, 연결부 누설, 응결수의 역류 등을 수시로 점검해야 한다.

② 저용량 분무기(small-volume nebulizer, SVN)는 처방된 약물을 미세 기체입자로 변환시켜 흡입시키기 위해 사용되는 장치이다. 이때 필요한 물품으로는 분무기 본체, 튜브, 약통(nebulizer cup), 마우스피스 또는 마스크, 연결관 등이 있으며, 대상자가 너무 어리거나 의식이 명료하지 않을 때는 마스크를 사용하는 것이 바람직하다. 약물이 담긴 약통의 뚜껑을 확실히 닫고 분무기 흡입용기에 연결한 다음, 마우스피스나 마스크가 잘 장착되어 있는지 확인한 뒤 분무기를 작동시킨다. 유입 가스원은 압축공기나 지정된 유량의 산소 또는 공기가 사용될 수 있으며, 일반적으로 유량은 6L/min 이상이 권고된다. 대상자는 가능한 한 입으로 깊게 숨을 들이쉬고 마우스피스를 입에 밀착시켜 정상 또는 천천히 숨을 내쉬면서 약물이 폐말단까지 도달하도록 한다. 치료가 끝난 후에는 약통과 튜브를 분리하고, 매 사용 후 세척 · 건조 · 소독 또는 일회용 사용 여부를 확인하여 감염위험을 줄여야 한다.

③ 정량식 흡입기(Metered Dose Inhaler, MDI)는 약물이 일정한 양으로 용기(약물통)에 담겨 있으며, 사용 시 손으로 용기를 눌러 약물이 미세한 입자 형태로 분사되어 호흡기를 통해 폐로 전달되도록 한 장치이다. 분사 시에는 약물과 함께 압축가스가 분출되면서 약물이 안개처럼 뿌려진다. 간호사는 흡입기 본체, 마우스피스 또는 경우에 따라 마스크, 그리고 필요 시 스페이서(spacer)를 준비한다. 스페이서는 흡입 타이밍을 맞추기 어렵거나 입을 완전히 밀착하기 어려운 대상자에게 약물이 더 잘 전달되도록 돕는다. 사용 방법은 다음과 같다.

- 흡입기의 뚜껑을 열고 약물이 잘 섞이도록 여러 번 흔든다.
- 대상자가 폐 속 공기를 비우기 위해 천천히 숨을 내쉬게 한다.
- 마우스피스를 입에 물고, 손으로 용기를 한 번 누르며 약물이 분사될 때 천천히 깊게 숨을 들이쉬게 한다.
- 흡입 후에는 가능하면 5~10초간 숨을 참아 약물이 폐 깊숙이 도달하도록 한다.
- 아동이나 노인처럼 협응이 어려운 대상자는 스페이서에 흡입기를 끼운 뒤, 스페이서 마우스피스나 마스크를 통해 흡입한다.

치료 후에는 흡입기와 스페이서를 깨끗이 세

척 · 건조하여 감염을 예방해야 한다.

### 4) 산소요법

산소요법은 조직이나 세포의 대사요구에 적절한 산소공급이 이루어지지 않을 때 산소공급 장치를 이용하여 인위적으로 산소를 공급하기 위한 목적으로 시행되는데, 의사의 처방에 따라 산소의 농도(Fi$O_2$), 분당 유입량(flow rate), 공급 방법(delivery system) 등이 구체적으로 결정된다. 그러나 응급을 요하는 상황일 때 의사의 처방 없이 간호사의 지식과 판단에 따라 산소요법을 신속하고 올바르게 적용하고 추후 처방을 받는 대처능력 역시 갖추고 있어야 한다. 산소는 약물을 투여할 때와 마찬가지로 6 Right를 지켜서 정확한 농도로, 정확한 용량을, 정확한 시간에, 정확한 경로를 통해, 정확한 대상자에게 투여하고, 정확한 기록을 해야 한다. 산소공급 시 가습 여부는 대상자의 상태와 산소 유량에 따라 결정된다. 가습기 내 멸균증류수는 오염을 방지하기 위해 주기적으로 교환해야 한다. 최근에는 습윤병을 사용하지 않는 일회용 가습 시스템이나 통합형 고유량 가습기 등도 임상에서 널리 활용되고 있다.

#### (1) 산소요법 시 주의사항

산소는 무색 · 무취 · 무미이며, 단독으로 타거나 폭발하지는 않으나 연소를 돕는 가연성 물질이므로 산소요법 시 다음과 같은 안전수칙을 반드시 준수해야 한다.

① 대상자 방의 눈에 띄는 곳에 '금연 : 산소 사용 중'이라는 표지판을 부착한다.

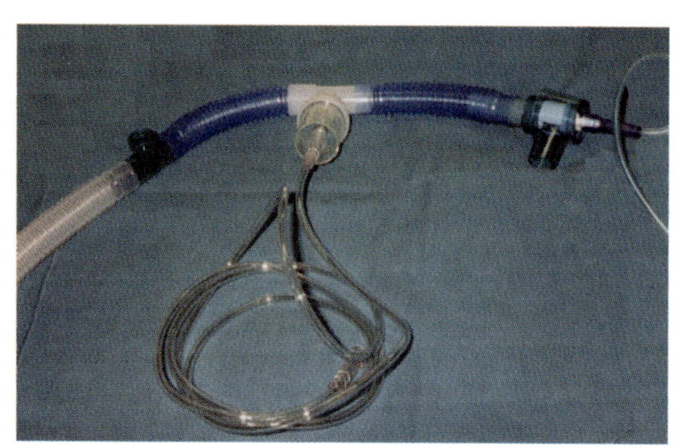

A. 대용량 분무흡입시 사용되는 T자 연결관

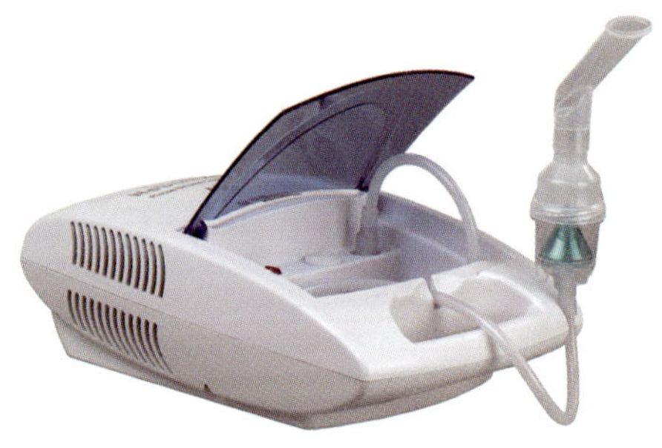

B. 저용량 분무기

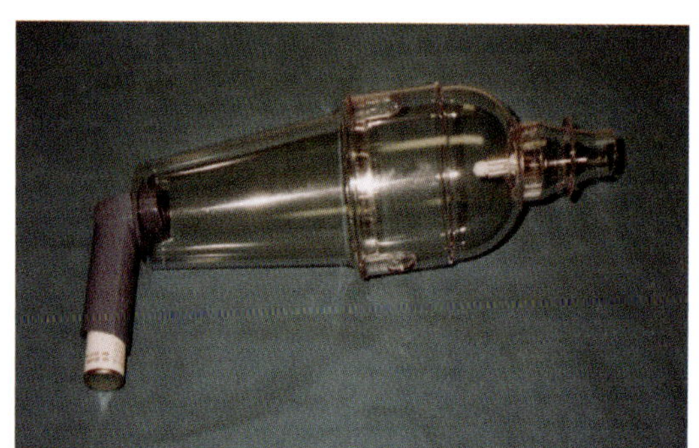

C. 정량식 수동분무기(스페이서 부착)

**[그림 8-10]** 분무기

② 성냥이나 라이터 등 인화성 물질을 치운다.
③ 전기기구는 의료용으로 안전하게 접지된 제품만 사용하고, 손상되거나 스파크가 발생할 수 있는 기구는 사용하지 않는다.
④ 모나 합성섬유와 같이 정전기를 일으키는 제품을 피하고 면직물로 된 담요나 옷을 사용한다.
⑤ 기름, 유지, 알코올과 같은 휘발성이나 가연성 물질은 산소기구 주변에 두지 않는다.
⑥ 비상 시를 대비하여 소화기의 위치와 사용법을 숙지한다.

### (2) 산소공급 장치

병원에서 산소는 운반 가능한 산소통과 중앙산소공급체계(central oxygen supply system)인 병실 벽에 설치된 산소 출구를 통해서 공급된다. 벽출구를 통한 산소공급은 신속하게 사용할 수 있도록 준비되어 있는데, 산소는 도관을 통해 중앙공급의 방식으로 공급되며 유속계가 출구에 부착되어 있어서 이 유속계의 밸브로 산소의 흐름을 조절한다. 이동식 산소통은 고압의 산소를 저장한 용기로, 응급상황이나 이동이 필요한 경우에 사용된다. 최근에는 무거운 강철제 대신 경량 알루미늄 또는 합금 재질의 산소통이 널리 사용된다. 산소통에 부착된 조절기에는 2개의 계기(gauge)가 있는데, 하나는 탱크 내의 압력 혹은 산소의 양을 나타내는 계기이고 다른 하나는 방출되고 있는 산소의 흐름을 분당 ℓ로 나타내는 계기이다. 이동식 산소통은 응급 또는 단시간 산소요법에 주로 사용되며, 일반적으로 가습병을 부착하지 않는다. 장시간 산소요법이 필요한 경우에는 벽면 산소공급장치나 고정식 산소공급 시스템을 이용하여 가습된 산소를 공급한다.

### (3) 산소공급 방법

공급되는 산소가 실내공기와 얼마만큼 혼합되느냐에 따라 고흐름체계와 저흐름체계로 분류하는데, $FiO_2$(fraction of inspired oxygen, 대상자가 마시는 공기 중의 산소농도)는 대상자의 호흡수와 분당 투여되는 산소량에 따라 다양하다. 공기 중에는 산소가 21%를 차지하므로 산소공급을 별도로 하지 않는 room air 상태에서의 $FiO_2$는 21%이다. 그러므로 산소 투여를 시작하면 $FiO_2$ 22% 이상의 산소가 투여되는 것이다.

주입산소의 양은 분당산소의 양(ℓ/분) 또는 $FiO_2$로 처방되고, 산소전달체계와 산소농도는 대상자의 상태에 따라 결정된다. 산소를 투여할 때는 치료의 적응이나 지속에 대한 요구를 사정하기 위해 정기적으로 대상자의

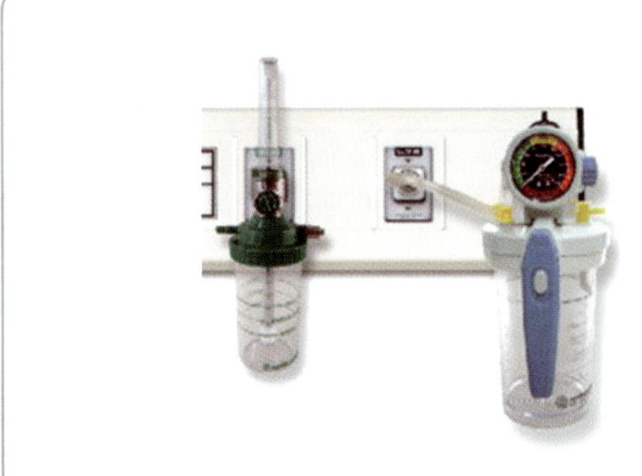
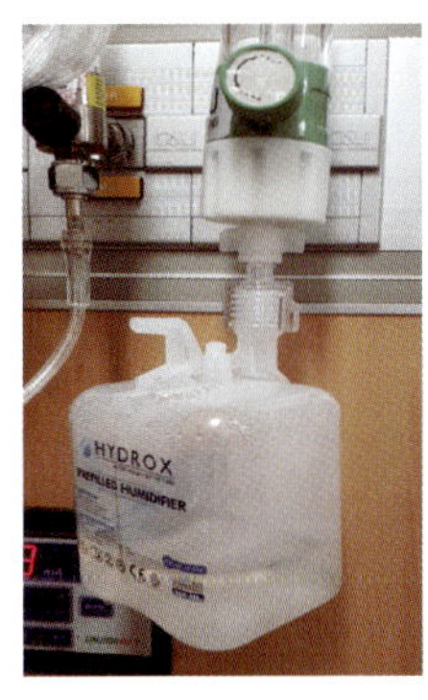

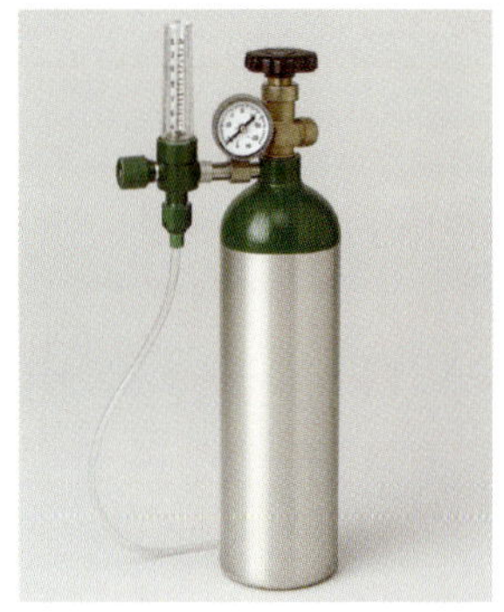

[그림 8-11] 벽출구를 이용한 산소공급과 이동식 산소통

피부색, 호흡상태 등을 사정하고 동맥혈 가스분석이나 맥박산소측정기를 통해 산소포화도를 확인해야 한다.

① 고흐름산소체계

공급하는 산소의 유속을 대상자의 최고 흡기 유속과 같거나 더 높게 조절해 주는 방법이다. 이것은 흡입되는 산소의 농도($FiO_2$)를 비교적 정확하게 조절할 수 있고 대상자의 호흡양상에 영향을 받지 않아 일정한 농도를 유지할 수 있다. 과거에는 벤츄리 마스크(Venturi mask)가 대표적으로 사용되었으나, 최근에는 가온·가습된 산소를 높은 유속으로 공급하는 고유량 비강캐뉼라(HFOT, High Flow Oxygen Therapy)가 중환자 및 저산소혈증 환자에게 널리 이용되고 있다.

② 저흐름산소체계

공급하는 산소의 유속이 대상자의 최대 흡기 유속보다 낮아서 실내공기와 혼합된 산소를 흡입하게 되므로 희석된 산소가 대상자에게 제공되는 방법이다. 따라서 흡입산소농도를 정확히 조절해야 하는 대상자에게는 부적합하다(예 : 비강 캐뉼라, 비강 카테터, 단순 마스크, 부분 재호흡 마스크, 비재호흡 마스크 및 산소텐트). 안면텐트, 산소용 후드, 보육기는 고흐름체계로 사용할 수 있다.

산소공급은 다음과 같은 방법으로 이루어지는데 이를 요약하면 [표 8-3]과 같다.

① 비강 캐뉼라(nasal cannula)

단순하고 쉽게 적용할 수 있고, 말하거나 먹는 데 영향을 주지 않아서 가장 흔하게 사용되는 장치이다. 약 1.5cm 길이의 두 개의 캐뉼라가 관 끝에 돌출되어 있어서 코 안에 넣도록 되어 있다. 비강 캐뉼라는 비교적 낮은 산소농도(24~44%)와 속도(1~6 ℓ/분)로 공급하게 되는데, 높은 농도와 속도로도 주입할 수 있지만 분당 6 ℓ를 초과하면 건조한 공기가 주입되어 비강과 인두 점막을 자극하는 경향이 있다. 캐뉼라는 탄력밴드로 이어져서 대상자의 머리나 턱 아래로 고정시킬 수 있는데, 무의식 환자나 불안정한 환자 등 캐뉼라의 고정이 잘되지 않는 대상자는 얼굴 양옆에 테이프로 고정하는 것이 안전하다.

② 비강 카테터(nasal catheter)

산소 카테터를 코에서 비인두까지 삽입하는 것으로 대상자의 코에서 귓바퀴까지의 길이가 카테터 삽입길이가 된다. 삽입 시 통증과 손상 등의 부작용이 생길 수 있어 수용성 윤활제를 카테터 끝에 발라서 삽입을 용이하게 한다. 카테터를 비공으로 천천히 밀어 넣은 후 카테터 끝이 입에서 보이지 않도록 하는데 카테터가 입에서 보이게 되면 대상자가 공기를 위장관으로 삼켜 복부팽만이 생길 수 있다. 코와 이마 또는 코와 뺨 옆에 테이프로 고정시킨 카테터가 비공을 압박할 수 있기 때문에 카테터는 8시간마다 다른 비공으로 바꾸어 준다. 최근에는 비강 캐뉼라가 더 안전하고 편리하여 임상에서 비강 카테터를 거의 사용하지 않는다.

③ 산소 마스크

산소 마스크는 여러 종류가 있다.

㉠ **단순 마스크** : 가장 흔한 중간 정도의 산소전달 기구이다. 분당 산소유량을 5~8 ℓ/분 속도로 흡입산소농도 약 40~60%를 공급한다. 마스크 측면에는 호기된 이산화탄소가 배출될 수 있도록 여러 개의 구멍이 뚫려 있어 배출된 이산화탄소를 재호흡하는 비율을 줄인다. 또한 분당 5 ℓ 이상으로 하지 않으면 호기 시 마스크 내에 이산화탄소가 축적되어 재호흡하게 된다. 식사 중에는 마스크를 제거해야 하므로 비강 캐뉼라로 바꾸어 적용한다.

㉡ **부분 재호흡 마스크** : 분당 산소유량을 6~10 ℓ/분 속도로 흡입산소농도 약 35~70%를 공급한다. 플라스틱 산소 저장기(보유주머니, reservoir bag)가 달려 있어 산소는 마스크 내부 산소 저장

기 속으로 유입되며, 저장기에 밸브가 달려 있지 않기 때문에 대상자가 호기한 공기 중 1/3의 공기를 산소와 함께 재호흡하게 된다.

㉢ **비재호흡 마스크** : 분당 산소유량을 6~15 ℓ /분 속도로 흡입산소농도 약 60~90%를 공급한다. 산소 저장기가 달려 있지만 일방향 밸브가 달려 있어 저장기 속의 산소가 호기와 혼합되지 않는다. 산소 저장기(reservoir bag)는 벽에 부착된 산소 출구에서 나오는 100% 산소로 채워지고 대상자는 bag에 채워진 산소를 들이마시게 된다. 마스크와 산소 사이에 일방향 밸브가 있어 bag 속의 공기를 흡입할 때는 열리고 호기 시에는 닫힌다. 마스크

**[표 8-3] 산소주입방법**

| 종 류 | 투여범위(L & $FiO_2$) | 장 점 | 단 점 |
|---|---|---|---|
| 비강 캐뉼라 | 1~6 L/min<br>24~44% | • 안전하고 단순<br>• 쉽게 적용<br>• 저농도에 효과적<br>• 저렴한 비용<br>• 먹거나 이야기하는 데 지장이 없음 | • 정확하게 $FiO_2$ 유지 불가<br>• 고농도 산소 투여불가<br>• 비강 폐쇄시 사용불가<br>• 점막건조 또는 피부자극 가능<br>• 쉽게 제거<br>• 대상자의 협조 필요 |
| 비강 카테터 | 6~9 L/min<br>44~68% | • 자유로움<br>• 먹거나 이야기하는 데 지장이 없음<br>• 저렴한 비용 | • 점막건조 또는 자극 가능<br>• 산소를 위 속으로 잘못 공급 가능<br>• 튜브가 점막을 자극하므로 8시간마다 다른 쪽 비공으로 옮겨주어야 함<br>• 분비물로 막힐 수 있음 |
| 단순 마스크 | 5~8 L/min<br>40~60% | • 캐뉼라보다는 고농도를 제공<br>• 비강장애가 있는 환자에게 사용이 용이함 | • 입과 코에 꼭 맞아야 하므로 불편<br>• 먹고 말하는 것 방해<br>• 밀착과 습기로 피부 자극 가능<br>• 장기치료에는 실용적이지 않음 |
| 벤츄리 마스크 | 4~15 L/min<br>24~50% | • 정확하게 $FiO_2$ 유지<br>• 가습 가능 | • 입과 코에 꼭 맞아야 하므로 불편<br>• 밀착과 습기로 피부 자극 가능<br>• 맞지 않는 마스크는 $FiO_2$ 저하<br>• 먹고 말하는 것 방해 |
| 부분 재호흡 마스크 | 6~10 L/min<br>35~70% | • 낮은 유량에서 $FiO_2$ 증가 가능<br>• 쉽게 산소를 가습 | • 밀착과 습기로 피부 자극 가능<br>• 먹고 말하는 것 방해<br>• 주머니가 꼬이거나 뒤틀리지 않기 위해 완전히 수축하면 안 됨<br>• 저장백이 팽팽한 상태로 유지되는지 확인해야 함 |
| 비재호흡 마스크 | 6~15 L/min<br>60~90% | • 삽관하지 않고 가장 높은 $FiO_2$ 공급가능<br>• 점막이 건조해지지 않음 | • 피부자극<br>• 주머니가 완전히 수축하면 안 됨<br>• 먹고 말하는 것 방해 |
| HFOT | 30~60 L/min<br>21~100% | • 정확하게 $FiO_2$ 유지<br>• 가습 가능 | • 고유량으로 코나 목 부위에 불편감 발생 |

양 측면에도 밸브가 있어 흡기 시 닫히고 호기 시에는 열린다. 따라서 실내공기는 마스크 내로 들어올 수 없고, 대상자의 호기는 저장백에 들어갈 수 없어 가장 높은 농도의 산소를 공급받을 수 있다. 숨을 들이쉴 때 bag이 절반 이상 쭈그러들지 않도록 유의해야 고농도의 산소공급이 유지된다. 흡기동안 bag이 적어도 1/3 이상은 부풀어 있도록 유지해야 한다.

ⓓ **벤츄리 마스크** : 대상자의 호흡양상에 관계없이 처방된 산소농도에 따라 산소를 가장 정확한 농도로 투여할 수 있는 마스크로, 만성 폐쇄성 호흡기 질환자에게 주로 사용한다. 조절방식에 따라 Venturi 어댑터(또는 jet adaptor)와 조절형(venturi barrel set)의 두 종류가 있다. Venturi 어댑터(또는 jet adaptor)는 색상에 따라 24~50%로 산소농도를 조절할 수 있으며, venturi barrel set는 원통형의 barrel set에 산소농도의 눈금이 24~50%까지 새겨져 있으며, 처방에 따라 set를 돌려서 눈금을 맞추어 산소농도를 조절한다. 이때 barrel 옆의 구멍(혼합공기 유입구, venturi port)이 열려 있는지 확인하여야 하는데 홑이불, 옷 등에 의해 이 부분이 차단되면 외부 공기 혼합이 줄어들어 실제 $FiO_2$가 상승하여 산소농도가 불안정해질 수 있다.

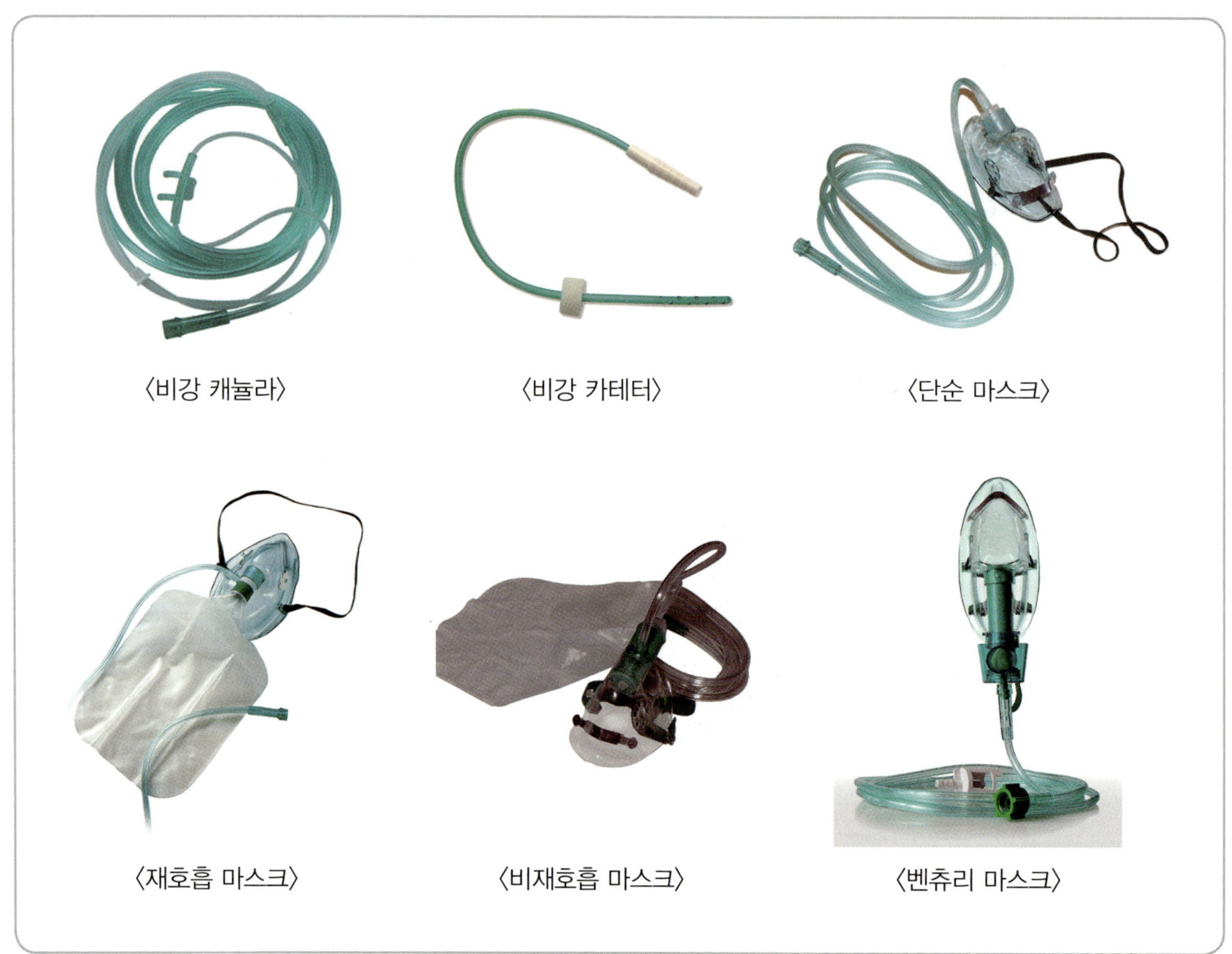


**[그림 8-12]** 산소공급 기구

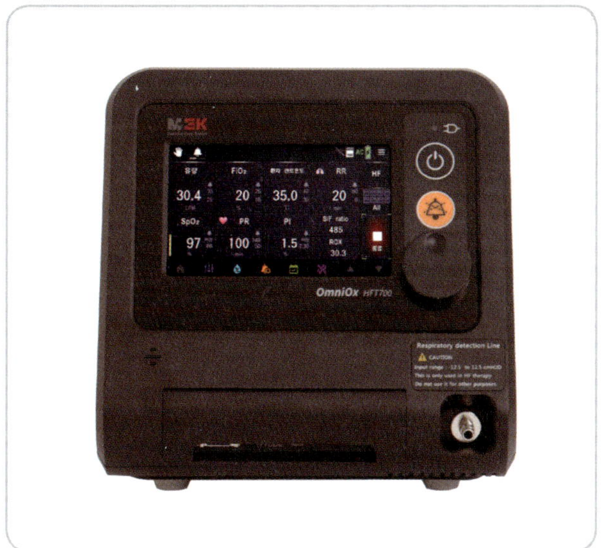

**[그림 8-13]** 고유량 산소요법 기기 – (주)멕아이씨에스

⑤ 산소텐트

마스크와 캐뉼라를 착용할 수 없는 유아와 학령전기 아동에게 중·저 농도의 산소와 가습을 공급하는 비닐로 된 장치이다. 산소텐트, 비닐덮개, 증류수, 침구, 타월, 방수포 등이 필요한데, 먼저 텐트 틀의 고리에 손상된 곳이 없는 비닐덮개를 연결하고 덮개의 지퍼를 닫는다. 텐트에 부착되어 있는 물통의 위 뚜껑을 열어 지시된 선까지 증류수를 넣고 뚜껑을 덮는다. 습도조절장치를 열어 처음 1~2분간 100%의 습도를 제공하고, 이후 처방에 따라 습도를 조절하며 텐트 내로 공급되는 산소농도는 이산화탄소가 과도하게 농축되지 않도록 최소한 10ℓ 이상을 유지한다. 환아가 저체온증을 유발하지 않도록 주의하고, 텐트를 자주 열지 않도록 간호를 계획적으로 시행한다. 또한 텐트 안의 가습화된 공기로 인해 대상자의 옷이나 침대가 젖을 수 있으므로 자주 살펴야 한다. 산소텐트를 이용한 산소공급은 정확한 산소농도의 유지가 어렵기 때문에 소아과를 제외한 다른 곳에서는 대개 사용되지 않는다.

⑥ 산소후드

고농도의 산소가 필요한 신생아나 영아에게 흡입산소농도와 습도를 일정하게 유지하기 위해 사용한다. 산소유량계를 조절하여 산소가 나오는지 확인하고, 가장자리에 패드를 댄 후드를 환아의 머리에서 어깨까지 씌운다. 유량계에 연결된 산소줄을 후드에 난 구멍으로 넣고 산소가 환아의 얼굴에 직접 닿지 않도록 방향을 조절한 후 반창고로 고정한다. 처음 1~2분간은 분당 10ℓ 이상의 고농도의 산소를 공급하여 후드 내에 산소가 채워지도록 한 후 지시된 농도로 산소량을 조절한다. 후드로 들어가는 산소는 이산화탄소의 축적을 예방하기 위해 분당 4~8ℓ의 산소가 공급되도록 한다.

⑦ 고유량 산소요법(High-Flow Oxygen Therapy, HFOT)

고유량 산소요법은 가습된 고농도의 산소를 비강 캐뉼라(nasal cannula)를 통해 분당 30~60ℓ의 높은 유량으로 공급하는 산소요법이다. 이 요법은 일반적인 저유량 산소요법에 비해 더 정확한 흡입산소농도($FiO_2$)를 조절할 수 있으며, $FiO_2$는 21~100% 범위내에서 세밀하게 조절 가능하다. 따라서 환자의 호흡 패턴에 따라 흡입산소농도가 달라지는 문제를 최소화할 수 있다. 공급되는 산소는 가온 · 가습 장치를 통해 31~37℃로 따뜻하고 습윤한 상태로 유지되어 기도 점막의 자극을 최소화하고, 점액의 배출을 돕는다. HFOT는 저산소혈증성 호흡부전(hypoxemic respiratory failure) 환자에게 주로 적용되며, 기계환기(intubation) 전 단계의 대체요법 또는 이탈(weaning) 보조요법으로도 사용된다. 적용 중에는 환자의 산소포화도($SpO_2$), 호흡수, 호흡곤란의 정도를 면밀히 관찰하고, 환자의 상태에 따라 산소유량, 가습 온도, 산소농도를 적절히 조절해야 한다.

### (4) 산소공급 절차

어떤 방법으로 산소를 공급하느냐에 따라 각각의 절차가 다르지만 다음과 같은 공통의 절차가 필요하다.

목 적

정확한 방법으로 산소를 공급한다.

준비물

Wall $O_2$, 산소유량계/ 습윤병, 멸균증류수, 각종 산소공급 기구

절 차

## 절차 및 이론적 근거

1. 물과 비누로 손위생을 실시한다.
2. 처방을 확인한 후 필요한 물품을 준비한다.
3. 준비한 물품을 가지고 대상자에게 가서 간호사 자신을 소개한다.
4. 손소독제로 손위생을 실시한다.
5. 대상자의 이름을 개방형으로 질문하여 대상자를 확인하고, 입원팔찌와 환자리스트(또는 처방지)를 대조하여 대상자(이름, 등록번호)를 확인한다.
6. 대상자에게 산소요법을 받아야 하는 목적과 절차를 설명한다.
7. 가능하면 반좌위를 취해준다.
   반좌위는 가슴의 확장을 돕고 호흡을 용이하게 한다.
8. 습윤병에 증류수를 정해진 눈금까지 채운 후 증류수 마개를 닫는다.
   산소의 가습화로 점막의 건조를 예방한다.
9. 유량계와 습윤병을 연결한 후 Wall $O_2$ 벽에 산소유량계를 꽂는다.
10. 습윤병에 있는 산소장치 출구와 산소공급 기구를 연결한다.
11. 대상자에게 연결하기 전에 산소공급 기구를 통해 산소가 나오는지 확인한 후 유량계를 잠근다.

[비강 캐뉼라를 이용한 산소투여]

12. 대상자 비공의 폐색 여부를 확인한다.
13. 캐뉼라 끝부분을 대상자의 양쪽 비강에 삽입하고 귀 뒤에 걸친 후 턱 밑에서 길이를 조절한다.
    ※ 참고) 장기적 사용 시 패딩 적용 예) COPD, asthma 환자 등
    캐뉼라의 정확한 위치와 고정은 산소투여를 원활하게 하며 대상자를 편안하게 한다.
14. 유량계를 열어 처방된 산소 흡입량을 눈높이에서 조절한다(유량기 내 ball의 중심을 눈금에 일치시킨다).
15. 대상자에게 가능하면 입을 다물고 코를 통해 호흡하도록 설명한다.
    최적의 농도로 산소를 공급하기 위함이다.
16. 대상자를 편안하게 해준 후 산소사용에 따른 화재 위험성과 피부손상(코, 귀 등 접촉부위) 등을 설명한다.
17. 물과 비누로 손위생을 실시한다.

18. 수행 결과를 간호기록지에 기록한다.
    1) 산소주입 시작시간 2) 산소주입량 3) 호흡양상 4) 대상자의 반응

[산소 마스크를 이용한 산소투여]

12. 마스크가 대상자의 코와 입을 모두 덮도록 하고 탄력밴드는 머리 뒤로 해서 마스크가 얼굴에 편안하면서 잘 맞도록 조절한다.
    마스크가 느슨하게 부착되면 산소누출 및 치료적 효과가 감소될 수 있다.
13. 조절용 끈 등에 의한 귀나 두피의 자극을 경감하기 위해 거즈 패드를 사용한다.
    자극과 압박을 경감하여 피부를 보호한다.
14. 물과 비누로 손위생을 실시한다.
15. 산소를 지속적으로 공급한다면 매 2~3시간마다 마스크를 제거하고 피부를 건조시켜 습기로 인한 자극을 예방한다.
16. 치료에 대한 대상자의 반응을 사정하고 기록한다.

---

## 5) 인공기도 관리

인공기도(artificial airway)는 기도폐색이 있거나 기도폐색의 위험이 있는 대상자의 기도를 유지하여 공기가 폐로 들어가도록 하기 위해 사용하는 기구이다. 인공기도에는 구강인두관, 비강인두관, 기관내관, 기관절개관의 네 가지가 있다.

### (1) 구강인두관(oropharyngeal airway)

전신 마취 시, 무의식 환자, 혀로 인한 기도폐색이 우려될 때, 인두흡인 예방 등을 목적으로 삽입된다. 의식이 있는 대상자는 삽관 자체가 구역반사를 자극하여 구토를 유발하기 때문에 잘 삽입하지 않는다. 구강인두관은 입을 통해 인두후부까지 삽입되는데 주로 플라스틱으로 되어 있으며 성인용 · 아동용 · 유아용이 있다. 구강인두관을 삽입할 때는 대상자를 똑바로 눕히고 목을 과신전 시키거나(머리나 목에 손상이 있는 대상자는 목을 과신전 시켜서는 안 된다) 어깨 밑에 베개를 넣어 혀가 뒤로 넘어가지 않도록 주의하면서 구강인두관의 커브 부분이 뺨을 향하도록 하여 삽입한 후, 구강인두까지 넣고 구강인두관이 구강인두에 도달하면 개구부가 아래로 가도록 돌려 혀 위에 위치하도록 고정한다(구강인두관의 커브부분을 혀로 향하여 삽입하면 혀가 뒤로 밀려나가 기도를 더욱 폐쇄시킨다).

### (2) 비강인두관(nasopharyngeal airway)

주로 의식이 있는 대상자에게 사용하며 구강인두관을 사용하지 못할 때, 비강인두나 비강기관 흡인 시에 코나 인두의 점막을 보호하기 위해 사용한다. 비강인두관은 비공을 통해 후두개상부 인두에 삽입되는데, 대개 고무로 만들어져 있고 성인용, 아동용, 유아용 등 다양한 크기가 있다. 삽입을 위해 수용성 윤활제로 관을 매끄럽게 하거나 삽입 전에 국소마취를 하여 비강인두 점막의 과도한 자극이나 불쾌감을 최소화한다. 비강인두관은 기관점막 손상이나 분비물 부착을 예방하기 위해 정기적으로 제거 · 세척하고, 필요시 반대쪽 비공으로 교체한다.

### (3) 기관내관(endotracheal tube)

전신마취시나 기계적 흡입이 필요한 응급상황에서

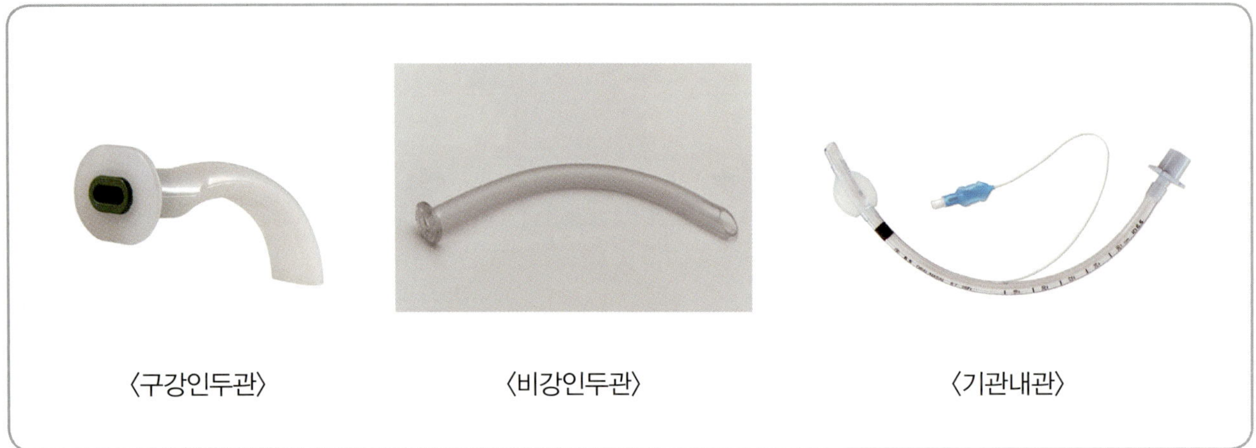

〈구강인두관〉 〈비강인두관〉 〈기관내관〉

**[그림 8-14]** 인공기도관

흔히 사용되는데, 장기간 유지하기는 어렵다. 구부러진 폴리비닐관으로 만들어진 관을 입이나 코를 통하여 기관지 분기점 바로 위까지 삽입하며 관이 후두와 성대를 지나기 때문에 대상자는 말을 할 수 없다. 기관내관 환자의 간호는 다음과 같다.

① 입에서 배출되는 분비물의 흡인을 예방하기 위해 대상자의 체위를 측위 또는 반복위로 취해준다.
② 구강으로 삽입한 경우 대상자가 관을 깨물지 않도록 하기 위해 oral airway를 사용한다.
③ 비강과 구강점막의 홍반과 자극 여부를 자주 사정하여 비정상 징후가 발견되면 의사에게 보고하고 지시에 따라 관의 위치를 입의 반대편이나 다른 쪽 비강으로 바꾸어 준다.
④ 매 2~4시간마다 구강이나 비강간호를 제공한다.
⑤ 관이 기관 내로 너무 깊이 들어가거나 나오는 것을 방지하기 위해서 기관내관을 테이프로 고정하거나 기관내관 고정기(holder)를 상시 준비한다. 자주 기관내관의 위치를 사정한다. 기관내관이 기도를 벗어나면 즉시 보고한다. 관이 기관지까지 들어가면 양쪽 폐의 환기를 위해 관의 위치를 기관으로 재조정하는 것이 필요하다.
⑥ 커프의 압력이 20–30 $cmH_2O$ (약 15–22 mmHg) 이상이면 기관점막의 괴사현상이 나타날 수 있으므로 커프의 공기압을 수시로 관찰한다. 가능하다면 커프의 압력을 주기적으로 제거한다.
⑦ 관을 장기적으로 유지하여야 하는 경우에는 과도한 점막 건조와 손상을 방지하기 위해 가습을 하거나 분무치료를 제공한다.
⑧ 의식이 있는 대상자의 경우 메모지나 그림판을 이용하여 자주 의사소통한다.
⑨ 기계환기 중에는 응급상황 시 즉각적인 대응이 어려우므로 모든 경보장치가 정상 작동하는지 반드시 점검한다.

기관내관의 삽입 절차는 다음과 같다.

① 적절한 크기의 튜브를 선택한다(보통 성인 남자는 7.5~8mm, 여자 7.0~7.5mm).
② 후두경(Laryngoscope)의 조명이 정상 작동하는지 확인한다.
③ 커프에 공기를 주입 · 제거하여 새는 곳이 있는지 확인하고, 튜브 끝부분은 멸균 수용성 윤활제로 매끄럽게 한다.
④ 튜브에 stylet을 넣는다(이때 stylet이 튜브의 끝보다 더 나오면 기도손상의 원인이 되므로 stylet의 위치는 튜브의 끝에서 0.2~0.3cm 안에 위치하도록 한다).

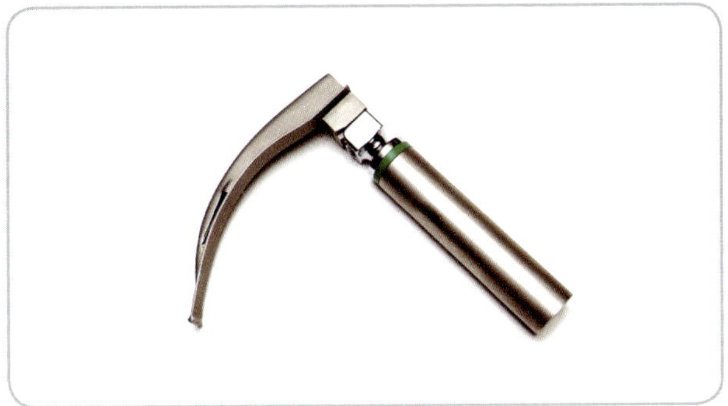

[그림 8-15] 후두경

⑤ 환자를 앙와위로 하고 머리를 약간 젖혀(sniffing position) 기도 정렬을 돕는다. 단, 경추 손상이 의심될 경우에는 중립(neutral) 위치를 유지한다.
⑥ 튜브 삽입 후 stylet을 제거하고, 커프에 공기를 주입하여 압력이 20~30 $cmH_2O$가 되도록 한다. Ambu bag으로 환기를 시행하면서 좌우 폐음과 흉부 상승을 확인한다.
⑦ 흉부 팽창이 대칭인지, 복부팽만은 없는지 확인하고, 잘못되었으면 즉시 제거하고 다시 준비하여 시행한다.
⑧ 환자가 관을 깨무는 것을 방지하기 위해 bite block을 삽입한다.
⑨ 기관내관을 테이프로 고정하고, 삽입 깊이를 입술 기준으로 표시한다(남: 22~24cm, 여: 20~22cm).

### (4) 기관절개관(tracheostomy)

위급한 상부기도 폐색 시, 장기간 기계적 호흡이 요구될 때, 기관내관의 삽입기간이 길어질 때, 하부기도 분비물의 배액 능력이 없을 때, 만성적인 상부기도 폐색 시, 기도화상 시, 무의식 환자의 분비물 흡인 방지를 위해 삽입한다. 기관절개관은 기관연골 아래를 외과적으로 절개하여 만든 구멍 속으로 삽입하는 구부러진 관으로 금속이나 플라스틱으로 만들어져 있는데, 플라스틱이 가볍고 관으로 인한 조직손상이 덜하므로 더 많이 사용되고 있다. 기관절개관은 외관(outer cannula), 내관(inner cannula), 전색자(obturator)로 이루어져 있으며, 전색자는 기관절개관 삽입 시 외관을 안내하기 위해 사용한 후 외관이 제 위치에 도달하면 제거된다. 외관은 환자의 목에 끈을 사용하여 고정하고 내관은 외관 안에 끼워져 있으며, 세척을 위해 잠깐 동안은 제거할 수 있다. 기관절개관의 종류 중에는 내관이 없는 것이 있는데 이것을 단일 기관절개관(single cannula tube)이라 한다. 또한, 커프가 있는 것과 없는 것이 있는데 커프가 달린 기관절개관은 기관절개관과 기도 사이를 공기로 밀착시키도록 부풀릴 수 있는 커프로 감싸져 있다. 커프는 분비물이 기관으로 넘어가는 것을 막고 기관절개관과 기관 사이의 공기 누출을 막아준다. 커프가 있는 것은 주로 기관절개술 직후와 기계적 환기장치를 이용할 때 사용되며 자발호흡이 안정되고 흡인 위험이 낮아지면 커프 없는 관으로 교체할 수 있다. 커프 달린 기관절개관은 기관절개 후 인공호흡기를 사용하는 대상자에게는 필수적이지만 어린이의 기도는 탄력성이 있어서 관 주위에 공기를 넣어 막을 필요가 없기 때문에 커프 달린 기관절개관을 사용하지 않는다. 기관절개관 커프의 압력은 20mmHg 미만이면 누출이 없는지를 확인하고, 기도점막의 괴사 위험을 줄이기 위해 25mmHg가 넘으면 25mmHg가 될 때까지 공기를 제거하도록 한다. 또한 기관절개관 대상자는 말을 할 수 없으므로 필기도구나 문자, 단어카드 등을 활용하여 의사소통할 수 있도록 해야 한다. 커프 달린 기관절개관 커프의 수축과 팽창을 위한 지침은 다음과 같다.

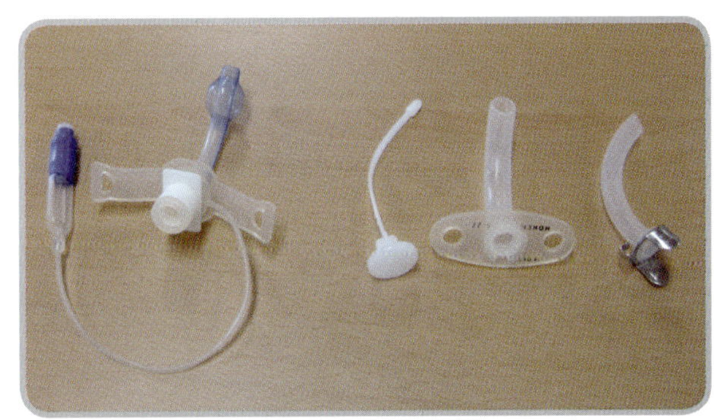

[그림 8-16] 기관절개관

## 절차 및 이론적 근거

[기관절개관 커프의 수축]

1. 커프를 수축하기 전에 구강인두를 흡인한다.
   커프 수축 전후에 모아진 구강 분비물이 기관 내로 내려가는 것을 막는다.
2. 커프의 팽창관 끝에 5~10mL 주사기를 부착시키고 새지 않도록 한다.
3. 대상자의 흡기 시 기구의 제조회사에서 지시한 양만큼의 공기를 커프에서 천천히 뺀다.
4. 지시가 있으면 ambu bag으로 양압 환기를 제공한다.
   양압 상태에서의 공기 제거는 분비물이 기관으로 내려가는 것을 막는다.
5. 팽창관 끝의 주사기는 커프의 재팽창을 위해 그대로 부착시켜 둔다.
6. 커프가 수축되는 동안 기침반사가 자극을 받으면 멸균카테터로 하부기도를 흡인한다.
7. 대상자의 호흡을 평가하고 필요하면 흡인을 한다.
8. 만일 대상자가 호흡곤란을 경험하면 즉시 커프를 재팽창시킨다.

[기관절개관 커프의 팽창]

1. 공기 누출을 최소로 하기 위해 제조회사의 지시에 따라 최소량의 공기를 주입한다.
2. 숨을 들이쉴 때 커프를 팽창시키고 청진기를 기관 가까이 목에 댄다.
3. 공기 누출을 나타내는 소리가 있는지 확인한다.
4. 공기 누출이 없는 것이 확인되면 0.2~0.3mL의 공기를 빼낸다.
   커프 팽창 후에 작은 누출을 허용하기 위함이다.
5. 커프가 충분히 팽창된 경우는 다음과 같을 때이다.
   ① 대상자의 목소리를 들을 수 없을 때
   ② 대상자의 입, 코, 그리고 기관 절개부위에서 공기가 움직이는 소리를 들을 수 없을 때
   ③ 대상자가 숨을 들이쉴 때 기관 근처의 목을 청진하여 공기가 누출되는 소리가 들리지 않을 때
6. 커프의 압력을 측정하였을 때 압력이 25mmHg를 넘지 않아야 한다.
   과도한 커프 압력은 기관부종, 궤양, 괴사 등을 유발시키고 과소팽창은 부적절한 환기나 음식 또는 분비물의 흡인을 초래한다.
7. 팽창관에 일방통행 밸브가 없으면 지혈 섭자로 팽창관을 잠가 공기가 빠지지 않도록 한다.

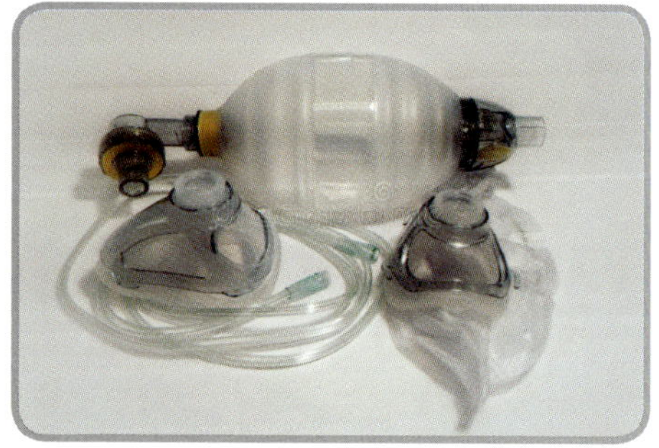

**[그림 8-17]** Ambu Bag

## 6) 흡인(Suction)

대상자가 스스로 분비물을 배출하기 어려운 경우 기도청결을 위해 흡인이 필요하다. 흡인법은 이동식 흡인기구나 벽 흡인장치에 연결된 카테터를 통해 분비물을 빨아들이는 방법이다. 상부호흡기도는 무균상태가 아니나 병원체의 침입을 막기 위해 흡인 시에 항상 멸균법을 유지한다.

간호사는 대상자의 호흡부전 징후나 분비물을 스스로 배출할 수 있는 상태인지 사정하여 흡인의 필요성을 결정한다. 호흡곤란, 가래 끓는 소리, 청색증과 같은 피부색의 변화, 산소포화도의 감소 등은 흡인이 필요함을 알리는 신호일 수 있다. 흡인은 기도 점막을 자극하고, 과도한 흡인은 분비물 증가와 기침반사 저하를 초래할 수 있으므로 필요성과 빈도를 신중히 판단해야 한다. 즉, 흡인은 정해진 시간 간격으로 시행하기보다는 임상적인 필요에 따라 실시하도록 한다.

흡인은 일시적으로 호흡기도 내의 산소를 제거하므로, 시술 전 대상자에게 과산소화(hyperoxygenation)를 시행해야 한다. 흡인 시 나타날 수 있는 합병증으로는 감염, 심부정맥, 저산소증, 점막손상 등이 있다. 흡인 시 대상자의 얼굴색, 맥박수, 분비물의 색깔, 양 그리고 점도 등을 계속해서 관찰하며 만약 청색증, 과도하게 빠르거나 느린 맥박, 혈액 섞인 분비물 등이 발견되면 즉시 흡인을 중지하고 산소를 공급한 후 의사에게 보고한다.

구강인두 및 비강인두 흡인과 기관절개관 흡인 및 기관절개관 청결을 위한 실습지침은 다음과 같다.

### (1) 구강인두 및 비강인두 흡인

목 적

1. 기도를 폐쇄하는 분비물을 제거하여 기도개방을 유지하고 환기를 도모한다.
2. 진단적 목적으로 분비물을 채취한다.
3. 분비물 축적으로 인한 감염을 방지한다.

준비물

이동식 흡인기나 벽에 부착된 흡인 게이지(연결튜브와 수집병 포함), 멸균흡인세트(12~18# 흡인 카테터, 멸균장갑, 멸균생리식염수를 담을 수 있는 컵), 멸균생리식염수, 수건 또는 방수포, 객담 검사 지시가 있으면 객담 수집용기

절 차

**절차 및 이론적 근거**

1. 물과 비누로 손위생을 실시한다.
2. 필요한 물품을 준비한다.
3. 준비한 물품을 가지고 대상자에게 가서 간호사 자신을 소개한다.
4. 손소독제로 손위생을 실시한다.
5. 대상자의 이름을 개방형으로 질문하여 대상자를 확인하고, 입원팔찌와 환자리스트(또는 처방지)를 대조하여 대

상자(이름, 등록번호)를 확인한다.

6. 대상자에게 흡인의 목적과 절차를 설명한다.
7. 흡인압을 점검한다(아동: 95-100mmHg, 성인: 110-150mmHg).
8. 흡인 시 체위는 의식 있는 대상자는 반좌위(Fowler's Position)에서 구강인두 흡인에서는 목을 옆으로 돌리고, 비강인두 흡인에서는 목을 과신전 시킨다.
   카테터 삽입이 용이하고 분비물의 흡인을 방지하기 위한 체위이다.
9. 무의식 환자는 측위에서 간호사와 얼굴을 마주 보도록 한다.
   인두로부터 분비물 배출을 도우며 흡인 가능성을 방지한다.
10. 베개 위나 턱 밑에 수건 또는 방수포를 덮는다.
11. 흡인 세트를 열어 용기에 일회용 생리식염수를 따른다.
   ※ 참고) 세트를 사용하지 않는 경우 일회용 멸균 생리식염수 30mL를 개봉하여 사용한다.
12. 카테터의 개봉 부위를 약간 개봉한 후, 카테터와 흡인병이 연결되는 압력 조절구 쪽을 노출하여 흡인 line과 연결한다.
13. 손소독제로 손위생을 실시한다.
14. 멸균장갑을 낀다.
15. 카테터 삽입길이는 구강인두 위치인데 이는 대상자의 코에서 귓불까지이며(약 13cm 정도) 장갑 낀 손으로 잡아 위치를 표시한다.
16. 카테터를 흡인기에 연결하고 엄지 구멍을 막고 카테터 끝을 컵 속의 용액에 적신다.
   이것은 흡인기가 잘 작동하고 있고 카테터의 막힘이 없다는 것을 확인할 수 있으며, 동시에 수분으로 인해 마찰이 최소화되어 삽입이 용이해지도록 한다.
17. 엄지 구멍에서 손을 떼고 한쪽 비강 또는 구강 한쪽으로 카테터를 부드럽게 삽입한다.
   카테터를 삽입할 때 구멍에서 손을 떼고 흡인이 되지 않는 상태로 삽입하는 것은 점막 손상을 방지하기 위함이고, 구강 한쪽으로 카테터를 삽입하는 것은 구역반사를 방지하기 위함이다.
18. 엄지 구멍을 막고 부드럽게 카테터를 돌리면서 빼낸다. 흡인은 분비물뿐만 아니라 산소도 제거하므로 짧은 시간 동안 해야 하며 10~15초를 넘어서는 안 된다.
   구멍을 막아야 흡인이 되며 부드럽게 돌리는 것은 흡인하려는 부위를 골고루 하여 흡인 시에 호흡점막에 압력이 집중되는 것을 막기 위함이다.
19. 흡인되는 분비물의 색, 점도, 양, 냄새 등을 관찰한다.
20. 한 번 흡인 후 카테터 내에 남은 분비물을 제거하기 위해 멸균 생리식염수를 통과시켜 세척한 뒤, 필요 시 반복하여 흡인한다.
21. 추가로 흡인이 필요한 경우 20~30초의 간격을 유지하고, 총 흡인 시간이 5분을 초과하지 않도록 한다.
   흡인이 길어지면 산소공급을 저하시킨다.
22. 흡인이 끝나면 장갑을 벗고, 흡인기를 끈 다음 물품을 정리하고, 구강이나 비강간호를 제공한다.
23. 손을 씻는다.
24. 날짜와 시간, 분비물의 특성과 양, 흡인 전후 대상자의 호흡양상과 반응 등을 기록한다.

### (2) 기관내관 또는 기관절개관 흡인

기관절개관(혹은 기관내관)을 통한 흡인 시, 흡인 카테터의 크기는 기관내관의 내경(ID)을 기준으로 선택해야 한다. 일반적으로 흡인 카테터의 외경(OD)은 내관 내경의 50% 이하가 되도록 한다(1 Fr ≒ 0.33 mm).

인공기도를 사용하는 경우에는 일회용 멸균 카테터를 사용하는 개방형 흡인법(open suction)과, 인공환기기 회로를 분리하지 않고 여러 차례 사용할 수 있는 폐쇄형 흡인법(closed suction)이 있다. 폐쇄형 시스템은 비닐 커버로 감싸져 있으며, 기관 및 장비 지침에 따라 일정 기간(예: 24 ~ 72 시간) 사용할 수 있다.

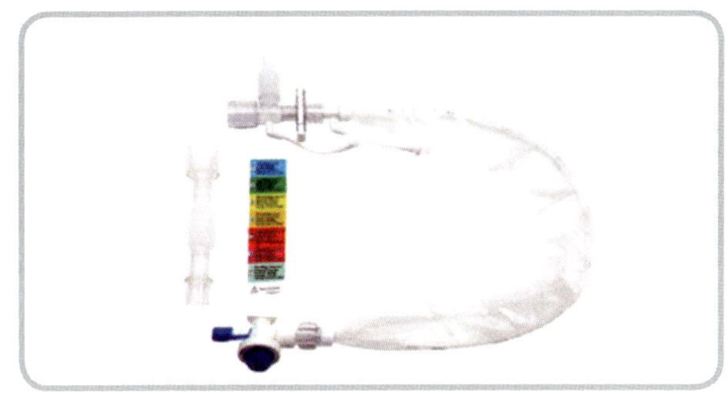

**[그림 8-18]** 폐쇄형 흡인 카테터

출처 : https://www.indiamart.com/proddetail/romsons-close-suction-catheter-with-isolation-valve-18822547448.html

**목 적**

1. 기도를 폐쇄하는 분비물을 제거하여 기도개방을 유지한다.
2. 호흡기능을 증진하여 환기를 도모한다.
3. 진단적 목적으로 분비물을 채취한다.
4. 분비물 축적으로 인한 감염을 방지한다.

**준비물**

이동식 흡인기나 벽에 부착된 흡인게이지(연결튜브와 수집병 포함), 멸균 흡인세트(성인 6–7#, 아동 4–5#, 흡인 카테터, 멸균장갑, 멸균 생리식염수를 담을 수 있는 컵), 멸균 생리식염수, 수건 또는 방수포, 필요시 산소유량계/습윤병, Ambu bag

**절 차**

**절차 및 이론적 근거**

1. 물과 비누로 손위생을 실시한다.
2. 필요한 물품을 준비한다.
3. 준비한 물품을 가지고 대상자에게 가서 간호사 자신을 소개한다.
4. 손소독제로 손위생을 실시한다.
5. 대상자의 이름을 개방형으로 질문하여 대상자를 확인하고, 입원팔찌와 환자리스트(또는 처방지)를 대조하여 대상자(이름, 등록번호)를 확인한다.
6. 흡인의 목적과 절차에 대해 대상자에게 설명하고, 흡인 시에 기침이 간헐적으로 나올 수 있는데 이것은 분비물의

배출에 도움이 된다는 것을 설명한다. 가능하면 식사 전에 흡인하여 aspiration을 예방한다.

7. 흡인압을 점검한다(아동: 95–100mmHg, 성인: 110–150mmHg)
8. 의식이 있는 대상자는 금기가 아니면 반좌위(Fowler's Position)를 취해 준다.

   심호흡과 폐확장을 용이하게 하며 기침을 유발할 수 있다.
9. 무의식 환자는 측위에서 간호사와 얼굴을 마주 보도록 한다.

   측위는 기도가 폐쇄되는 것을 예방하며 분비물의 배액을 촉진한다.
10. 흡인 세트를 열어 용기에 일회용 생리식염수를 따른다.

    ※ 참고) 세트를 사용하지 않는 경우 일회용 멸균 생리식염수 30mL를 개봉하여 사용한다.
11. 카테터의 개봉 부위를 약간 개봉한 후, 카테터와 흡인병이 연결되는 압력 조절구 쪽을 노출하여 흡인 line과 연결한다.
12. 손소독제로 손위생을 실시한다.
13. 양손에 멸균장갑을 낀다
14. 필요시 대상자의 분비물이 많지 않다면 산소 유량계와 ambu bag을 연결하여 흡인 전에 ambu bag으로 폐를 과도 환기시킨다.

    ① 이때 도움을 줄 다른 사람이 있다면 도움을 요청한다.

    ② 유량계의 산소를 12~15 ℓ 로 돌린다.

    ③ Ambu bag의 기관절개 adapter를 기관절개관과 연결한다.

    ④ 대상자가 숨을 들이쉴 때 성인은 매 5초, 아동은 매 3초마다 ambu bag을 압축하여 폐환기를 유지한다.

    도움을 줄 사람이 있으면 양손으로 압축할 수 있으므로 팽창된 양을 더 많이 할 수 있다.

    ⑤ 폐환기를 확인하기 위해 대상자의 흉부의 상하 움직임을 관찰한다.

    ⑥ Ambu bag을 제거한다.
15. 필요시 대상자의 분비물이 많으면 Ambu bag으로 과도 환기시키지 않고 흡인 전에 몇 분 동안 산소량을 증가시켜서 공급한다.

    분비물이 많을 때 과도 환기를 시키면 분비물이 기도 속으로 들어가 버린다.

* 16~23번 절차는 개방형 흡인과 폐쇄형 흡인을 구별하여 기술함

① 개방형 흡인법(open suction)

16. 흡인 line을 잡을 손으로 흡인기를 켠 다음 흡인 line을 들고, 흡인을 할 손으로 포장지 바깥쪽이 닿지 않도록 주의하며 카테터를 꺼낸다.
17. 삽입할 카테터의 길이를 정한 후 끝을 생리식염수로 윤활시키고, 흡인 line을 잡은 손의 엄지손가락으로 엄지구멍을 눌러보아 잘 통과하는지 확인한다.

    이것은 흡인기가 잘 작동하고 있고 카테터의 막힘이 없다는 것을 확인할 수 있으며, 또한 수분으로 인해 마찰이 최소화되어 삽입이 용이해지도록 한다.
18. 엄지손가락을 엄지 구멍에서 떼고, 카테터를 기관절개관을 통해 기관으로 약 10~12cm 정도 부드럽게 삽입한다(그림 8-19).

19. 엄지 구멍을 막고 부드럽게 카테터를 돌리면서 빼낸다(그림 8-20). 흡인은 분비물뿐만 아니라 산소도 제거하므로 짧은 시간 동안 해야 하며 10~15초를 넘어서는 안 된다.
20. 흡인되는 분비물의 색, 점도, 양, 냄새 등을 관찰한다.
21. 한 번 흡인 후 카테터 내에 남은 분비물을 제거하기 위해 멸균 생리식염수를 통과시켜 세척한 뒤, 필요 시 반복하여 흡인한다.
22. 추가로 흡인이 필요한 경우 20~30초의 간격을 유지하고, 총 흡인 시간이 5분을 초과하지 않도록 한다.
    흡인이 길어지면 산소공급을 저하시킨다.
23. 기구를 정리해서 다음 흡인을 위해 준비해 둔다.
    ① 흡인기를 끄고 카테터를 흡인기에서 분리한다.
    ② 멸균장갑을 낀 손으로 카테터를 감싸 쥐고 다른 손으로 장갑의 소매부분을 잡은 다음 카테터를 감싸서 장갑의 안쪽이 밖으로 나오도록 뒤집어서 벗는다.
    ③ 장갑과 카테터를 감염성 폐기물 통에 버린다.
    ④ 다시 흡인을 시행할 수 있도록 멸균용액과 기구들을 재준비시켜 놓는다.
    흡인이 필요한 대상자가 급히 흡인이 실시되어야 할 경우를 대비하기 위해 필수적이다.

② 폐쇄형 흡인법(closed suction)

16. 흡인 카테터 flushing 용 생리식염수를 10cc 주사기에 준비하여 irrigation port에 연결해 놓는다.
17. 멸균 장갑을 착용하고 폐쇄형 흡인 카테터의 끝에 뚜껑을 열고 suction line과 연결한다.
18. 폐쇄형 흡인 카테터를 삽입하고, 기침이나 저항이 느껴지면 2~3cm 후퇴한 후 흡인 버튼(control valve)을 눌러 흡인을 시작한다. 1회 흡인시 10~15초/회를 초과하지 않는다.
19. 흡인 중 청색증, 산소포화도를 모니터한다.
20. 흡인되는 분비물의 색, 점도, 양, 냄새 등을 관찰한다.
21. 흡인 후 irrigation port에 연결해 둔 생리식염수를 주입한다.
    생리식염수가 기도로 넘어가지 않도록 주의하고, Flushing 후 주사기는 분리한다.
22. 흡인이 끝나면 N/S 세트를 잠그고 폐쇄식 흡인 장치의 흡인 버튼을 잠금 상태로 하고 카테터 끝은 보호 덮개로 덮는다.
    폐쇄식 흡인 시스템(CTSS:Closed Traceal Suction System) 장치로 ventilator의 air가 새어나감을 방지하기 위함이다.
23. 추가로 흡인이 필요한 경우 20~30초의 간격을 유지하고, 총 흡인 시간이 5분을 초과하지 않도록 한다.
    단 폐쇄식 흡인은 산소공급이 지속되므로 산소포화도가 유지되는 경우에는 임상적 판단에 따라 유연하게 조정할 수 있다.
24. 물과 비누로 손위생을 실시한다.
25. 수행 결과를 간호기록지에 기록한다.
    1) 날짜와 시간 2) 분비물의 특성, 양 3) 흡인 전후 대상자의 호흡양상과 반응

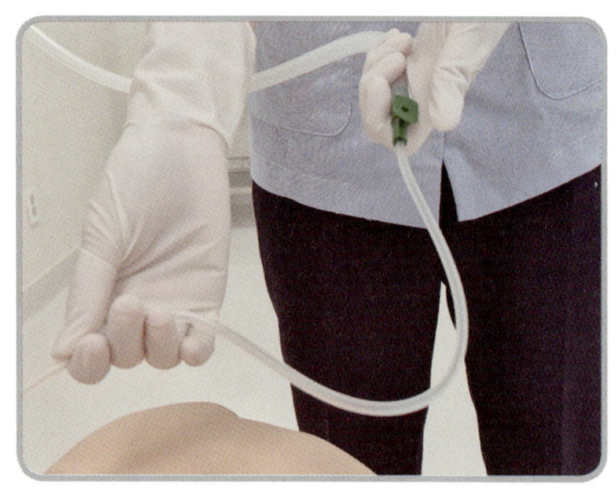

[그림 8-19] 엄지 구멍을 여는 모습

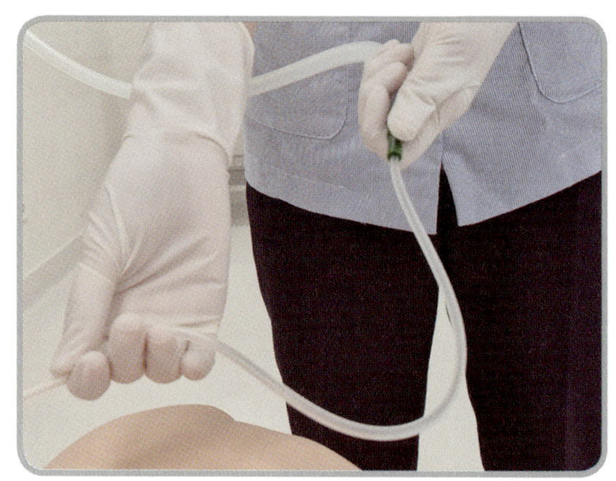

[그림 8-20] 엄지 구멍을 막는 모습

### (3) 기관절개관 관리(tracheostomy care)

목 적

1. 기관절개 부위의 감염을 방지한다.
2. 기도폐색을 초래하는 외피 형성을 방지한다.

준비물

기관절개 드레싱세트(큰 종지 1개, 중간 종지 1개, 작은 종지 1개, 작은 kelly, 멸균 4×4 거즈, Y거즈, 면봉 3~4개), 기관절개관용 흡인 튜브 또는 5-6# 흡인 카테터, 소독솜, 멸균 생리식염수, 과산화수소수, 소독된 내관 1개, 멸균장갑 2개, 일회용 장갑 1개, 가위, 고정끈, 수건 또는 방수포, 곡반, 흡인기/흡인 카테터, 산소주입기, Ambu bag

절 차

**절차 및 이론적 근거**

1. 물과 비누로 손위생을 실시한다.
2. 멸균된 드레싱세트에 소독된 내관을 넣는다.
3. 큰 종지에 과산화수소수 희석용액(과산화수소수:생리식염수=1:2)을 준비한다.
4. 중간 종지에 생리식염수를 준비하고 작은 종지에 소독솜을 준비한다.
5. 준비된 물품을 침상가로 가지고 가서 대상자에게 간호사 자신을 소개한다.
6. 대상자의 이름을 개방형으로 질문하여 대상자를 확인하고, 입원팔찌와 환자리스트(또는 처방지)를 대조하여 대상자(이름, 등록번호)를 확인한다.
7. 대상자에게 기관절개관 관리의 목적과 절차를 설명한다.

8. 대상자의 자세를 편하게 해주고 대상자 가슴위에 방수포를 깐다.
9. 손소독제로 손위생을 실시한다.
10. 드레싱세트를 무균적으로 열고 멸균장갑을 낀다.
11. 기관절개관 세척을 하기 위해 내관을 빼기 전에 기관절개관 흡인을 실시한다(기관절개관 흡인에 대한 실습지침 참조).
12. 한 손으로 외관을 지지하면서 다른 손으로 내관을 돌려서 빼내어 세척세트에 있는 과산화수소수 희석용액에 담근다(내관 주변의 분비물의 양, 색, 냄새 등의 특성을 확인한다).
13. 외관의 분비물을 흡인한다.
14. 외관 밑에 있는 사용한 Y-거즈를 빼내어 버린다.
15. 손소독제로 손위생을 실시한다.
16. 멸균장갑을 새로 바꿔 낀다.
17. 한 손으로 소독된 내관의 끝을 잡고 삽입한 후 빠지지 않게 잠금장치를 확인한다.
18. 섭자를 이용하여 기관절개관 주위와 피부를 소독솜으로 절개 부위에서 바깥쪽으로 닦는다. 솜은 한 번에 한 개씩 사용한다.
19. 멸균 마른 거즈로 기관절개 부위의 습기를 가볍게 두드리면서 제거한다. 이때 기관절개 부위의 기도를 막아 흡기 시 거즈가 말려 들어가지 않도록 조심한다.
20. 새 Y거즈를 kelly를 이용하여 기관절개관 아래쪽에서 위를 향해 끌어올리는데, 기관절개관이 심하게 움직이지 않도록 한 손으로 잡는다.
21. 장갑을 벗고 손소독제로 손위생을 실시한다.
22. 기관절개관을 고정시켜 주는 끈이 더러워졌으면 새 끈으로 바꾸어 주는데, 기관절개관이 빠지지 않도록 손으로 잡은 후 고정구에 새 끈을 넣어 고정한다.
23. 목 사이로 손가락이 2개 들어갈 정도로 여유를 주고 목옆에서 매듭으로 묶는다.
    너무 여유를 두지 않고 묶으면, 환자의 상태에 변화가 있을 시(안면 부종 등) 목을 압박할 우려가 있다.
24. 사용한 물품을 정리한다.
25. 손위생을 하고 일회용 장갑을 착용한다.
26. 과산화수소수 희석용액에 담가 두었던 내관의 안과 밖 전체를 멸균된 세척솔이나 거즈와 긴 면봉을 이용하여 깨끗하게 닦는다.
27. 깨끗이 닦여진 내관을 생리식염수로 헹구고, 물기가 마르도록 마른 거즈로 내관의 물기를 닦거나 말려 놓는다.
28. 물과 비누로 손위생을 실시한다.
29. 수행 결과를 간호기록지에 기록한다.
    1) 날짜와 시간 2) 기관절개 부위 상태 3) 분비물의 양, 색, 냄새, 점도 4) 대상자의 호흡양상과 반응

## 5 간호평가

간호평가의 단계에서는 각각의 간호진단에 따라 목표(기대되는 결과)가 설정되고 그 목표를 달성하기 위해 세워진 계획들을 올바르게 수행하면서 또는 수행한 후에 대상자의 폐 확장이 유지 및 증진되고 폐 분비물이 효과적으로 배출되어 기도개방이 유지됨으로써 조직에 적절한 산소화가 유지되고 있는지, 또한 충분한 산소화에 의한 활동의 지속성이 유지되고 있는지를 기준으로 세심하게 평가해야 한다.

# Ⅲ. 사례적용

79세의 여자 환자가 박테리아성 폐렴으로 입원하였다. 드러난 증상은 체온 40℃, 발한과 기침이 심하고 가쁜 호흡을 하고 있다. 이 환자가 항생제를 투여받기 전에 반드시 실시해야 할 검사는? 이 환자의 체온은 어느 부위에서 재면 좋은가? 이 환자가 심한 기침과 화농성 객담을 배출한다. 끈적한 분비물을 묽게 하는 데 도움을 줄 수 있는 방법은 무엇인가?

### 관련용어

acidosis 산증
alkalosis 알칼리증
Arterial Blood Gas Analysis(ABGa) 동맥혈 가스분석
artificial airway 인공기도
autorhythmicity 자동능
bronchoscopy 기관지경검사
Cardiac Output(CO) 심박출량
chest pain 흉통
compliance 순응도
Computed Tomography(CT) 컴퓨터 단층촬영
conducting zone 전도영역
conductivity 전도성
contractility 수축성
coughing 기침
diaphragm 횡격막
dyspnea 호흡곤란
Electrocardiography(EKG, ECG) 심전도
endotracheal tube 기관내관
excitability 흥분성
expiration 호기
Expiratory Reserve Volume(ERV) 호기예비용적
fatigue 피로
Functional Residual Capacity(FRC) 기능적 잔기용량
gas exchange 가스교환
gas transport 가스운반
humidifier 가습기
incentive spirometer 강화 폐활량계
inspiration 흡기
Inspiratory Capacity(IC) 흡기용량
Inspiratory Reserve Volume(IRV) 흡기예비용적
lung capacity 폐용량
lung volume 폐용적
nasal cannula 비강 캐뉼라
nasopharyngeal airway 비강인두관
nebulizer 분무기
obturator 전색자
oropharyngeal airway 구강인두관
orthopnea 기좌호흡
physiologic pacemaker 생리적 심박조절기

Pulmonary Function Test(PFT) 폐기능 검사
pulmonary surfactant 폐포 표면활성물질
pulmonary ventilation 폐환기
pulse oximetry 맥박산소측정기
pursed-lip breathing 입술을 오므리고 하는 호흡
Residual Volume(RV) 잔기용적
respiratory zone 호흡영역
rhythmicity 율동성
sputum 객담
Starling's law of heart 심장의 스탈링 법칙
stretchability of lung compliance 폐조직의 팽창성
Stroke Volume(SV) 일박출량
surface tension 표면장력
thoracentesis 흉강천자
Tidal Volume(TV) 1회호흡량
Total Lung Capacity(TLC) 총폐용량
tracheostomy 기관절개관
vasoconstriction 혈관수축
vasodilation 혈관이완
vasomotion 혈관운동
Vital Capacity(VC) 폐활량

제9장

# 배설요구

9

## 제1절 | 배뇨요구

### 학습목표

1. 배뇨 기전을 설명한다.
2. 배뇨에 영향을 미치는 요인을 설명한다.
3. 도뇨 종류에 따른 적응증을 설명한다.
4. 배뇨요구와 관련된 자료를 사정한다.
5. 배뇨장애와 관련된 간호진단을 진술한다.
6. 배뇨장애와 관련된 간호를 계획한다.
7. 배뇨요구와 관련된 간호중재를 수행한다.
8. 인공도뇨와 관련된 간호중재를 수행한다.
9. 배뇨요구와 관련하여 수행한 간호중재를 평가한다.

# I. 과학적 근거

## 1 구조와 기능

배설기능은 노폐물인 요 성분을 체외로 배출하고, 체내의 체액 · 전해질 · 산-염기 평형 및 삼투압을 조절하여 체내 환경의 항상성(homeostasis)을 유지하는 데 중요한 역할을 한다. 비뇨기계는 소변을 형성하는 신장, 방광으로 소변을 운반하는 요관, 소변을 저장하는 방광, 소변을 체외로 배설하는 요도로 이루어진다.

### 1) 신장(kidneys)

신장은 한 쌍의 후복막장기(retroperitoneal organ)로서 제12흉추에서 제3요추 사이에 위치한다. 완두콩 모양의 장기이며 좌신장이 우신장보다 약간 높게 위치하고 있다.

신내측에 움푹 들어간 곳을 신장문(hilus)이라고 하며, 이곳으로 요관(ureter), 혈관, 림프관과 신경 등이 통과한다. 요관은 신장으로 들어가면서 깔때기 모양으로 넓어지는데, 이 부위를 신우(renal pelvis)라고 한다. 신장은 기능적, 구조적 단위인 네프론으로 구성되어 있으며 혈액으로부터 노폐물을 제거하고 체액과 전해질의 농도를 조절한다.

네프론은 신장소체(renal corpuscle 혹은 malpighian corpuscle이라고도 함)와 근위세뇨관(proximal tubule), 헨레씨 고리(Henle's loop), 원위세뇨관(distal tubule) 및 집합관(collecting duct)의 다섯 부분으로 구성되어 있다.

혈액은 신장동맥을 경유하여 네프론에 도달하게 되고 이는 갈라져 구심성 소동맥을 이루며, 여기서 형성된 혈관의 집합체가 사구체를 형성하고 이곳에서 최초의 소변 형성이 시작된다.

신장으로 들어오는 혈류량은 분당 약 1,000~1,200mL이며, 이 중 약 600mL가 혈장이다. 그중 약 20%인 120~125mL가 사구체에서 여과되어 세뇨관으로 들어가며, 이때의 여과량을 사구체 여과율(GFR, glomerular filtration rate)이라고 한다.

사구체 모세혈관막은 다공성(porous)으로 수분, 포도당, 아미노산, 요소, 요산, 크레아티닌, 크레아틴과 대부분의 전해질은 통과시킬 수 있으나 단백질과 혈구세포와 같은 큰 분자는 통과시키지 못하므로 단백뇨는 사구체 손상의 징후이다.

여과된 물질이 세뇨관을 지나는 동안 사구체 여과물질 중 약 99%가 선택적으로 혈장으로 재흡수되며, 남은 약 1%가 소변으로 배설된다.

### 2) 요관(ureters)

신장의 세뇨관을 떠난 소변은 수집관을 경유하고 신우와 연결된 요관을 통해 방광으로 모이게 된다.

요관은 소변을 신장에서 방광까지 운반하는 관으로 성인의 경우 약 25~30cm의 길이이다.

요관근육층의 연동운동은 소변을 방광으로 내려보내며 요관의 혈액은 신장동맥, 고환동맥 혹은 난소동맥, 총장골동맥, 외장골동맥에 의해 공급받는다.

요관의 내층 점막은 위로는 신장세뇨관과 아래로는 방광점막과 연결되어 미생물의 전파경로가 될 수 있다. 방광과 요관의 경계에는 판막 모양의 주름이 있어 방광으로 배출된 소변이 요관으로 역류되는 것을 막는다. 요관에서 방광으로 배출되는 소변은 무균상태이다.

### 3) 방광(bladder)

방광은 치골결합 뒤쪽 골반 속에 들어있는 근육성 주머니이다. 방광의 기저면에는 3개의 구멍이 있는데 하나는 앞쪽에 있는 요로개구부이고, 두 개는 후외측에 있는 요관의 개구부이다. 이 세 개의 개구부를 연결해서 생긴 삼각형 부위를 방광삼각이라 한다.

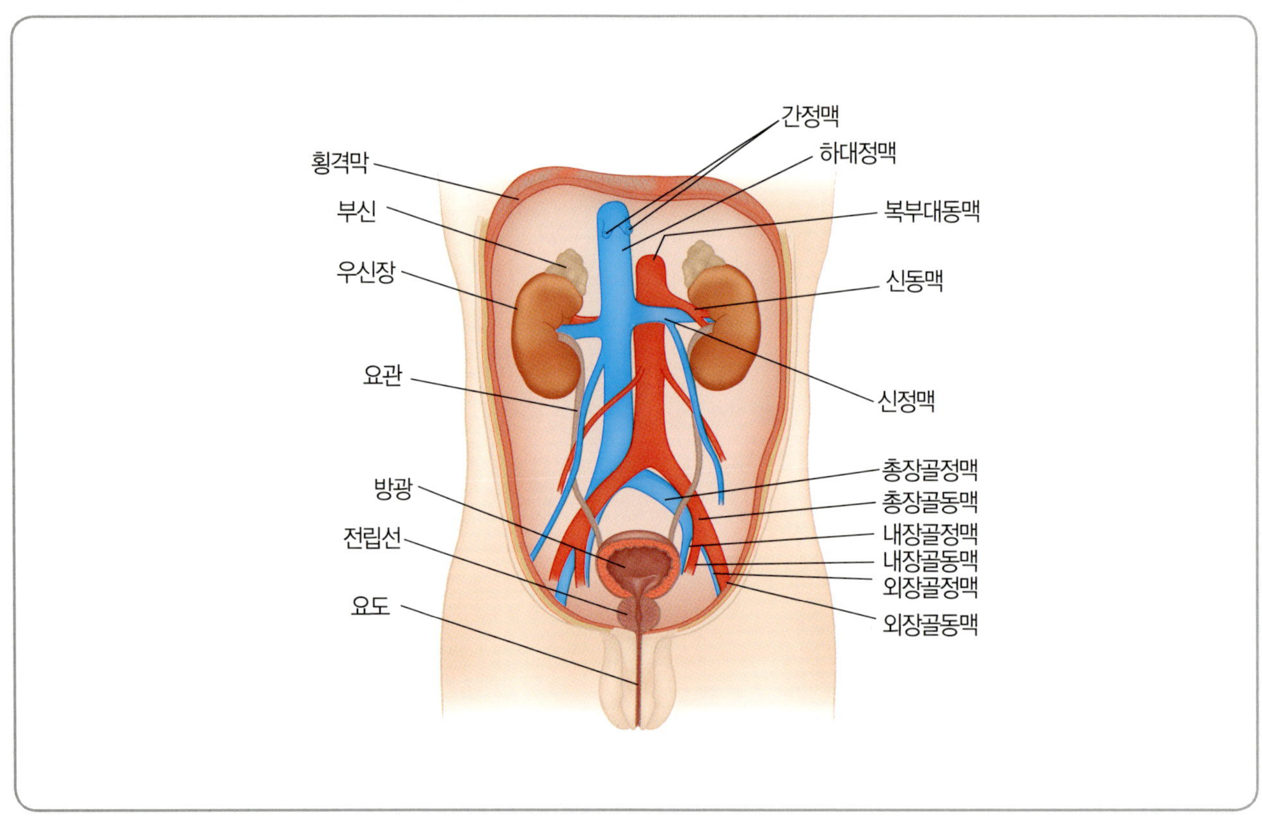


**[그림 9-1] 비뇨기계의 해부학적 구조**

남성 방광의 후부는 직장을 향해 놓여 있고 여성의 경우에는 자궁의 전면벽과 질을 향해 놓여 있다. 방광의 내면은 점막으로 덮여 있고 방광이 소변으로 차게 되면 확장되며 방광이 비면 수축이 되어 주름이 생긴다.

성인 방광의 용적은 약 500mL이며, 배뇨근으로 된 얇은 주머니로서 배뇨 시 부교감신경의 지배를 받는다. 방광이 소변으로 차면 방광벽이 팽창되면서 방광내압이 올라가 배뇨근 내의 신전수용체를 자극하고 이 자극이 대뇌에 전달되어 요의를 느끼게 하며 때와 장소를 판단하여 배뇨하게 한다.

방광의 보유 용량은 나이와 개인에 따라 차이에 있으나 성인의 경우에는 200~250mL의 소변이 차게 되면 배뇨감을 유발하고, 소변이 400~600mL 모이게 되면 불편감을 느끼게 된다. 방광은 점막벽의 탄력성 때문에 늘어날 수 있으며 가득 찼을 경우에는 방광의 상부가 치골결합 위로 올라오고 더 많이 찼을 경우 배꼽까지 팽창된다.

### 4) 요도(urethra)

요도는 방광의 전하방에서 체표면까지 연결되어 있는 관으로 남녀의 요도는 구조가 다르다. 여성의 요도는 길이가 약 2.5~5cm이며, 남성의 요도는 길이가 약 20~25cm로 전립선 부분(prostatic urethra), 격막 부분(membranous urethra), 해면체 부분(carvenous urethra)의 세 부분으로 구성되어 있다.

내괄약근은 방광의 저부에 있고 불수의적인 반면에 외괄약근의 경우 여자는 요도의 중간 지점에 남성은 요도의 전립선 말단에 위치하고 수의적으로 조절된다.

평상시에 요도는 골격근으로 된 외괄약근이 긴장을

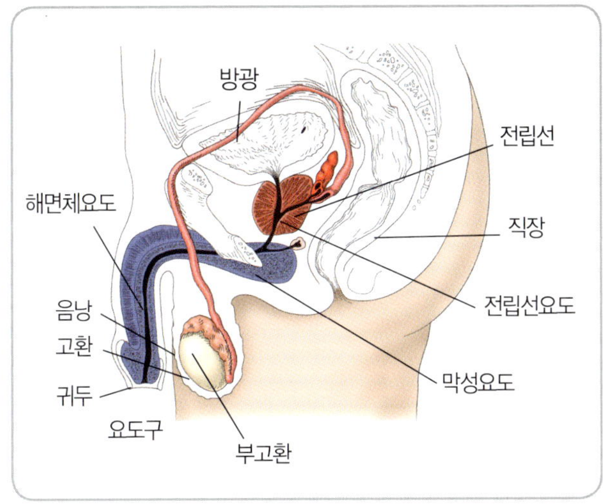


**[그림 9-2]** 남성 비뇨생식기계

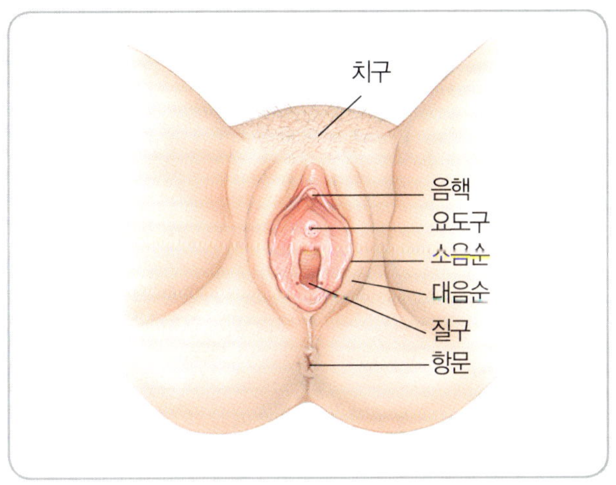


**[그림 9-3]** 여성 요도구의 위치

유지하여 방광에서 요가 나오지 못한다. 그러나 방광내압이 상승하고 외괄약근의 긴장이 풀어지면 배뇨반사가 일어나 배뇨하게 된다. 이때 배뇨근은 수축을 반복하면서 방광내압을 계속 올리고 반사적으로 배뇨근은 쉬지 않고 수축하여 방광이 비게 될 때까지 배뇨를 계속한다. 남녀 모두 요도의 점막층은 방광과 요관에 이어져 있어 요도가 감염되면 요로를 통해 신장으로 쉽게 전파된다. 특히 여성은 요도가 짧아서 요로감염이 일어나기 쉽다.

## 2 배뇨의 기전

배뇨(urination, micturition, voiding)란 방광을 비우는 과정을 말하며 성인은 방광에 150~200mL, 아동은 50~100mL 정도만 보유해도 요의가 생긴다. 방광에 소변이 축적되면 신전수용체(stretch receptor)가 자극되어 천골 제2~4 정도에 위치한 배뇨반사 중추에 전달된다. 배뇨반사 중추의 부교감신경 자극은 배뇨근을 수축시키고 내괄약근을 이완시켜 소변을 방광에서 배출시키며, 대뇌피질에서 상황을 판단하여 배뇨가 불가능할 경우 외요도 괄약근이 수축되어 배뇨가 억제된다.

배뇨의 수의적 조절은 방광, 요도에 분포된 신경, 척수와 뇌의 신경계, 소뇌의 운동영역이 모두 정상적일 때만 가능하며 정상적으로 방광이 가득찬 것을 느낄 수 있어야 한다. 방광, 요도, 척수 및 뇌신경계의 손상(예 : 뇌출혈, 천골부위 이상의 척추손상)은 간헐적으로 불수의적인 배뇨를 유발하는데 이를 실금이라 한다. 척추의 천골부위 위쪽에 손상이 있을 때 수의적 배뇨조절은 상실되지만 배뇨반사 신경로가 보존되어 있다면 배뇨가 반사적으로 일어날 수 있다. 이러한 상태를 자동방광(automatic bladder)이라고 한다.

## 3 배뇨에 영향을 미치는 요인

배뇨에 영향을 미치는 요인에는 성장과 발달, 심리적 요인, 근육 긴장도, 음식과 수분섭취, 약물, 질병상태, 진단검사 등이 있다(표 9-1).

## 4 요배설의 문제

### 1) 요정체(urinary retention)

요정체란 신장에서 소변이 형성되나 방광을 완전히

**[표 9-1] 배뇨에 영향을 미치는 요인**

| 요인 | 이론적 근거 |
|---|---|
| 성장과 발달 | • 영아는 소변농축 능력이 불완전하고 18~24개월이 되어야 배뇨의 수의적 조절이 가능하다.<br>• 신장기능은 출생 후 1~2년 사이에 성숙되어 소변이 정상적인 호박색을 나타낸다.<br>• 50세 이후 신장의 크기와 기능이 쇠퇴하기 시작하는데 퇴축은 신장 피질의 사구체 소실이 원인이 된다.<br>• 노인은 소변농축력의 상실과 방광근육의 긴장도 감소 때문에 야뇨와 빈뇨가 생긴다.<br>• 노화로 인한 방광근육의 긴장도와 수축력 감소는 잔뇨와 실금을 유발하며 이는 세균성장과 감염의 위험도를 높여준다. |
| 심리적 요인 | • 불안과 스트레스는 긴박감을 유발시켜 배뇨빈도를 증가시킨다.<br>• 배뇨시 프라이버시 유지가 되지 않으면 회음근을 이완시키기 어렵다.<br>• 평소의 배뇨습관의 유지가 어려운 환경(입원, 공공화장실 이용, 침상에서의 배뇨 등)은 복근 수축, 회음근, 요도 괄약근의 이완을 방해한다. |
| 근육 긴장도 | • 출산, 폐경, 외상으로 복근과 골반 하부근이 약화되면 방광수축과 외요도 괄약근의 조절기능이 손상된다.<br>• 지속적인 유치도뇨는 방광벽의 근육긴장도를 소실시킨다. |
| 음식과 수분섭취 | • 카페인이 함유된 커피, 콜라, 차는 이뇨촉진으로 소변량을 증가시킨다.<br>• 짠 음식 섭취는 체액을 정체시킨다.<br>• 과일과 야채는 소변생성을 증가시킨다.<br>• 알코올은 항이뇨 호르몬의 작용을 억압해 소변생성을 증가시킨다. |
| 약물 | • 이뇨제는 신세뇨관의 수분 재흡수를 방해하여 소변생성을 증가시킨다.<br>• 마취제와 진통제는 사구체 여과율을 저하시켜 소변 배설량을 감소시킨다.<br>• 항콜린성 약물, 항히스타민제, 항우울제, 항경련성, 항파킨슨 약물은 요정체를 유발시킬 수 있다. |
| 질병상태 | • 남자노인의 전립선 비대는 방광을 비우는 능력을 방해한다.<br>• 신장 질환은 신장의 배설기능을 변화시킨다.<br>• 열성 질환은 소변을 농축시키고 소변양을 감소시킨다.<br>• 수술시 스트레스는 항이뇨 호르몬의 분비를 증가시켜 소변의 생성이 감소된다.<br>• 가동력에 문제가 있거나 신경계 손상시 요실금이 나타난다. |
| 진단검사 | • 신우촬영술이나 요도조영술 전 수분제한으로 소변 배설량이 감소된다.<br>• 방광경 시술 후 요정체와 혈뇨가 발생된다.<br>• 척수마취 후 요의에 대한 지각 감소로 소변배출이 저하된다. |

비울 수 없는 상태로 방광이 팽만되어 불편감, 압통, 불안정감 및 발한을 경험하는 상태이다.

성인의 방광은 정상적으로 250~500mL의 소변을 보유할 때 배뇨반사가 유발되지만 정체가 심한 경우에는 2,000~3,000mL까지 보유할 수 있다.

장기간의 소변 정체는 방광 내 잔류 소변을 증가시켜 요로감염을 유발할 수 있다. 방광의 지속적 팽창은 혈류를 감소시켜 방광 조직의 면역 저항성을 낮추고, 그람음성균 침입에 취약하게 만든다. 혈류감소는 요도를 통한 세균의 상행이나 잔뇨(residual urine : 배뇨 후에 방광에 남아 있는 뇨) 보다 중요한 요로감염의 원인이 된다.

방광 팽만 시 치골결합 부위의 바로 위쪽을 촉진하면 팽만 부위가 느껴지고 타진하면 둔한 소리가 난다. 정체가 진행되면 소변의 유출이 일어날 수 있는데 외부

요도괄약근이 더 이상 소변을 보유할 수 없는 수준까지 방광 내 압력이 증가되면 소량씩(25-50mL) 소변을 배출하게 된다. 정체는 정서적 불안, 방광의 감각신경의 변화, 수술 후, 요도 폐쇄, 마취제 사용, 드물게는 수분 섭취 부족으로 인해 발생할 수 있다.

### 2) 하부요로감염

요로감염은 병원감염 중 대표적인 유형이며, 여러 연구에서 폐렴(또는 호흡기감염)에 이어 빈도가 높게 나타난다. 소변 속의 박테리아는 혈류와 신장 쪽으로 이동될 수 있다. 미생물은 여성의 경우 질 내에 상주하고, 여성과 남성 모두 요도 끝부분과 외부생식기에 상주한다. 미생물은 요도구로 들어가서 방광 안쪽 점막층을 따라 올라갈 수 있다. 여성의 경우는 항문과 요도구가 근접해 있고 요도가 짧기 때문에 요로감염에 대한 감수성이 더 높다. 남성의 경우는 요도의 길이가 길고, 전립선에서 분비되는 항균물질이 있어 요로감염의 위험이 적다.

방광기능이 정상인 건강한 사람은 배뇨 시에 미생물이 자연적으로 배출된다. 그러나 잔뇨로 인한 방광의 팽창은 미생물의 성장에 최적의 조건을 제공한다.

요로감염의 발생은 요로에 기구를 삽입하거나(도뇨관, 방광경 검사), 불결한 회음부 위생상태, 잦은 성교, 배뇨나 배변 후 잘못 닦거나 오염된 손에 의해 일어난다.

요로감염 시에는 배뇨 시 통증, 작열감, 열, 오한, 오심, 구토, 불쾌감, 빈뇨와 핍뇨가 나타날 수 있고 방광과 요관점막의 자극은 혈뇨를 유발한다. 소변의 색은 박테리아의 존재로 인해 뿌옇고, 만약 염증이 신장까지 확산되어 신우신염으로 진행되면 열, 옆구리 통증, 압박감, 오한 등의 증상이 나타난다.

### 3) 요실금

요실금(urinary incontinence)은 자신의 의지로 조절 불가능한 배뇨 통제기능의 상실을 말하며 영구적 또는 일시적일 수 있다. 요실금은 성인 여성의 약 24~45%가 경험하며, 남성은 대체로 여성의 절반 수준으로 보고된다. 또한 연령이 높아질수록 빈도가 증가하여 노인에서 더 흔하지만 전 연령대에서 발생할 수 있다.

요실금은 방광 내 압력이 요도저항보다 높아지게 될 때 발생되며 외요도괄약근을 통제할 수 없다.

요실금은 병리적, 해부적, 신경적, 심리적, 환경적인 요소와 관련되므로 요실금의 유형에 대한 정확한 진단이 성공적인 치료를 좌우하게 되는데 요실금은 다섯 가지 유형으로 분류된다(표 9-2). 요실금은 부정적인 신체상 형성 및 사회적 활동제한, 산성뇨로 인한 피부자극의 간호문제를 유발시킨다.

### 4) 유뇨증

유뇨증(enuresis)은 수의적으로 배뇨조절이 가능한 연령(4~5세)의 소아에게서 불수의적으로 배뇨가 반복되는 것을 말한다. 보통 5세 전후에 많이 생긴다. 유뇨증은 보통 밤에, 깊은 수면 중에 나타나고(야뇨증 : nocturia), 낮에 다른 활동에 집중하여 방광의 팽만을 인지하지 못했을 때 나타날 수 있다. 3~15세 아동의 5~17% 정도에서 발생되고 남아에게 흔하다.

유뇨증의 원인으로 요로감염, 폐쇄성 요로병변이 관련되고 신경계 이상, 깊이 잠들었을 때, 심리적 원인 등 개인에 따라 다양하다.

신경질적이고, 충동적이고, 파괴적인 행동을 하는 아동은 종종 유뇨증을 나타낸다.

## II. 간호과정

### 1 사 정

요배설 장애에 대한 문제의 확인과 간호계획을 위

**[표 9-2] 요실금의 종류**

| 종류 | 정의 | 원인 | 증상 |
|---|---|---|---|
| 긴장성 · 스트레스성(stress) 요실금 | • 방광의 비정상적인 수축이나 과다한 팽창 없이 복압의 증가로 소변 배출 | • 복압을 증가시키는 기침, 웃음, 구토, 방광팽만시 과다한 움직임<br>• 비만, 출산, 노화<br>• 임신 3기에 자궁이 방광 압박<br>• 골반근육 약화, 요도괄약근 약화 | • 복압증가와 함께 소변이 배출됨 |
| 긴박성(urge) 요실금 | • 긴박감 후 불수의적인 요배출 | • 불수의적 괄약근 이완<br>• 배뇨근 과활동성<br>• 알코올이나 카페인 섭취<br>• 신경계 질환<br>• 요로감염, 요결석 등 요로계 질환 | • 야뇨증<br>• 긴박뇨<br>• 빈뇨 |
| 혼합성(mixed) 요실금 | • 긴장성과 긴박성 요실금 증상이 함께 있는 경우 | • 긴장성과 긴박성 요실금 원인이 동시에 존재 | • 긴장성과 긴박성 요실금의 증상이 모두 나타남 |
| 범람성(일류성, overflow) 요실금 | • 방광이 제대로 비워지지 않고 잔뇨가 많아지면서 소변이 흘러넘치는 유형 | • 중추신경 이상(뇌졸중, 척수손상), 말초신경 이상, 근력 저하, 수술 후 신체활동 저하 | • 방광 팽만, 소변이 소량씩 흘러나옴, 요의 감각 저하 |
| 기능성 요실금 | • 불수의적이고 예측할 수 없는 배뇨로 기능상의 장애 | • 환경의 변화<br>• 감각, 인지, 이동성 제한<br>• 비뇨생식기계의 원인은 없음 | • 화장실 도착 전 배뇨<br>• 이동이나 신체적 제약으로 인해 제때 배뇨 못함 |

한 자료를 수집하기 위해서 간호사는 간호력, 신체사정, 소변검사, 진단검사를 포함한 자료를 수집해야 한다.

## 1) 간호력

### (1) 배뇨양상

① 낮 동안의 배뇨 빈도와 횟수

② 최근 배설양상의 변화

③ 배뇨하기 위해 밤에 깨는지 여부와 횟수

④ 배뇨와 관련된 습관

### (2) 배뇨장애의 증상

[표 9-3]은 배뇨장애의 증상을 정의하고 관련 요인을 요약, 정리한 표이다.

### (3) 배뇨에 영향을 미치는 요인

① 약물

- 요배설을 증가시킬 수 있는 약물(예 : 이뇨제)의 사용
- 요정체의 원인이 되는 약물의 사용(항콜린성, 항경련성, 항우울성, 항정신성, 항파킨스씨 병 약물, 항히스타민제, 혈압하강제)

② 수분섭취

- 하루의 섭취량과 종류

③ 환경적 요인

- 화장실 사용 시 문제(기동성 장애, 옷을 입고 벗을 때 문제, 좌변기 높이)
- 평소 개인습관과 입원 시 배뇨습관과의 차이

[표 9-3] 배뇨장애의 증상 및 관련 요인

| 증 상 | 관련 요인 |
|---|---|
| 긴박뇨(urgency) : 급하게 배뇨를 하고 싶은 느낌 | • 정신적 스트레스<br>• 요로감염이나 염증<br>• 요도괄약근 조절 불능 |
| 배뇨곤란(dysuria) : 배뇨시 통증이나 배뇨의 어려움 | • 방광염증<br>• 요도구의 손상이나 염증 |
| 빈뇨(frequency) : 잦은 간격의 배뇨 | • 수분섭취 증가<br>• 방광염증<br>• 방광의 압력증가(임신) |
| 다뇨(polyuria) : 하루 소변량이 2,500mL 이상 | • 수분섭취 과다<br>• 당뇨나 요붕증<br>• 이뇨제 복용 |
| 핍뇨(oliguria) : 하루 배뇨량이 100~400mL 이하 | • 수분섭취의 감소<br>• 탈수 |
| 무뇨(anuria) : 하루 배뇨량이 100mL 이하 | • 신장 질환<br>• 비뇨기계 폐쇄<br>• 항이뇨 호르몬의 분비증가 |
| 야뇨(nocturia) : 야간의 배뇨량 과다 | • 요로염증이나 감염<br>• 수분섭취 과다(수면 전 과잉, 커피나 알코올 섭취)<br>• 심맥관계 질환 |
| 혈뇨(hematuria) : 소변에 혈액이 나옴 | • 신장의 신생물, 사구체 질환<br>• 신장이나 방광의 감염, 비뇨기계의 손상<br>• 신결석, 혈액 질환 |
| 잔뇨(residual urine) : 배뇨 후 방광내 남은 소변량으로 50mL 이상 | • 감염으로 인한 방광점막 자극, 염증<br>• 신경인성 방광<br>• 전립선 비대<br>• 요도 손상 |

④ 스트레스

- 스트레스의 정도와 원인
- 스트레스로 인한 배뇨양상의 변화 유무

⑤ 질병

- 요로 질환, 고혈압, 심장 질환, 신경계 질환, 전립선 비대, 당뇨병, 요붕증에 대한 과거력과 현병력
- 요로전환술 유무

⑥ 진단검사

- 최근 방광경검사 유무
- 척추마취에 대한 경험 유무

## 2) 신체사정

비뇨기계에 대한 신체사정에는 신장, 방광, 요도구에 대한 사정이 포함된다.

### (1) 신장

신장의 위치, 모양, 크기를 심부촉진으로 사정하며 늑골척추각(costovertebral angle)을 타진함으로써 신장의 질병초기 증상인 압통을 사정할 수 있다.

### (2) 방광

정상적인 방광은 치골결합 아래에 위치하며 촉진되지 않으나 팽만 시 복부 중앙선의 치골결합 위, 또는 제와 아래에서 촉진된다.

### (3) 요도구

여성의 경우 정상 요도구는 질강 위 음핵 아래에 가느다란 구멍으로 분홍색이다. 요도구의 분비물 유무 및 부종, 색을 검진한다. 감염 시 요도구가 붉고 염증을 보이며 분비물이 있다. 남성의 경우 포경수술을 하지 않은 대상자는 음경의 포피를 잡아당겨야 정확히 요도구를 사정할 수 있다.

## 3) 소변의 사정

성인의 경우 하루 1200mOsm의 삼투 물질이 소변으로 배설되는데 소변을 사정하는 것은 대상자의 수분섭취와 요 배설상태뿐만 아니라 소변의 특성을 관찰하기 위함이다.

### (1) 소변의 양

소변의 양은 배설되는 용질의 양, 발한으로 인한 체액손실, 심장과 신장의 기능, 호르몬의 영향, 수분 섭취량에 따라 달라진다. 성인의 신장은 시간당 60~120mL 정

**[표 9-4] 일반 요분석의 정상치**

| 측정치(정상치) | 해 석 |
|---|---|
| pH(4.6~8.0) | • pH는 산 염기 평형을 나타낸다.<br>• 여러 시간 동안 방치한 소변은 박테리아 침입으로 알칼리화 된다. |
| 단백질(8mg/100mL 이하) | • 정상 소변에는 단백질이 없다.<br>• 사구체 막 손상시 소변으로 단백질이 배출되며 신장 질환을 의미한다. |
| 포도당(정상 시 없다) | • 당뇨환자는 세뇨관이 고농도(180mg/100mL 이상)의 포도당을 재흡수하지 못해 당을 소변으로 배출한다.<br>• 건강한 대상자의 경우 당의 과다섭취시 일시적으로 당이 소변에 나온다. |
| 케톤(정상 시 없다) | • 당뇨환자는 지방산의 최종 대사산물인 케톤을 소변으로 배출한다.<br>• 탈수, 기아, 아스피린 과다복용시 케톤뇨가 된다. |
| 혈액(적혈구 2개 이내) | • 사구체나 세뇨관의 손상은 적혈구가 소변으로 나온다.<br>• 하부요로계 손상이나 질환은 혈뇨의 원인이 된다. |
| 비중(1.015~1.025) | • 비중은 소변내 물질의 농도를 의미한다.<br>• 높은 비중은 농축된 소변을 의미한다.<br>• 낮은 비중은 소변이 희석된 것을 의미한다.<br>• 수분과다와 항이뇨 호르몬 분비 감소시 비중이 감소된다.<br>• 탈수, 항이뇨 호르몬의 분비증가는 비중을 상승시킨다. |

도로 소변을 계속 생성한다. 그러나 정상인에서도 수분 섭취가 많으면 하루에 2,000mL 이상의 소변이 생성된다. 아동의 정상 소변량은 하루에 300~1,500mL이다.

소변량의 변화는 수분 불균형이나 신장 질환의 중요한 지표가 된다. 예를 들면, 도뇨관을 삽입한 수술 환자의 시간당 소변량은 신체 순환량의 간접적인 지표가 된다. 소변량이 시간당 30mL 이하이면 신장기능 부전을 의미하므로 즉시 보고한다.

간호사는 소변량을 측정함으로써 신기능을 사정하는데 소변 배액측정기는 소변량을 측정하는 데 사용되며 측정 후 소변 배액백에 고인 소변을 배액시킬 수 있다(그림 9-10). 특별히 배뇨 후 방광에 남아있는 잔뇨량 측정이 필요한 경우는 단순도뇨나 방광스캔을 통해서 확인할 수 있다.

### (2) 소변의 특성

간호사는 대상자의 소변색, 투명도, 냄새 등을 관찰한다.

① **색** : 소변의 정상색은 엷은 짚 색깔에서 호박색으로 이는 농축 정도에 따라 색이 달라진다. 아침의 첫 소변이 가장 많이 농축된다. 수분섭취가 많으면 요가 희석되고 색도 연해진다. 신장이나 요관에서 출혈이 있는 경우 검붉은 색을 띤다. 방광이나 요도의 출혈 시 소변은 선홍색이다. 진단검사를 위해 사용된 특수한 조영제는 신장을 통해 배설되므로 소변색을 변화시킨다. 간질환으로 인한 빌리루빈의 농축은 소변을 짙은 호박색으로 변화시킨다.

② **투명도** : 정상 소변은 배뇨 시 투명하나 용기에 담아두면 혼탁해진다. 신장 질환자의 소변은 단백질 농축으로 뿌옇고 박테리아로 인해 소변색이 짙고 혼탁하다.

③ **냄새** : 정상 소변은 특유의 암모니아 냄새가 난다. 농축된 소변일수록 냄새가 강하며, 시간이 지나면서 소변 내 암모니아가 분해되어 냄새가 더욱 강해진다.

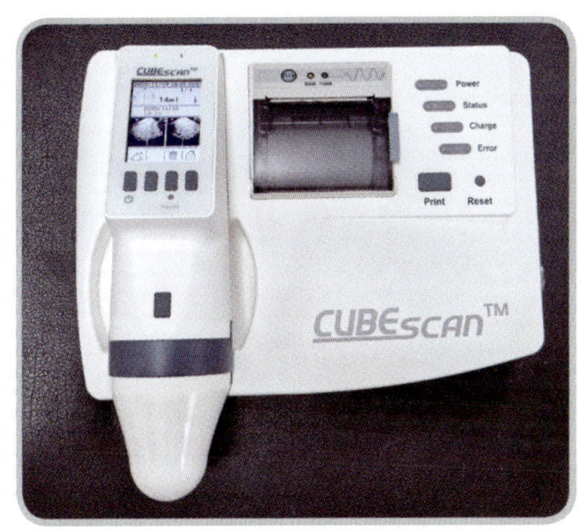


**[그림 9-4] 방광 스캔**

### (3) 소변검사

일반적인 소변검사(Routine Urinalysis)는 모든 입원 환자에게 실시한다. 소변검사는 보통 아침에 배뇨한 첫 소변을 이용하는데 첫 소변은 농축된 높은 산성을 나타내는 경향이 있기 때문이다(표 9-4).

소변배양검사(urine culture)는 요도감염의 원인균을 확인하고 균에 적합한 항균제를 알아보기 위해 시행한다. 요배양 검사를 위해서는 중간소변 즉, 오염되지 않은 깨끗한 소변 검사물을 채취하는 것이 중요하다.

① **요분석** : 도뇨관으로 채취한 검사물이나 깨끗한 소변으로 실시한다. 신선한 소변은 정상적으로 맑고 투명하며 옅은 노란색이다. pH가 4.6~8, 비중이 1.01~1.03이 정상이며, 당과 케톤, 혈액, 농이 존재하지 않아야 한다. 단백질은 8mg/100mL까지는 정상이다. 감염된 소변은 악취가 나고, 혼탁하다. 일반 요분석으로 신 질환, 대사장애, 하부요로 변화, 수분 불균형 등을 사정할 수 있다.

② **산도** : 소변의 pH는 산-염기 균형을 나타낸다. 산성은 세균의 성장을 억제하며, 소변이 몇 시간 동안 정체되어 있을 경우 알칼리성을 띄게 된다.

③ **비중** : 비중은 소변에 있는 입자의 농도를 측정하는 것으로 비중이 높은 소변은 농축된 소변을 의

미하며, 비중이 낮은 것은 소변이 희석되었음을 나타낸다. 탈수, 신장혈류의 감소, 항이뇨호르몬 분비의 증가는 비중을 증가시킨다. 반대로 초기 신장 질환, 과잉 탈수, 부적절한 항이뇨호르몬 분비는 비중을 낮춘다.

④ **단백질** : 정상적으로 단백질은 배출되지 않아야 한다. 신장 질환이 있는 경우, 사구체나 세뇨관 손상으로 단백질이 소변으로 배출될 수 있다.

⑤ **당과 케톤** : 당과 케톤을 정확하게 측정하기 위해 항상 이중배뇨검사물이 요구된다. 이중배뇨검사(double voided specimen)는 방광 내 소변이 아닌 배설 즉시 소변의 포도당과 케톤의 양을 검사하는 것으로 배뇨 후 수분섭취를 한 후 두 번째 소변 검사물을 채취하여 검사하는 것이다. Keto-Diastix 또는 Multistix 시약은 당과 케톤의 존재를 알려준다. strip을 소변 검사물에 담갔다가 10~15초 후 색을 비교하며, 색의 변화는 당과 케톤의 농도를 나타낸다. 당뇨환자의 세뇨관은 고혈당(180mg/100mL)을 재흡수할 수 없기 때문에 소변으로 당이 나올 수 있으며 고농축 당을 섭취하게 될 경우 건강한 사람의 소변에도 당의 일부가 나올 수 있다. 조절이 잘 되지 않는 당뇨환자의 경우 지방산의 파괴가 나타나 지방 대사의 최종산물인 케톤이 배설된다. 탈수, 기아, 아스피린 과다복용한 대상자에게서도 케톤뇨가 나타날 수 있다.

⑥ **혈액** : 전해질, 혈색소 또는 미오글로빈이 부적절한 경우 잠혈검사가 양성으로 나타난다. 여성의 경우 소변 표본 내의 혈액은 오염된 월경혈일 가능성이 있다.

⑦ **요배양** : 요배양은 멸균된 검사물을 사용한다. 검사실에서 박테리아 성장 결과는 약 72시간이 걸린다. 세균이 존재하면 균에 민감한 항생제를 결정하기 위해 부가적으로 항생제 감수성 검사를 시행한다.

### 4) 진단검사

요로 질환 장애를 확인하기 위한 진단검사로 단순 요로촬영(KUB), 정맥 내 신우촬영(IVP), 역행성 신우촬영술(RGP), 방광경검사(cystoscopy)를 사용한다.

① **단순 요로촬영** : X선을 이용해 신장, 요관, 방광을 간접 촬영하는 것으로 검사 전후에 특별한 준비는 필요하지 않다.

② **정맥 내 신우 촬영술(intravenous pyelography)** : 검사 전 필요시 설사제를 사용해 장을 비운 뒤, 요오드 조영제를 정맥주사하고 주입된 약제가 배설되는 과정을 X선으로 촬영하여 신장, 신우, 요관, 방광을 간접적으로 관찰하는 검사이다. 이를 통해 신동맥 폐쇄, 비뇨기계 종양, 혈관 이상, 외상 여부 등을 확인할 수 있다.

③ **방광경검사(cystoscopy)** : 방광과 요도를 직접 관찰하기 위해 국소마취나 전신마취 하에서 방광경을 요도로 삽입하는 것이다. 이 검사는 통증을 유발할 수 있고 기구 삽입으로 인한 감염의 가능성 때문에 검사 후 충분한 수분섭취와 휴식이 요구된다.

④ **역행성 신우촬영술(retrograde pyelogram)** : 방광경을 이용해 요관 도뇨관을 신우에 삽입한 뒤 조영제를 주입하여 신우와 요관의 윤곽을 X선으로 촬영하는 검사이다. 검사 전후 간호는 일반적인 방광경 검사와 유사하며, 감염 예방과 배뇨 관찰 등이 포함된다.

## 2 진단

대상자의 배뇨기능 사정을 통해 실제적, 잠재적인 배설문제와 관련 요인을 확인할 수 있다.

[표 9-5] 배뇨문제와 관련된 간호진단

| 간호진단 | 관련요인 |
|---|---|
| Impaired urinary elimination<br>배뇨장애 | • 카페인 섭취<br>• 부적절한 배뇨 자세<br>• 불수의적 괄약근 이완<br>• 방광근육 약화 등 |
| Risk for urinary retention<br>요정체의 위험 | • 골반저근 약화<br>• 골반저근의 부적절한 이완<br>• 요로폐색<br>• 부적절한 프라이버시 등 |
| Risk for infection<br>감염의 위험성 | • 침습적 처치(예: 도뇨관 삽입)<br>• 개인위생 불량 |
| Stress urinary incontinence<br>긴장성 요실금* | • 복압상승, 수술<br>• 비만, 다산<br>• 임신, 골반근육 약화 |
| Risk for skin integrity<br>피부 통합성 장애의 위험 | • 요실금, 유치도뇨관 삽입<br>• 요정체 |

* [표 9-2] 요실금의 종류가 NANDA 간호진단으로 구별되어 있음

## 3 계 획

간호사는 소변배설 문제를 가진 환자에게 치료적 중재를 계획해야 하며 잠재적 소변 문제를 가진 환자에게는 예방적 중재가 요구된다.

대상자의 간호계획은 평상시 배뇨습관을 포함해야 하며 환자 중심의 목표를 설정해야 하는데 다음은 그 예이다.

① 대상자는 요로감염을 예방하는 방법을 열거한다.
② 대상자의 잔뇨량은 50cc를 넘지 않는다.
③ 대상자에게 요로감염 증상이 나타나지 않는다.
④ 대상자는 배뇨를 증진하기 위한 방법을 실천한다.
⑤ 대상자의 회음부는 깨끗하고 건조하다.

## 4 수 행

### 1) 정상 배뇨의 증진

#### (1) 배뇨습관의 유지

병원이나 장기 건강관리시설의 대상자가 일상적인 배뇨습관을 유지하는 것은 용이하지 않다. 대상자들의 평소 습관을 간호계획에 포함하는 것은 정상적인 배뇨 양상을 유지하는 데 도움이 된다. 그러나 간호업무나 병원절차는 대상자의 배뇨요구를 방해할 수 있다. 대상자가 배뇨에 대한 충동을 느낄 때 신속히 화장실을 사용할 수 있게 돕는 것은 실금을 감소시킨다.

프라이버시는 정상적인 배뇨를 위해 중요하다. 대상자가 욕실까지 갈 수 없을 때 간호사는 개인적인 공간을 확보하기 위해 스크린을 사용해야 한다. 어떤 대상자는 배뇨 소리에 수치심을 느낄 수 있으므로 수돗물을 틀어 물 흐르는 소리가 함께 나도록 하면 도움이 된다. 어린이는 다른 사람들 앞에서 배뇨하는 것이 불가능할 때가 있다. 배뇨 시 특별한 습관을 유지해야 하는 대상자는 습관을 유지하도록 돕는다. 배뇨가 지연되면 배뇨 시작이 어려워지고 배뇨 욕구가 좌절될 수 있으므로, 배뇨에 대한 긴박감을 호소하는 대상자에게는 즉시 도움을 제공해야 한다.

침상에서 변기를 사용할 경우 변기가 차가우면 회음 근육의 수축으로 배뇨가 억제되므로 변기를 따뜻하게 하여 제공한다.

#### (2) 적절한 수분섭취의 유지

정상적인 배뇨 증진을 위해 수분섭취를 적절히 유지하는 것이 중요하다. 심장 질환이나 수분 요구량의 제한이 없는 대상자는 하루에 2,000~2,500mL의 수분을 섭취해야 한다. 대상자가 하루에 물 2,500mL를 마시

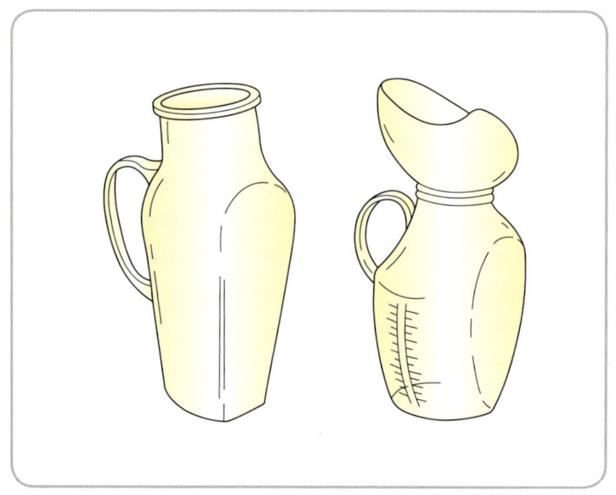

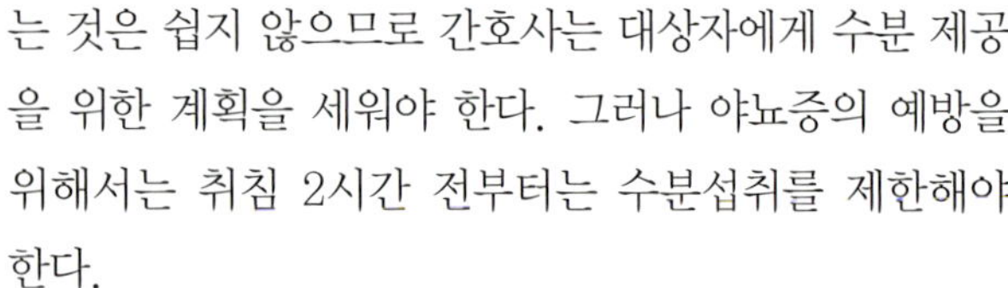

[그림 9-5] 이동식 변기

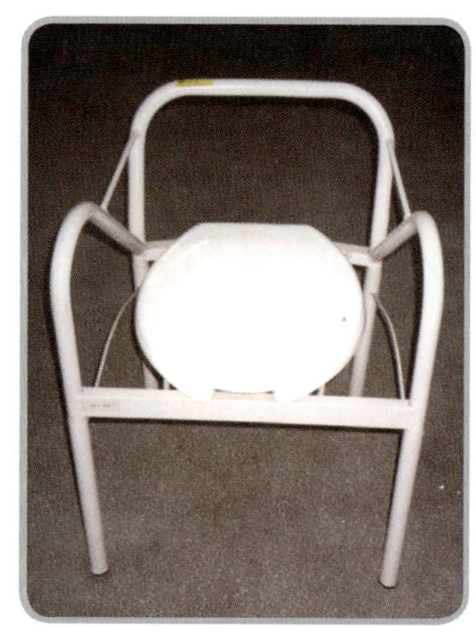

[그림 9-6] 이동식 좌변기

는 것은 쉽지 않으므로 간호사는 대상자에게 수분 제공을 위한 계획을 세워야 한다. 그러나 야뇨증의 예방을 위해서는 취침 2시간 전부터는 수분섭취를 제한해야 한다.

#### (3) 배뇨반사 자극하기

대상자가 배뇨를 위해 정상적인 배뇨자세를 취함으로 배뇨반사를 자극할 수 있다. 여성의 경우 쭈그리고 앉는 자세는 방광 수축을 돕는 골반과 복부 근육의 수축을 증진시킨다. 대상자가 화장실을 사용할 수 없다면 간호사는 침상용 변기(이동식 좌변기)를 사용해 배뇨자세를 취하도록 돕는다. 남자는 선 자세에서 쉽게 배뇨하므로 대상자가 침대에 기대어 설 수 있도록 도와야 한다.

감각자극은 이완과 배뇨반사를 증진시키므로 수돗물 흐르는 소리, 대퇴 안쪽 피부 문지르기, 따뜻한 물에 손을 담그기 등이 배뇨 증진에 도움이 된다.

#### (4) 손으로 방광 압박하기

크레데 기법(Crede's maneuver)은 주로 신경인성 방광 등에서 스스로 배뇨가 어려운 대상자가 방광을 비우기 위해 사용하는 방법으로, 치골결합 위의 하복부를 손으로 부드럽게 아래 방향으로 눌러 방광 내 압력을 증가시켜 소변 배출을 돕는 기술이다. 이 기법은 특정 환자에서 잔뇨 감소에 도움을 줄 수 있으나, 과도한 압박은 방광요관역류와 감염 위험을 증가시키므로 의료진의 평가 후 사용해야 한다.

### 2) 요실금 환자를 위한 간호

#### (1) 골반저 근육의 강화

배뇨를 시작하고 멈추는 데 어려움이 있는 대상자는 골반근육을 강화시키는 운동이 도움이 된다. 케겔 운동(Kegel exercise)과 같은 회음 근육 조이기 운동은 치골 · 미골의 근육을 강화시키고 여성 실금대상자의 배뇨의 시작과 중지 능력을 증대시킬 수 있다. 이 운동은 앉거나 서서 또는 배뇨 시에도 시행할 수 있다.

#### (2) 방광조절 훈련

대상자의 배뇨양상을 확인하여 2시간마다 배뇨하도록 한다.

배뇨계획은 낮 동안에는 1~2시간마다, 취침 전과 밤에는 4시간마다 배뇨하도록 돕는다. 대상자가 스스로 배뇨를 조절할 수 있으면 시간 간격을 늘릴 수 있다. 금기가 없는 한 하루에 2,000~2,500mL의 수분을 섭취하도록 하여 배뇨반사를 자극한다. 그러나 취침 전 수분 섭취를 제한하고 차, 커피, 알코올 음료는 야뇨를 유발할 수 있으므로 피해야 한다.

#### (3) 피부 통합성의 유지

실금으로 피부에 소변이 묻으면 암모니아가 피부를 자극하게 된다. 피부에 습기가 있으면 욕창이 생길 수 있다.

회음부는 중성비누를 사용하여 깨끗이 씻고 말린 후 마른 환의를 제공한다. 피부가 소변으로 자극받지 않도록 zinc oxide 연고를 사용할 수 있으며, 진균 감염이 있는 경우 크림이나 파우더 형태의 항진균 제제가 효과적이다.

#### (4) 배뇨반사의 전기적 억제

전기자극요법은 약한 전기자극을 질 · 항문 · 회음부 전극을 통해 전달하여 배뇨근(detrusor)의 과활동을 억제하고 골반저근과 요도괄약근의 긴장도를 증가시켜 요실금을 개선하는 치료이다. 질 또는 항문에 삽입되는 전극은 사용 후 항상 제거하여 청결을 유지하며, 항문 전극은 배변 시 반드시 제거해야 한다.

#### (5) 콘돔도뇨관 사용

콘돔도뇨관은 외부 도뇨관의 형태로 남성 실금 대상자에게 이용할 수 있다. 이는 음경 위에 콘돔을 부착하는 것으로 요도와 방광의 감염 위험을 최소화한다.

음경으로 혈액공급이 차단되지 않도록 너무 조이지 않게 주의하고 피부자극을 최소화하기 위해 하루 1회 교환하며 피부상태를 관찰한다.

### 3) 도뇨

도뇨(catheterization)는 요도를 통해 방광으로 도뇨관을 삽입하는 것을 의미한다. 이 방법은 요도감염의 가능성 때문에 꼭 필요한 경우에만 적용한다.

요도는 무균상태이므로 도뇨는 저항력이 약한 대상자에게 방광으로 미생물을 전파시킬 위험이 있다. 방광 내로 균이 유입되면 요관으로 균이 상행해 신장을 감염

#### 골반저 근육운동

- 배뇨 중 소변 흐름을 잠시 멈추어 보는 것은 골반저근 위치를 인지하는 데 도움이 되지만, 습관적으로 반복하는 것은 잔뇨와 요로감염 위험을 증가시켜 권장되지 않는다.
- 항문을 위쪽으로 끌어올리는 느낌으로 골반저근을 조여 5초간 유지한 뒤 5초간 이완한다.
- 이때 복부 · 둔부 · 다리근육에 힘이 들어가지 않도록 확인한다.
- 다음의 각 동작에서 다리, 엉덩이, 복부근육의 당김 없이 항문 주위의 근육을 5초간 수축하며 5번씩 반복한다.
- 등을 대고 누워서 다리를 바닥에 대고 어깨 높이로 벌린다(그림 9-7A).
- 등을 대고 누워서 무릎을 세운다(그림 9-7B).
- 등을 대고 누워서 무릎을 세운 후 허리를 든다(그림 9-7C).
- 손바닥과 무릎을 바닥에 대고 엎드린다(그림 9-7D).
- 다리를 벌리고 똑바로 앉고 손바닥은 바닥에 놓는다. 골반근육을 수축하면서 양 발끝을 안쪽으로 향하게 한다(그림 9-7E).
- 다리를 책상다리하고 앉는다(그림 9-7F).
- 일어서서 탁자에 손을 올려놓고 발뒤꿈치를 들면서 근육을 수축한다(그림 9-7G).
- 운동은 하루에 3번 이상 반복하며 6개월 이상 계속해야 효과를 볼 수 있다.
- 점차 횟수를 늘려 훈련하면 골반근육의 힘이 강해진다.
- 질 콘(vaginal cone)을 1회 10~15분씩 사용하여 골반저근 강화에 도움을 줄 수 있다.

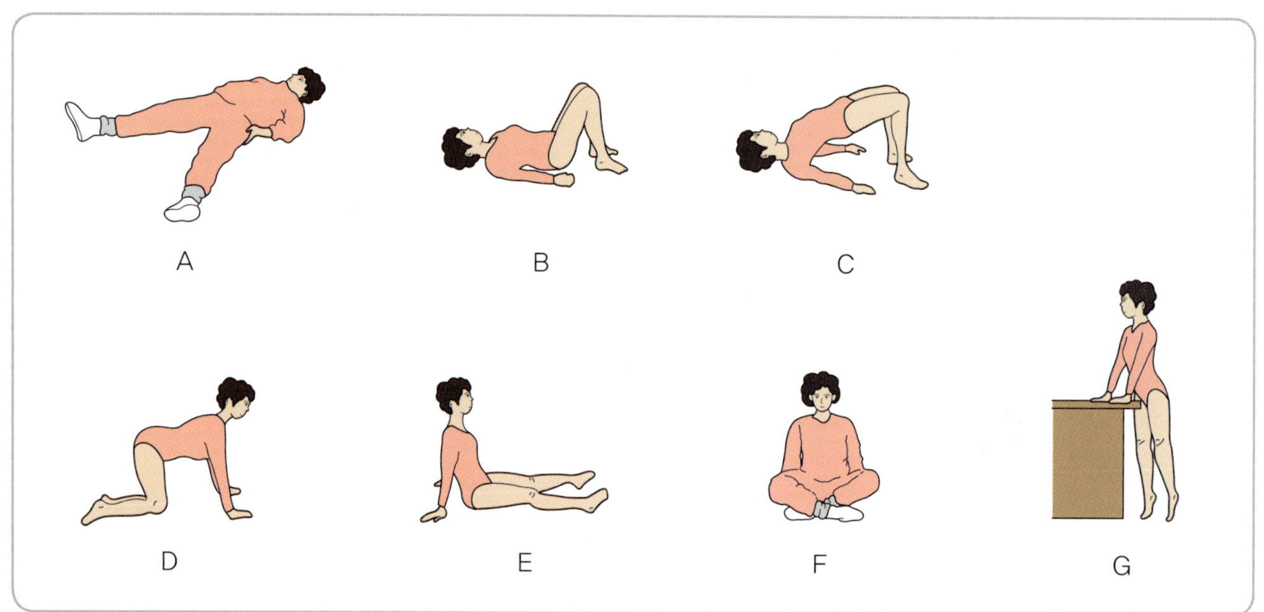


[그림 9-7] 골반저 근육운동

시킬 수 있으므로 도뇨관 삽입 시 엄격한 멸균술이 적용되어야 한다.

또한 남성의 경우 도뇨관을 부정확한 각도로 삽입하거나 협착이 있는 경우 억지로 삽입할 때 요도 손상을 일으킬 수 있다. 남성의 요도는 음경을 몸에 직각이 되도록 세우면 곧게 되어 도뇨관 삽입이 용이하다. 요도 손상이 의심되거나 외요도구에서 출혈이 관찰되는 경우에는 도뇨를 시행해서는 안 된다.

도뇨관은 단순 도뇨관과 유치도뇨관으로 구분되는데 단순 도뇨관은 직선의 관으로 삽입 끝부분 약 1¼cm 정도에 작은 구멍이 나 있다.

### (1) 도뇨관의 종류

도뇨관 삽입은 여러 목적으로 시행한다.

일반적으로 사용되는 유치도뇨관(Foley catheter)은 2-way Foley catheter로 관 속에는 또 하나의 작은 관이 있고 관의 끝 쪽에 풍선이 연결되어 있다. 도뇨관 삽입 후 풍선을 부풀려 방광 내에 도뇨관을 고정시키게 된다.

3-way Foley catheter는 정기적으로 방광세척을 요하는 대상자를 위해 사용한다.

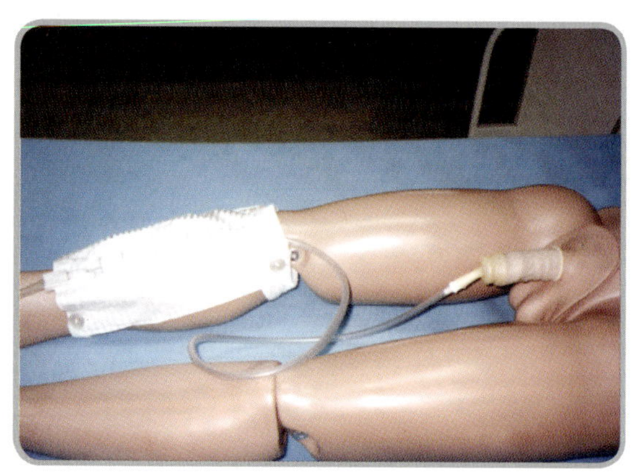

[그림 9-8] 콘돔도뇨관

치골상부 도뇨관은 치골결합 상부 작은 절개 부위에 삽입하고 지속적으로 배액되며 유치도뇨관보다 감염 위험이 낮다.

도뇨관은 고무나 플라스틱제제이며 구경에 따라 크기가 French (#)로 분류되며 성인용은 #12-16Fr, 소아는 #5-12Fr를 사용한다. 성인용 치골상부도뇨관은 16-18Fr, 다량의 혈뇨 세척용의 경우 20-24Fr를 사용한다. 또한 요도손상을 최소화하기 위해 배뇨에 영향을 주지 않는 범위에서 가능한 작은 크기의 도뇨관을 선택

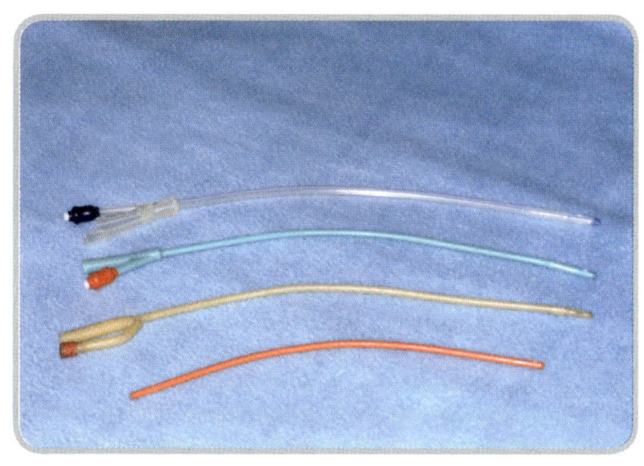

[그림 9-9] 도뇨관의 종류

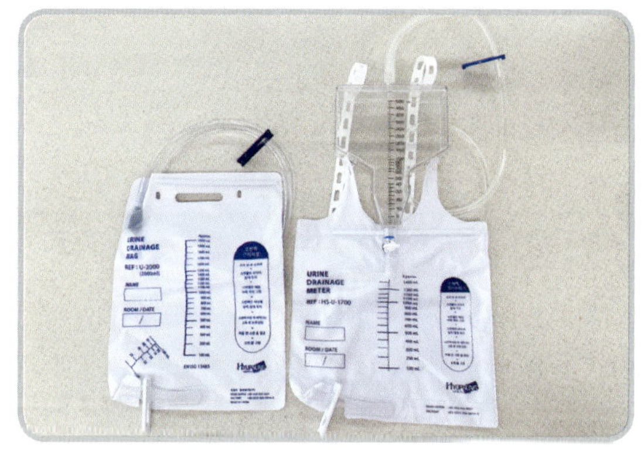

[그림 9-10] 소변 배액백

하며 고무 도뇨관은 고무 알러지 유무를 확인한 후 선정한다.

유치도뇨관의 풍선의 크기는 풍선을 부풀리는 데 사용하는 용액 양에 따라 다르며 보통 5mL에서 30mL를 사용한다. 유치도뇨관이 삽입된 후 소변 배액백과 연결하여 폐쇄식 배액체계를 유지해야 감염을 예방할 수 있다.

### (2) 유치도뇨관 삽입 대상자의 간호

간호의 초점은 요로감염을 예방하고 소변 배출체계가 잘 유지되도록 하는 것이다.

① 수분 섭취와 식이

충분한 수분 섭취는 소변량을 증가시켜 잔뇨를 줄이고 유치도뇨관을 통한 감염 위험을 감소시키는 데 도움이 된다. 다량의 소변은 배액관 내 침전물이나 입자로 인한 막힘을 최소화할 수 있다.

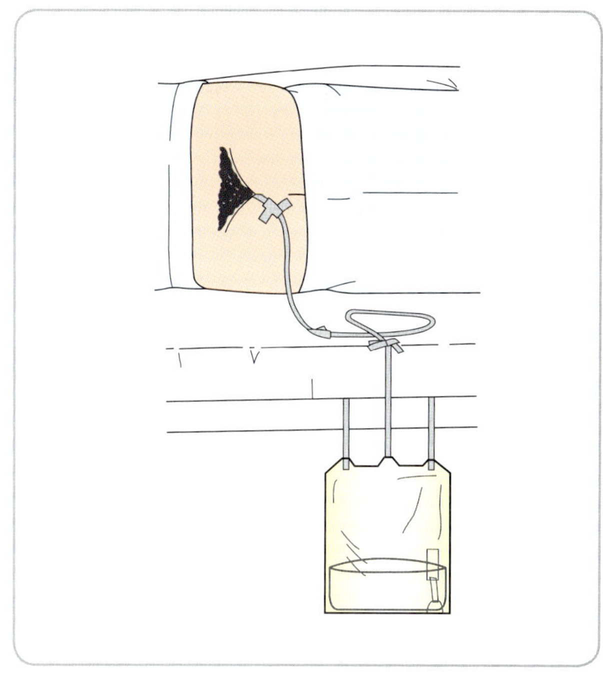

[그림 9-11] 유치도뇨관의 폐쇄적 배액체계

② 배액체계의 개방성 유지

- 배뇨관이 막히지 않도록 해야 하는데 관이 꼬이지 않았는지, 환자가 배뇨관을 깔고 누워 있지는 않은지 관찰한다.
- 중력배액체계를 유지하도록 소변 배액주머니는 방광 위치보다 아래에 위치하도록 하여 소변이 역류되지 않도록 주의한다. 배액관의 소변이 방광 쪽으로 상행하면 감염이 발생된다.
- 폐쇄적 배액체계가 유지되어야 하는데 배액관의 분리는 상행성 세균감염의 원인이 된다.
- 2~3시간마다 소변의 흐름을 관찰하고 소변의 색, 냄새, 침전물 여부를 관칠하며 혈괴가 도뇨관을 폐쇄할 우려가 있는 경우 더욱 세밀한 관찰이 요구된다.
- 소변 배액주머니를 비울 때 연결관 끝이 오염되지

않도록 무균술을 유지하여야 하고 배액된 양을 정확히 측정한다.

- 가능한 도뇨관을 빨리 제거하는 것이 비뇨기 감염을 예방하는 데 도움이 된다.
- 대상자에게 연결관과 배액주머니가 항상 방광보다 낮게 유지되어야 하는 이유를 설명하고 관이 꼬이지 않도록, 배액관 위에 눕는 것을 피하도록 교육한다.

③ 감염의 예방

도뇨관을 삽입한 대상자는 매 배변 후와 하루 2회 회음부 간호가 필요하다.

도뇨관 삽입 부위의 분비물이나 가피를 제거하며 povidon-iodine(Betadin)으로 요도구 주위 및 도뇨관을 닦는다. 간호사의 손 씻기는 감염예방을 위해 가장 중요한데 특히 도뇨관이나 배액체계를 만지기 전에는 반드시 손 씻기를 시행한다.

배액관에 소변이 고여 있으면 소변에서 세균이 성장하여 배액관을 타고 이동한다.

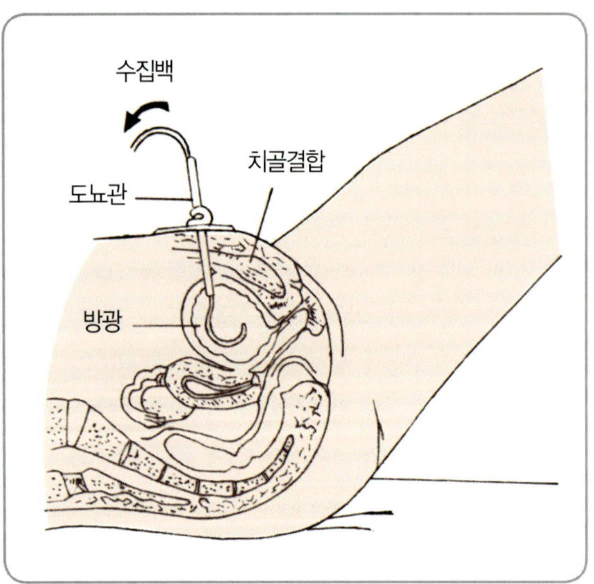


[그림 9-12] 치골상부 도뇨관의 삽입 상태

### (3) 도뇨의 시행

도뇨는 도뇨관을 요도를 통해 방광 안으로 삽입하는 것이다. 도뇨 과정에서 세균이 방광 내로 들어가 요로감염을 일으킬 수 있으며, 도뇨관이 삽입된 상태에서는 병원균이 상행 감염을 유발할 수 있다. 따라서 감염예방을 위해 반드시 멸균법을 사용해야 한다.

**[표 9-6] 도뇨대상자의 감염 예방**

- 도뇨 전후에 손을 씻는다.
- 배액주머니가 바닥에 닿지 않게 한다.
- 소변을 채취하거나 소변량을 측정하기 위해 배액관을 분리하지 않는다.
- 소변측정용기는 대상자별로 구분해 사용하여 교차감염을 예방한다.
- 소변이 고이거나 방광으로 소변이 역류하는 것을 막는다.
- 배액주머니는 방광 아래에 위치하도록 한다.
- 대상자 이동시 배액관을 잠근다.
- 대상자 이동이나 운동시 배액관의 소변을 배액주머니로 배액시킨다.
- 배액관을 잠그거나 꼬이게 하지 않는다.
- 8시간마다 배액주머니를 비운다.
- 가능한 빨리 도뇨관을 제거한다.

① 단순도뇨(Simple-Catheterization)

목 적

1. 환자가 소변을 보지 못할 때 방광을 비우기 위함이다.
2. 검사를 위해 무균적으로 소변을 채취하기 위함이다.

3. 잔뇨량을 측정하기 위함이다.
4. 무뇨 · 핍뇨가 의심될 때 방광 배출 장애 여부를 확인하기 위함이다.

준비물

드레싱 세트(소독솜, 소공포, 수용성 윤활제, 섭자), nelaton catheter(10~16Fr.), 멸균장갑, 거즈, 쟁반(tray), 곡반, 손소독제, 방수포(또는 고무포와 반 홑이불), 검사물 용기, 소변 받을 용기, 국소조명(필요시), 스크린이나 커튼

절 차

## 절차 및 이론적 근거

1. 손을 씻고 필요한 물품을 준비한다(드레싱 세트를 쟁반 위에 놓고 무균적으로 펴서 도뇨세트의 종지에 소독솜을 넣고 멸균 윤활제를 세트 내(또는 거즈)에 짜 넣는다. 적당한 크기의 도뇨관(여자:10–14Fr. 남자:14–16Fr)을 넣은 후 세트를 무균적으로 싼다.
2. 준비된 물품을 침상가로 가지고 가서 간호사 자신을 소개한다. 손소독을 실시한다. 대상자의 이름, 등록번호를 개방형으로 질문하여 입원팔찌와 대조하여 대상자를 확인한다.
3. 단순도뇨를 하는 이유 및 절차를 대상자에게 설명하고, 나타날 수 있는 압통과 작열감을 설명하고 환자의 협조를 구한다.
4. 커튼을 쳐서 사생활을 지켜주며 똑바로 눕도록 한 후 침구를 덮어준다.
5. 방수포(또는 고무포와 반 홑이불)를 대상자 둔부에 깐다.
6. 대상자의 하의를 벗기고 누워 무릎을 굽히고 다리를 벌려 배횡와위(dorsal recumbent position)를 취하도록 도와준다. 남자의 경우 똑바로 눕게 하고 회음부만 노출시킨다.
7. 복부위로 침구 끝을 접어 올려서 회음부를 노출시키고 대상자에게 다리를 움직이지 말라고 설명한다.
8. 세트가 있는 쟁반과 곡반을 대상자 다리 사이에 놓고 준비한 세트를 연다.
9. 손소독제로 손위생을 실시하고 멸균장갑을 착용하고 노출된 외음부위를 소공포로 덮어준다. 남성인 경우는 음경위에 펴놓는다.
10. 도뇨관의 끝(5cm)에 윤활제를 바르고 소독솜으로 외음부 주위를 닦을 때 찬 느낌이 있을 수 있음을 설명한다.
11. 소독솜으로 외음부 주위를 닦는다. 한번 닦을 때마다 새솜을 사용하고 닦은 솜은 세트 바깥쪽 포에 놓는다. 한 손의 엄지와 검지로 음순을 벌려 요도를 노출시킨다(이후는 오염된 손임)(그림 9–13). 다른 손(오염 안 된 손)으로 섭자를 이용하여 소독솜을 잡고 양편 대음순, 양편 소음순, 요도의 순으로 위에서 아래로 닦는다(그림 9–14). 남자의 경우 한손의 엄지와 검지로 음경을 잡고 포피를 잡아당긴다. 소독솜으로 요도부위를 둥글게 닦고 버린다.
12. 도뇨관을 삽입할 때까지 음순을 한 손으로 벌리고 있는다.
13. 도뇨관이 삽입됨을 대상자에게 설명하고 긴장을 풀도록 유도한다. 다른 손으로 도뇨관이 오염되지 않게 잘 감아쥐고 입으로 호흡을 하게 하면서 요도 후상방으로 5~8cm 삽입한다(그림 9–15). 남자인 경우는 총 12~18cm를 삽입한다.

14. 소변이 나오기 시작하면 도뇨관을 2~4cm 더 삽입하여 소변이 곡반속으로 흘러나오게 한다.
15. 소변이 더 이상 나오지 않으면 도뇨관을 천천히 돌리면서 빼어 세트에 넣고 마른 거즈로 요도구와 그 주위를 닦는다.
16. 공포를 치우고 장갑을 벗는다. 손소독제로 손위생을 실시한다.
17. 대상자를 편안하게 해주고 1회용 장갑을 착용한 후 소변기에 곡반의 소변을 담아 양을 측정한다.
18. 사용한 물품을 정리하고 물과 비누로 손을 씻는다.
19. 수행결과를 간호기록지에 기록한다.
    ① 시간과 날짜
    ② 절차를 시행한 이유
    ③ 사용한 도뇨관의 크기
    ④ 소변의 양과 색, 혼탁도

---

② 유치도뇨(Retention catheterization, Foley catheterization)

목 적

1. 요로 폐쇄 시 방광의 지속적 배액을 유지하기 위함이다.
2. 시간당 소변 배설량을 측정하기 위함이다.
3. 수술 중 방광 팽만을 방지하고 수술 부위 오염을 예방하기 위함이다.
4. 약물주입이나 지속적인 방광세척을 위함이다.
5. 심한 요실금으로 피부 손상 위험이 높거나, 임종기 환자의 안위 증진이 필요한 경우 선택적으로 사용한다.

준비물

멸균 유치도뇨관세트(10cc 주사기, kelly, 증류수, bowel 2개, 소독솜, 수용성 윤활제, 섭자, 소공포), 유치도뇨관(성인 여자 14~16Fr, 남자 16~18Fr, 소아 8~10Fr), urine bag, 멸균장갑, 쟁반(tray), 곡반, 손소독제, 방수포(또는 고무포와 반 홑이불), 반창고, 스크린이나 커튼, 국소조명(필요 시)

절 차

### 절차 및 이론적 근거

1. 도뇨관 삽입 전까지의 절차는 단순도뇨관 삽입 절차와 동일하다(그림 9-13, 14).
2. 주사기에 도뇨관에 표시된 정확한 양의 증류수를 준비하고 도뇨관의 풍선 주입구에 증류수를 주입하여 도뇨관 풍선의 팽창여부를 확인한다.
3. 증류수를 주사기 속으로 빼내고 주사기는 연결된 상태를 유지한다. 도뇨관 끝에 윤활제를 바른다.
4. 도뇨관의 소변이 흘러나오는 출구를 혈관섭자로 잠근다.

5. 소독솜으로 외음부를 닦을 때 차가운 느낌이 있음을 설명하고 단순 도뇨시와 같은 방법으로 외음부를 소독한다.
6. 다른 손으로 도뇨관이 오염되지 않게 검지와 함께 삽입부위로부터 8cm가량 되는 곳을 잘 감아쥐고 요도 후상방으로 5~8cm 삽입한다. 남자는 12~18cm 삽입한다.
7. 잠가둔 겸자를 풀어 도뇨관 끝을 곡반에 대고 소변이 나오는지 확인한다. 소변이 흘러나오면 다시 겸자를 잠그고 도뇨관을 2~4cm 가량 더 삽입한 후 음순을 벌리고 있던 손을 뗀다. 소변채집이 필요할 경우 소변 수집용기 안에 도뇨관의 끝 부위를 놓는다(그림 9-16).

   도뇨관의 풍선은 요도가 아닌 방광 내에 위치해야 요도의 외상을 피할 수 있다.

   실수로 도뇨관을 질에 삽입하였을 때는 제거하고 다른 멸균된 도뇨관을 요도에 삽입한다.
8. 도뇨관의 풍선 주입구에 연결된 주사기에 들어있는 증류수를 주입하여 도뇨관의 풍선을 팽창시킨다(그림 9-17).
9. 도뇨관이 안전하게 방광안에 있는지 확인하기 위하여 도뇨관을 부드럽게 잡아당겨 본다.
10. 소공포를 치우고 장갑을 벗는다. 손소독제로 손위생을 실시한다.
11. 소변주머니 하단의 조절기가 잠겨 있는지 확인하고 소변주머니를 도뇨관과 연결한다.

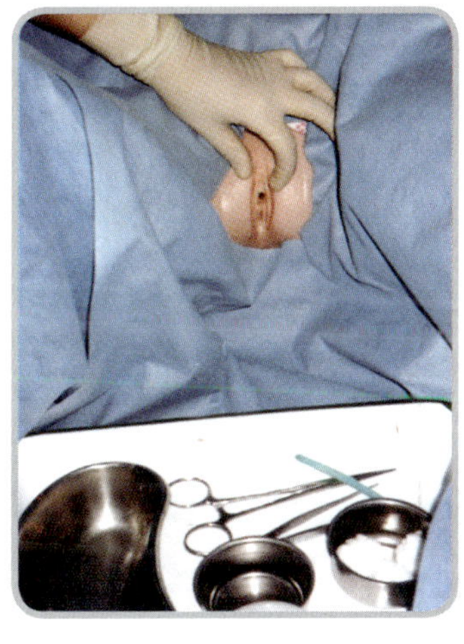

[그림 9-13]

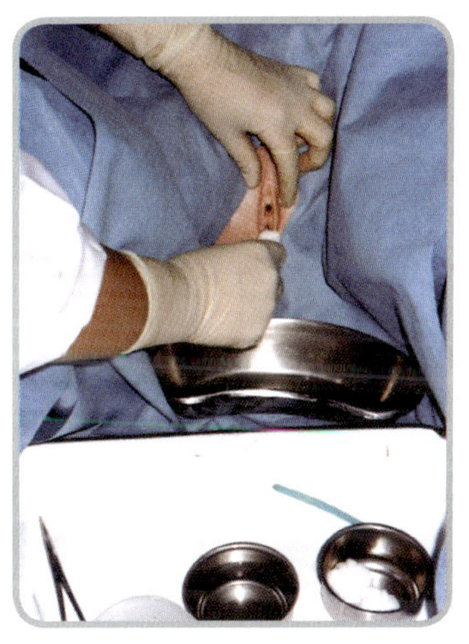

[그림 9-14]

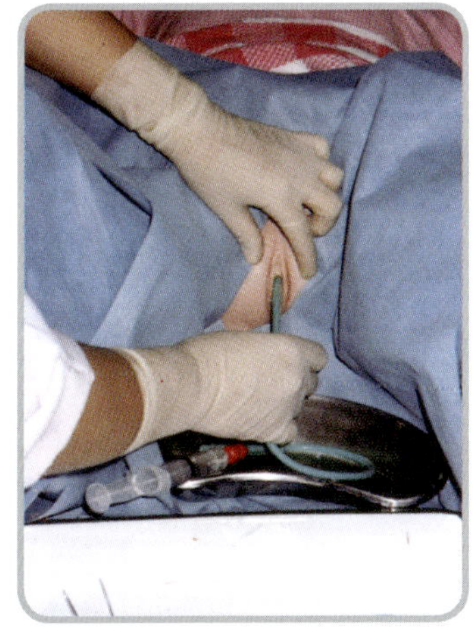

[그림 9-15]

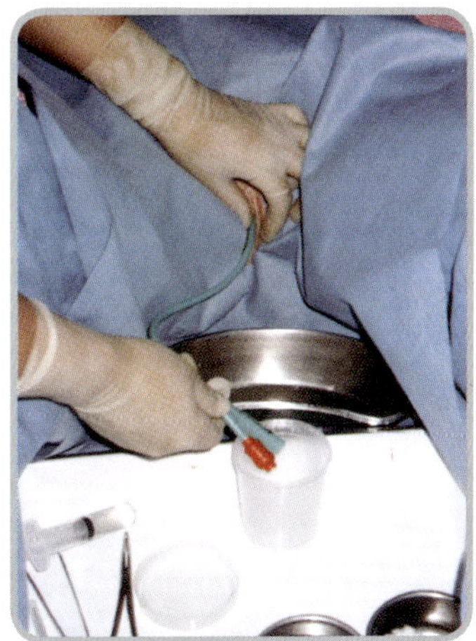

[그림 9-16]

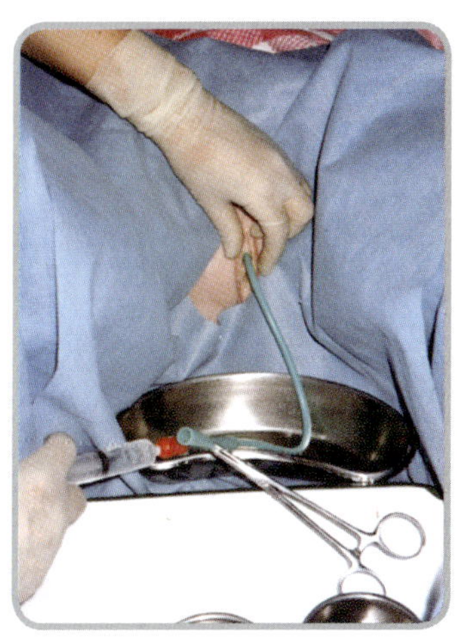

[그림 9-17]

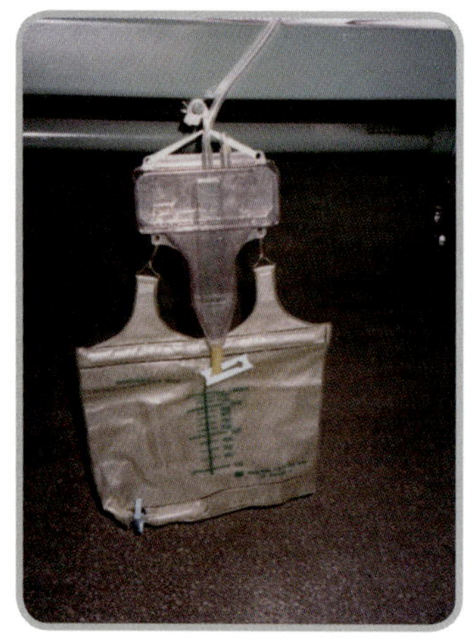

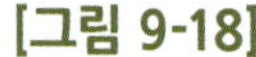
[그림 9-18]

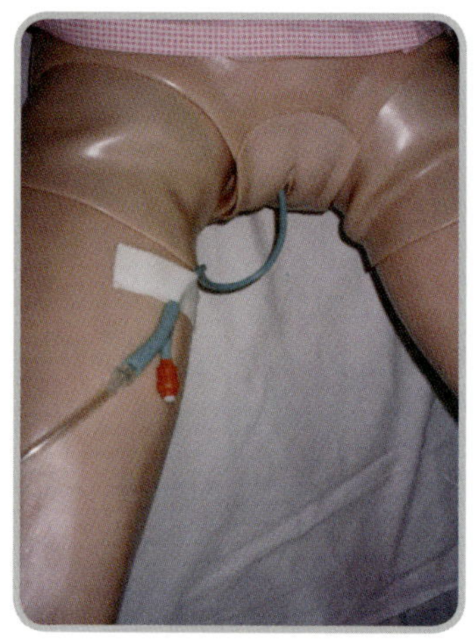

[그림 9-19]

12. 도뇨관의 겸자를 제거하고 도뇨관을 반창고로 대퇴에 고정시킨다(참고: 남자는 하복부에 고정).
    반창고로 대퇴에 고정함으로써 대상자가 움직일 때 요도와 요도구의 마찰을 방지한다.
13. 소변주머니가 침상보다 낮게 위치하도록 안전하게 고정하고 바닥에 닿지 않게 한다(그림 9-18).
    소변은 방광으로부터 중력에 의해 배출된다.
14. 소변주머니의 상단의 조절기가 열려있는지 확인하여 소변이 잘 나오는지 확인하고 대상자를 편안하게 해준다. 튜브가 꼬이지 않도록 하고 대상자가 충분히 움직일 수 있게 여유를 두고 하되 침상난간 위에 걸치지 않는다.
    튜브가 꼬이면 방광으로부터 중력 배액을 방해하고 침상난간에 고정하면 난간의 높낮이 정도에 따라 배액관이 당겨진다.
15. 소변수집주머니 관리 방법에 대해 설명한다.
    : 옆으로 누울 때는 고정된 부위의 대퇴 위에 배액관이 늘어지게 하고 반대쪽으로 돌아누울 때는 양쪽 대퇴 사이에서 배액관이 아래로 향하도록 한다.
    대상자의 체중으로 배액관을 누르는 것은 소변의 흐름을 방해하며 반대쪽으로 돌아누울 때 배액관을 대퇴 위에 위치하도록 하는 것은 도뇨관이 위로 향하게 하므로 배뇨가 힘들어진다.
16. 사용한 기구를 정리하고 손을 씻는다.
17. 수행결과를 대상자의 간호기록지에 기록한다.
    ① 시간과 날짜
    ② 유치도뇨를 시행한 이유
    ③ 사용한 도뇨관의 크기 및 종류
    ④ 소변의 양과 색, 혼탁도
    ⑤ 소변이 잘 배출되고 있는지
18. 유치도뇨관을 가진 대상자의 간호를 제공한다.
    ① 수분섭취와 배설량을 기록하고 평가한다.
    ② 금기가 아니라면 충분한 수분 섭취를 권장한다.
    ③ 하루에 2회 이상 회음부 간호를 실시한다. 요도구에 자극이나 찰과상이 있으면 항생제 연고를 바른다. 파우더

나 로션은 금한다.

④ 대상자의 소변 배액주머니 및 연결관 관리, 수분섭취, 회음부 간호의 중요성을 교육한다.

19. 소변흐름을 확인한다.

① 소변 배액체계의 폐쇄 여부를 확인한다. 연결관이 꼬이거나 대상자가 연결관 위에 누웠는지, 연결관이 점액이나 혈액 등으로 막히지 않았는지 자주 관찰한다.

② 도뇨관이 대퇴 안쪽에 잘 고정되었는지 살펴 도뇨관의 위치로 인해 요도에 긴장이 가지 않도록 한다.

③ 폐쇄 배액체계가 잘 유지되는지를 살핀다. 연결관 부위가 새는지 확인하고 필요하면 연결관을 방수테이프로 붙인다.

④ 중력배액이 잘 이루어지는지를 살핀다. 연결관에 고리(loop)가 생겨 소변이 고이지 않았는지, 또는 소변 배액주머니가 방광보다 높이 있지는 않은지를 관찰한다.

⑤ 도뇨관과 소변 배액주머니의 교환은 병원규정에 따른다. 병원에 따라서는 매주, 2주 또는 소변 배액주머니에 침전물이 있을 때 교환한다.

20. 혼탁한 소변, 강한 냄새, 열이나 오한 등의 요로감염 증상이 있는지 사정한다.

---

◎ 남자의 경우

## 절차 및 이론적 근거

1. 여자대상자의 유치도뇨와 같은 절차로 하되 자세, 소공포의 방포 및 소독방법은 차이가 있다.
2. 대상자는 둔부 관절을 약간 외전시킨 상태로 앙와위를 취한다.
3. 대상자의 대퇴부와 음경 주위에 소공포(hole towel)로 씌우고 음경만을 노출시킨다(멸균영역을 확보한다).
4. 멸균장갑을 낀 손으로 음경을 60~90° 각도로 들어 올려 포피를 잡아 내린다(이 손은 오염됨) : 소독겸자로 소독솜을 사용하여 먼저 요도구를 닦고, 요도구 주위를 둥글게 소독솜으로 닦아 낸다 : 소독솜은 사용 후 버린다.
   음경을 90° 각도로 들어줌으로써 요도가 일직선이 되게 한다.
5. 도뇨관 삽입 시 긴장하지 말고 외괄약근을 이완하도록 안내한다.
   외괄약근의 이완은 도뇨관 삽입을 돕는다.
6. 멸균장갑을 낀 다른 손으로 도뇨관 끝에서부터 8~10cm 정도 되는 부위를 잡아서 삽입한다.
   성인남자의 요도길이는 20~25cm이다. 도뇨관이 오염되지 않도록 한다.
7. 음경을 들어 올려 세우고 소변이 나올 때까지 부드럽게 도뇨관을 삽입한다. 만일 괄약근 부위에서 약간의 저항이 있을 경우 도뇨관을 돌리면서 삽입하거나 대상자에게 심호흡을 하게 한다.
   내외괄약근을 통과할 때 약간의 저항이 있을 수 있으며 심호흡은 외괄약근의 이완을 돕는다.
8. 성인은 12~18cm, 어린이는 5~7.5cm 정도 삽입한다.
9. 소변이 나오면 2~4cm 더 밀어 넣는다.
   소변이 나오는 것은 도뇨관의 삽입부가 방광이나 요도 내에 있는 것을 의미한다. 좀 더 밀어 넣어 도뇨관이 방광 내에 위치하게 한다.

---

③ 유치도뇨관 제거

도뇨관 제거 후 며칠 또는 몇 주 동안 배뇨 시 동통을 경험하는 것은 정상적이다. 또한 장기간 유치도뇨관을 삽입했던 대상자의 방광은 방광근육의 긴장도 상실로 자가 방광조절력 회복에 어려움을 겪을 수 있다. 그러므로 도뇨관 제거 후 자가 배뇨 여부를 확인하고 대상자의 섭취량과 배설량을 면밀히 측정해야 한다.

목 적

정상적인 배뇨양상을 회복하기 위하여 안전하게 유치도뇨관을 제거한다.

준비물

주사기(풍선을 만들 때 사용하였던 크기), 일회용 장갑, 방수포

절 차

**절차 및 이론적 근거**

1. 손을 씻고 깨끗한 장갑을 낀다.
2. 대상자에게 앙와위를 취하게 하고 대상자의 대퇴 사이에 방수포를 깐다.
3. 처방이 있으면 무균적인 소변검사물을 수집한다.
4. 도뇨관을 고정시킨 반창고를 제거한다.
5. 풍선 주입밸브에 주사기를 삽입하고 풍선에 주입하였던 용액을 흡인한다.
   요도 손상을 막기 위해 모든 용액을 빼낸다.
6. 도뇨관은 천천히 빼고 방수포 안에 오염된 도뇨관을 감싼다.
7. 회음간호를 한다.
8. 소변수집 주머니에 있는 소변양을 측정하고 비운다.
9. 도뇨관을 제거한 시간과 검사물을 검사실로 보낸 시간을 기록한다.
10. 유치도뇨관 제거 후에 최소한 24시간 동안 섭취와 배설을 관찰하고 대상자의 소변 정체 증상을 사정한다.
11. 대상자가 도뇨관 제거 후 8시간 안에 자가배뇨를 못하면 도뇨관 재삽입 여부를 의사에게 문의한다.

---

④ 간헐적 자가도뇨

목 적

척수손상 등 신경인성 방광이 있는 대상자나 가족이 스스로 자가도뇨하기 위함이다.

준비물

**멸균도뇨세트(병원)** : 멸균장갑, 소공포, 소독솜을 담을 용기, 작은 겸자, 곡반, 직선 도뇨관(10~16Fr), 윤활제, 손

전등, 목욕담요, 검사물 채취용기

청결도뇨세트(가정) : 멸균장갑, 소독솜, 자비소독된 도뇨관, 거울, 겸자, 곡반, 윤활제

절 차

**절차 및 이론적 근거**

1. 손을 씻고 비누로 회음부를 깨끗하게 한다.
2. 요도구가 잘 보이도록 편안한 자세를 취한다. 남자는 변기 앞에 선자세, 여자는 욕조 곁에 한 발을 올리고 선다.
3. 멸균장갑을 착용하고 도뇨관 끝에 윤활제를 바른다.
4. 여자는 다리 사이에 거울을 놓고 남자는 음경을 60~90도 각도로 세워 잡도록 한다.
5. 도뇨관을 소변이 흐를 때까지 요도구에 삽입하고 소변을 완전히 받아낸다.
6. 소변이 더 이상 배출되지 않으면 도뇨관을 천천히 뺀다.
7. 도뇨관을 흐르는 물에 씻어 용기에 보관하고 끓는 물에 10분 이상 소독하여 사용한다.

### 4) 도뇨관 간호

목 적

1. 회음부 분비물과 냄새를 제거한다.
2. 요로감염을 예방한다.

준비물

멸균도뇨관 간호세트 : 다리를 덮을 멸균방포, 장갑, 방부제, 멸균솜, 항생제 연고, 멸균섭자

절 차

**절차 및 이론적 근거**

1. 대상자에게 스스로 도뇨관 간호를 할 수 있는지 물어본다. 대상자에 따라서는 회음부 노출을 부끄러워하므로 스스로 하는 것을 선호하기도 한다.
2. 회음부만 노출시키고 담요나 윗침구로 덮어준다.
3. 외과적 무균술로 멸균드레싱 세트를 연다.
4. 감염, 부종, 분비물 등이 있는지 요도구 주위를 사정하고 분비물 등이 있으면 색깔, 냄새, 양상 등을 관찰한다.
5. 멸균장갑이나 섭자를 사용하여 방부제에 적신 솜으로 회음부를 청결히 한다. 솜 하나로 한 번씩 닦는다. 먼저 대

음순을 청결히 하고 엄지와 중지로 대음순을 벌려 소음순을 청결히 한다. 검지와 중지로 소음순을 벌리고 소음순을 위쪽으로 잡아당겨 요도구를 노출시켜 먼저 요도구를 청결히 한 다음 도뇨관 주위를 청결히 한다.

6. 요도구 주위의 불편감, 감염이나 부종, 분비물의 색깔, 양, 양상, 냄새를 사정한다.
7. 새 방부제 솜으로 10cm 정도 도뇨관을 청결히 한다. 도뇨관을 청결히 하기 위해 돌려가며 닦는다.
8. 소변 배액체계의 흐름을 평가한다.
9. 도뇨관 간호시간과 사정내용을 간호기록지에 기록한다.

### 5) 체외도뇨법(External Catheterization)

목 적

1. 실금이 있는 남자의 소변을 수집한다.
2. 피부 보호 및 깨끗한 침상과 의복을 유지한다.

준비물

콘돔도뇨관, 미지근한 물이 담긴 곡반과 비누, 목욕담요, 일회용 장갑, 타월, 신축성 있는 벨크로(velcro, 찍찍이), 배액관이 달린 소변주머니

절 차

**절차 및 이론적 근거**

1. 프라이버시를 제공하고 대상자에게 절차를 설명한다.
2. 손을 씻는다.
3. 대상자가 앙와위를 취하도록 도와주고, 몸의 위쪽은 목욕담요로 감싼다. 침요로 다리를 덮은 후 음경을 노출시킨다.
4. 깨끗한 장갑을 착용한다.
5. 비누와 물로 음경을 씻고 말린다.
   피부의 청결과 건조는 피부자극과 박리를 최소화한다.
6. 콘돔도뇨관 입구가 바깥을 향하도록 말아 놓는다.
7. 오염이 안 된 손으로 음경을 잡아서 고정한다. 그리고 오염된 손으로 음경에 콘돔도뇨관을 부드럽게 돌려서 고정한다.
8. 콘돔도뇨관의 끝과 음경의 끝 사이를 2.5~5cm 남기고 낀다.
   이 공간은 음경 끝이 자극되지 않게 하고 충분한 배뇨를 할 수 있게 한다.
9. 콘돔도뇨관은 음경의 저부에 신축성 있는 벨크로를 사용하여 부착한다.
   보통 반창고는 구부러져서 음경의 혈류를 방해한다.
10. 대상자의 피부상태와 절차, 소변의 양과 특성을 기록한다.

11. 콘돔도뇨관을 한 후 30분 안에 포피와 음경 부위의 부종이나 변색, 자극 증상이 나타나는지 관찰하고 시술 후 매 8시간마다 관찰한다.

## 6) 소변검사물의 수집

### (1) clean-catch specimens

목 적

일반 소변검사(routine urinalysis)나 세균 배양검사(urine culture)용 소변검사물을 채취한다.

준비물

일회용 장갑, 소독된 검사 용기, 이름표, 소독액이나 비누, 플라스틱 백, 수건, 타월, 미지근한 물

절 차

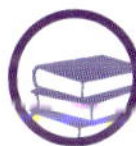

**절차 및 이론적 근거**

1. 손을 씻고 장갑을 낀다.
2. 질 분비물이나 대변으로 오염되어 있을 때 회음부를 미지근한 물로 씻는다.
3. 소변 수집용기를 열고 뚜껑의 바깥쪽을 아래로 놓는다.
   용기가 오염되지 않도록 한다.
4. 음순을 벌리고 검사물이 수집될 때까지 계속 유지한다.
5. 소독솜으로 외음부를 깨끗이 하고 거즈나 소독솜을 외음부에서 항문쪽으로 닦고 새 솜으로 두 번 더 닦는다.
   요도구 주위에 있는 세균에 의해 오염되는 것을 최소화한다.
6. 대상자에게 변기나 화장실에서 기립자세로 30cc 정도의 중간 소변을 받도록 한다.
7. 요도구는 만지지 않고 용기 안에 소변을 채집하도록 한다.
8. 대상자에게 변기에 계속 소변을 보라고 말하여 방광을 비울 때까지 배뇨하게 한다.
9. 뚜껑 안쪽을 만지지 않고 소변 수집용기 뚜껑을 닫는다.
10. 용기에 이름표를 붙이고 가능한 한 즉시 검사실로 보낸다.
    실온에 소변을 두면 세균이 오염되어 변화된다.
11. 오염된 기구를 처리한 후 장갑을 벗고 손을 씻는다.
12. 검사물 수집에 사용된 방법과 시간을 기록한다.
13. 소변의 특성과 양을 기록한다.

### (2) 24시간 소변수집

목 적

소변으로 배설되는 부신피질 스테로이드 호르몬이나 creatinine의 양을 측정하기 위해 24시간 동안 소변을 채집한다.

준비물

소변 수집용기, 시간별 소변 수집병에 붙일 라벨, 소변수집을 알리는 카드(환자 방에 붙인다), 대소변기, 방부제

절 차

**절차 및 이론적 근거**

1. 대상자에게 소변수집 시작시간과 종료시간, 수집방법, 수집목적을 분명하게 알려주고 협조를 구한다. 24시간 소변수집인 경우 아침 7시부터 다음날 아침 7시까지 수집한다. 주의 사항으로 검사 시작 시부터 모든 소변을 완전하게 수집용기에 모으되 대변이나 화장지 등의 오염물질이 섞이지 않도록 한다.
2. 24시간 소변수집은 소변수집 시작시간에 배뇨하여 버리고, 그다음부터 수집종료 시까지 소변을 모은다.
3. 검사에 따라서는 일정량의 수분을 마시도록 한다.
4. 소변양을 측정하고 소변색깔, 냄새 및 양상을 관찰하고 소변수집에 관해 기록지에 기록한다.
5. 소변검사물 각각에 라벨을 붙이고 수집용기의 외부가 소변에 의해 오염되었으면 방부제로 깨끗이 한다.
6. 소변수집이 모두 끝나면 환자에게 소변수집이 완료되었음을 알린다.
7. 검사물을 검사실에 보내고 기록지에 소변수집에 관해 기록한다.

---

### (3) 유치도뇨관 삽입환자의 요검사물 채취

목 적

유치도뇨관을 삽입한 대상자로부터 요도를 통한 병원균의 유입을 방지하면서 소변검사물을 수집한다.

준비물

26G 주사바늘과 주사기, 소독된 검사물 용기, 소독솜, clamp, 일회용 장갑

절 차

**절차 및 이론적 근거**

1. 손을 씻는다.

2. 요검사물 채취 전에 5~10분 동안 수집용기 아래쪽의 배액 튜브 조절기를 잠근다(방광내에 소변이 고이게 한다).
3. 손을 씻고 일회용 장갑을 낀다.
4. 소독솜으로 소변을 수집할 부위(entry port)를 닦는다.
   소변의 오염을 막는다.
5. 수집할 부위에 30° 각도로 주사바늘을 삽입한다(그림 9-20). 배양을 위해서는 2~3cc의 소변을 흡인하고 일반적인 소변검사를 위해서는 20cc를 뽑는다.
6. 준비된 검사용기에 소변을 넣는다.
7. 뚜껑 안은 멸균상태를 유지하고 용기를 덮는다.
8. 검사용기에 이름을 부착하고 15분 안에 검사실로 보낸다. 병원 규정에 있다면 플라스틱 주머니 속에 검사물을 넣어 보낸다.
9. 장갑을 벗고 손을 씻는다.
10. 소변수집 시간, 양, 색깔, 투명도, 냄새, 검사실에 보낸 시간을 기록한다.

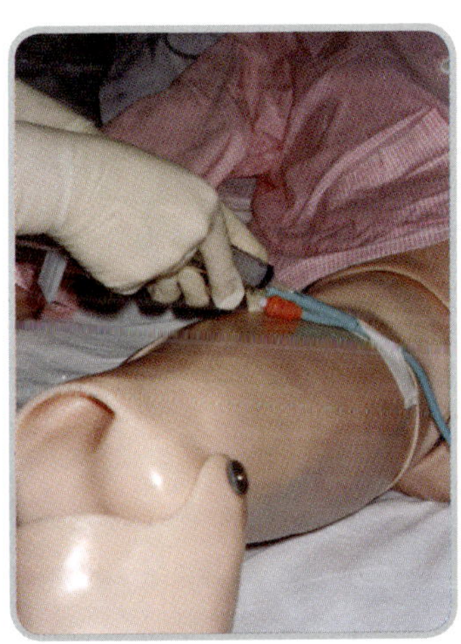

[그림 9-20] 유치도뇨관에서의 소변채취

## 7) 방광세척(bladder irrigation)

방광을 씻어 내거나 감염을 치료하기 위해 소독용액을 방광에 투입하는 것으로 철저한 멸균술이 요구된다. 도뇨관을 막는 농이나 혈괴를 제거하기 위해 시도될 수 있고 개방체계나 폐쇄체계를 이용해 시행될 수 있다. 일반적으로 실온의 생리식염수가 많이 사용된다.

**목 적**

유치도뇨관(foley catheter)의 개방을 유지하고 요로감염을 예방한다.

준비물

소독장갑, 50cc 멸균주사기나 스포이드, 소독솜, 멸균 세척용액(500~1,000cc), 조절기, 3-way Foley catheter, 밀폐식 배액병, 곡반

절 차

## 절차 및 이론적 근거

1. 대상자에게 방광세척의 목적과 절차를 설명하고 대상자를 똑바로 눕힌다.
   배횡와위는 세척용액이 방광 내로 잘 흘러들어가도록 한다.
2. 대상자의 유치도뇨관이 노출되도록 하고 나머지 부분은 잘 가려준다.
3. 손을 씻고 멸균세트를 대상자의 침상 옆에 편다.
4. 도뇨관의 끝부분 아래쪽을 조절기로 잠근다.
   소변과 세척액이 배액병으로 흐르지 못하게 한다.

[개방식 방법]

1. 멸균장갑을 끼고 도뇨관과 연결된 끝부분을 소독한 후 분리한다. 도뇨관과 연결관을 잡을 때 끝에서 2.5cm 떨어진 부위를 잡는다.
   도뇨관과 연결부위의 오염을 막기 위함이다.
2. 스포이드나 50cc 주사기로 세척액을 도뇨관으로 주입한다.
3. 주사기를 제거하고 삽입된 액이 되돌아 나오도록 곡반에 도뇨관을 받쳐둔다.
4. 목적한 대로 세척을 반복하고 소변이 흐르기 시작하면 도뇨관을 멸균적으로 유지하면서 연결관에 연결한다.
5. 배출액의 색, 투명도, 비정상적인 물질의 존재, 배액량을 기록한다.

[폐쇄식 방법 : 3-way Foley catheter 이용]

1. 소독장갑을 끼고 3-way Foley catheter의 세척관 부위를 소독솜으로 소독한 후 세척용액과 연결한다.
2. 연결관의 조절기를 열어놓은 상태에서 방광세척을 시작한다.
3. 세척액의 주입속도는 1분당 40~60방울로 맞춘다.
   너무 빠른 속도는 복통과 방광파열을 유발할 수 있다.
4. 돌아 나온 세척액의 양과 색깔, 상태를 기록한다.

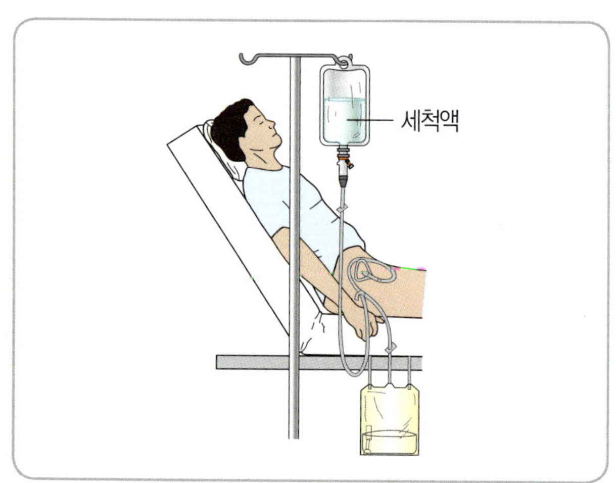


[그림 9-21] 폐쇄식 방광세척

## 5 평 가

간호의 반응과 결과를 평가함으로써 간호의 효과를 평가할 수 있다. 배뇨문제를 가진 대상자의 간호목표는 배뇨곤란 없이 수의적으로 배뇨를 하는 것이다.

다음은 배뇨문제를 가진 대상자의 간호문제 해결을 나타내는 평가의 예이다.

① 대상자의 소변의 색은 호박색이며 투명하고 비정상적 성분이 발견되지 않는다.

② 배뇨 후 대상자의 잔뇨량이 50cc 이하이다.

③ 대상자의 방광은 팽만되어 있지 않다.

④ 대상자는 수분의 섭취량과 배설량의 균형을 유지한다.

⑤ 대상자의 도뇨관 삽입부위는 깨끗하고 감염의 증상을 나타내지 않는다.

# III. 사례적용

박 ○○ 할머니는 78세로 현재 고혈압과 긴장성 요실금을 가지고 있다. 기침할 때, 웃을 때 요실금이 있고 밤에 화장실 가는 것이 어려워 저녁식사 이후에는 수분을 섭취하지 않는다. 할머니의 엉덩이는 빨갛게 되어 있으며 자신의 삶과 현재의 신체상태에 부정적이며 우울함을 표현하고 있다.

이와 같은 상황에서 간호사가 내릴 수 있는 간호진단은 무엇인가?

### 관련용어

anuria 무뇨
condom catheter 콘돔도뇨관
cystoscopy 방광경 검사
dysuria 배뇨곤란
enuresis 유뇨
foley catheter, indwelling urethral catheter 유치도뇨관
frequency 빈뇨
glycosuria 당뇨
hematuria 혈뇨
incontinence 실금
intravenous pyelography 정맥내 신우 촬영술
irrigation 세척
nocturia 야뇨
oliguria 핍뇨
polyuria 다뇨
proteinuria 단백뇨
pyuria 농뇨
residual urine 잔뇨
retrograde pyelogram 역행성 신우촬영술
straight catheter 단순도뇨관
stress incontinence 긴장성 요실금
urgency 긴박뇨
urgent incontinence 긴박성 요실금
urinary incontinence 요실금
urinometer 요비중계

# 제2절 | 배변요구

### 학습목표

1. 배변 기전을 설명한다.
2. 배변에 영향을 미치는 요인을 설명한다.
3. 배변장애의 종류별 원인을 설명한다
4. 배변요구와 관련된 자료를 사정한다.
5. 배변장애와 관련된 간호진단을 진술한다.
6. 배변장애와 관련된 간호를 계획한다.
7. 배변요구와 관련된 간호중재를 수행한다.
8. 관장을 절차에 따라 수행한다.
9. 배변요구와 관련하여 수행된 간호중재를 평가한다.

## I. 과학적 근거

소화과정에서 생성되는 노폐물의 배설은 인간의 기본적인 생리적 요구로 건강의 유지를 위해 필수적이다.

### 1 구조와 기능

#### 1) 대장

장배설의 주요 기관인 대장은 길이가 120~150cm 정도이며 회맹판에서 항문까지 이어져 있다.

묽은 유미즙(chyme)의 형태로 위장의 내용물이 결장으로 유입되지만 결장을 통과하면서 수분의 양은 점차 줄어들어 매일 대략 1,500mL의 유미즙이 대장을 통과하는데 100~800mL가 분변으로 배출되고 나머지 액체는 결장의 근위부에서 흡수된다.

결장은 4가지 상호 관련된 기능들을 가진다. 즉 흡수, 보호, 분비, 배설이다. 많은 수분과 염소와 같은 전해질이 대장에서 흡수되는데 대장의 팽기수축(haustral contraction)은 소장에서의 연동운동과 유사하나 기간이 소장보다 길며, 5분 정도까지 지속된다. 이러한 팽기수축은 결장의 흡수면적을 크게 증가시키는 커다란 주머니를 형성한다. 팽기수축은 앞 · 뒤쪽으로 유미즙을 움직여서 내용물을 섞고 수분의 흡수를 돕고 장내용물을 다음 팽기 쪽으로 이동시킨다.

매일 800~1,000mL 정도의 수분이 결장에서 흡수되며 평균 55mEq의 나트륨(sodium)과 23mEq의 염소(chloride)가 흡수된다. 대장에 흡수되는 수분의 양은 결장 내용물의 이동 속도에 달려 있다. 연동운동의 속도가 비정상적으로 빠르다면 수분이 흡수될 시간이 적어 대변은 묽게 된다. 연동운동이 느려지면 내용물이 결장 속에 오래 남게 되며 대변은 덩어리로 굳어져서 결과적으로 변비나 분변매복이 된다.

대장은 점액을 분비함으로써 스스로를 보호하는데 이 점액에는 중탄산염 이온($HCO_3^-$)이 포함되며 부교감신경이 흥분되면 과량의 점액이 분비된다. 분비된 점액은 결장에서 내용물이 부드럽게 이동하도록 윤활 역할

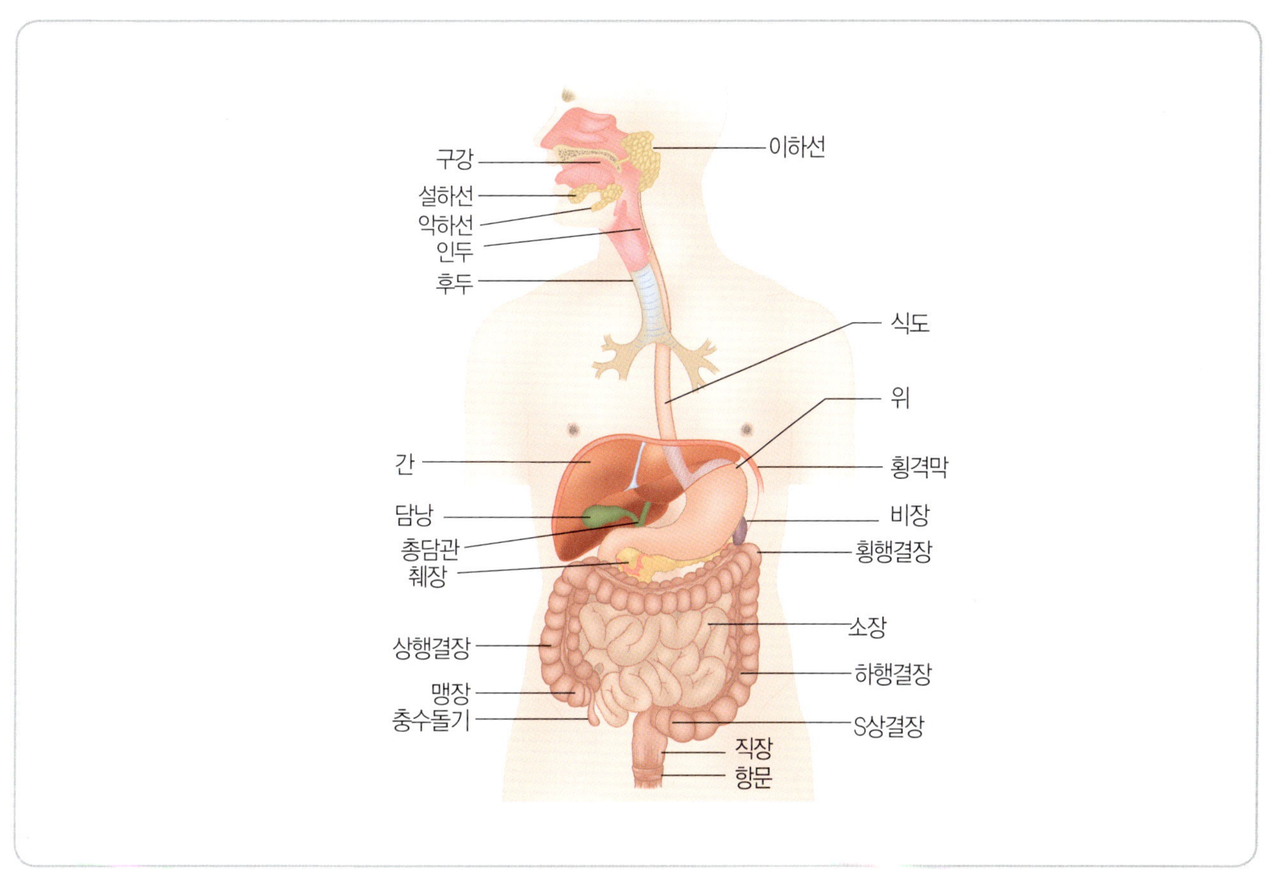


[그림 9-23] 위장계의 구조

을 하며, 장벽을 물리적 손상으로부터 보호한다. 특히 결장의 끝부분에서는 내용물이 가장 건조하고 단단해지기 때문에 점액의 윤활 효과가 더욱 중요하다. 또한 점액은 산성화된 대변으로 인한 자극으로부터 장벽을 보호하는 기능도 한다. 결장은 전해질 균형에도 관여하는데 중탄산염(bicarbonate)은 염화물(chloride)의 교환시 분비되고 대략 4~9mEq의 칼륨이 대장에 의해 배출된다. 그러므로 결장의 심각한 기능변화는 전해질 불균형을 가져올 수 있다.

결장은 음식물 찌꺼기와 더불어 공기흡입과 탄수화물의 발효작용 후 생긴 장의 가스를 제거한다. 결장의 근육은 자율신경계에 의해서 자극을 받는다. 부교감신경자극은 연동운동을 증가시키고 교감신경자극은 연동운동을 감소시킨다. 장 내용물은 연동운동을 일으키는 주요 자극요인이다. 집단 연동운동은 소화되지 않은 음식물을 직장 쪽으로 밀어내는 것으로 대부분 식후에 일어난다. 이러한 이동은 하루에 2~4회 정도 발생한다. 위와 십이지장이 음식으로 가득 찼을 때 반사적으로 위장결장 반사와 십이지장결장 반사가 나타나 결장의 근육 수축을 일으킨다. 배변을 증진시키기 위한 간호는 이러한 자연적인 반사작용과 함께 이루어질 때 효과적이다.

섭취한 음식물은 보통 24시간 이내에 체외로 배설되나, 개인의 장운동 상태에 따라 48~72시간까지 소요되기도 한다.

## 2) 직장과 항문

노폐물이 결장의 말단부 즉, S상결장 부위에 있다가

배설되었을 때 대변(stool)이라고 한다. S상결장은 분변을 배변 직전까지 저장한다. 직장은 성인의 경우 길이가 10~15cm이다. 직장에는 세로주름과 가로주름이 있는데 이것은 배변하는 동안 일시적으로 분변을 보유하도록 돕는다. 주름에는 동맥과 정맥이 분포하는데, 정맥이 배변 시 긴장으로 반복적으로 팽창하게 되면 치질이 발생되고 이는 배변 시 통증과 출혈을 유발한다.

항문관은 2.5~4cm(1~1.5inches)의 길이로 회음 쪽으로 열려 있고 항문내 외괄약근은 항문관의 근육벽에 위치하고 있다. 항문내괄약근은 평활근으로 되어 있고 불수의적이다. 항문내괄약근은 자율신경에 의해 지배되는데 부교감신경에 의해 자극되고 교감신경에 의해 운동이 억제된다. 항문외괄약근은 골격근으로 된 수의근으로 항문거근에 의해 수의적으로 통제된다.

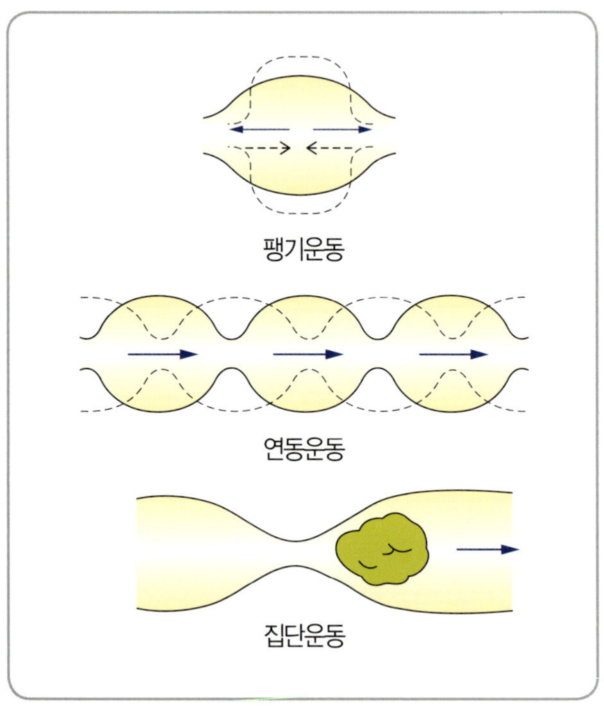


**[그림 9-24]** 대장운동

### 3) 배변과정

분변덩어리와 가스가 직장으로 들어가 직장벽이 팽창되면 배변반사가 시작된다. 배변은 2가지 배변반사에 의해 시작된다.

분변이 직장으로 들어갈 때 직장벽의 장간막 신경총(mesenteric plexus)이 하행결장과 S상결장, 직장의 연동운동을 자극한다. 이러한 자극은 분변을 항문 쪽으로 이동시킨다. 연동운동으로 항문의 내괄약근이 이완되며 외괄약근이 함께 이완되면 배변과정이 발생하게 되는데 이를 내인성 배변반사(intrinsic defecation reflex)라고 한다.

부교감신경 배변반사(parasympathetic defecation reflex)란 직장벽의 신전수용체가 자극되어 부교감신경이 자극되고 이로 인해 항문내괄약근이 이완되고 결장이 수축하는 것이다. 내괄약근이 이완되어 분변이 항문관(anal canal)으로 들어오고 이때 변기에 앉게 되면 항문외괄약근이 수의적으로 이완된다.

그러나 배변욕구를 반복해서 무시하면 배변을 의도적으로 미루게 되기도 한다.

복벽근육과 횡격막을 수축하고 성문(glottis)을 닫는 것은 복부 내부의 압력을 4~5배로 증가시키는데 이를 Valsalva maneuver라고 한다. 이때 항문거근의 수축은 배변을 도와준다.

배변은 복부의 압력을 높여주는 대퇴부 근육의 굴곡과 앉는 자세로 쉬워진다. 배변욕구가 계속적으로 방해를 받으면 누적된 분변을 조절하는 직장의 확장과 배변욕구에 대한 점진적인 감각상실을 가져와서 변비가 생길 수 있다.

정상적인 대변은 75%의 수분과 25%의 고형물질로 이루어져 있고 성인의 경우 1일 7~10ℓ의 가스를 형성하는데 이 가스에는 이산화탄소, 메탄, 수소, 산소, 질소가 포함되어 있다.

## 2 장배설에 영향을 미치는 요인

연령과 발달단계, 식이, 활동과 근육긴장, 생활방식,

심리적 요인, 질병상태, 투약, 진단검사, 수술과 마취는 배변에 영향을 미친다(표 9-7).

**[표 9-7] 장배설에 영향을 미치는 요인**

| 요인 | 이론적 근거 |
|---|---|
| 연령과 발달단계 | • 영아는 장의 연동운동이 빠르며 배변조절 능력은 유아기의 2~3세에 생긴다.<br>• 성인은 생활양식, 즉 식사습관, 섭취하는 음식의 종류, 일상적 배변습관이 배변양상에 영향을 미친다.<br>• 노인은 연동운동이 감소되고, 회음부 근육과 항문괄약근의 긴장도 감소로 배변을 조절하는 데 어려움이 있다.<br>• 임신시 태아의 성장으로 인한 직장압박으로 변비가 흔히 생긴다. |
| 식이와 수분섭취 | • 고섬유질의 식이(생과일, 생야채, 모든 곡류)는 장에서 부피를 형성함으로써 연동운동과 배변을 증진시킨다.<br>• 양념이 많은 음식과 세균에 오염된 음식은 장을 자극해 설사와 다량의 가스를 형성한다.<br>• 가스를 형성하는 음식(양배추, 양파, 브로컬리)은 연동운동을 자극한다.<br>• 규칙적인 식사는 장의 연동운동을 증진한다.<br>• 정상적인 배변을 위해 매일 2,000~3,000mL의 수분섭취가 필요하다.<br>• 다량의 우유섭취는 연동운동을 느리게 하여 변비를 유발한다. |
| 활동 | • 규칙적인 신체운동은 연동운동을 증진한다.<br>• 부동은 장의 연동운동을 느리게 한다.<br>• 복부 및 골반근육의 긴장도는 배변에 영향을 준다. |
| 심리적 요인 | • 불안이나 두려움은 부교감신경을 자극하고 이는 소화와 연동운동을 증가하여 설사와 가스 팽만을 유발한다.<br>• 심리적인 우울은 연동운동의 저하로 인한 변비를 일으킨다.<br>• 배변훈련으로 인한 스트레스는 어린이의 만성적인 변비를 초래할 수 있다. |
| 배변시 자세 | • 웅크리고 앉은 자세는 복부내압을 증가하고 대퇴근육을 수축한다.<br>• 노인이나 관절염 환자는 변기에서 정상 배변자세를 취하기 어렵다. |
| 진단적 검사 | • 검사 전에 장을 비우기 위한 금식과 관장의 시행은 정상적인 배설을 방해할 수 있다.<br>• 바륨검사 후 바륨이 결장에 남게 되면 단단해져 심각한 변비를 초래할 수 있으므로 바륨 검사 후에는 설사제를 복용하거나 관장을 시행한다. |
| 개인의 배변습관 | • 개인의 배변습관을 유지하는 것이 정상적인 배변을 증진한다.<br>• 바쁜 업무는 정상적인 배변습관을 방해하고 이로 인해 변비가 생길 수 있다.<br>• 입원한 대상자의 경우 공동화장실, 침대용 변기, 이동변기의 사용시 느끼는 당혹감은 변의가 소실되도록 만든다. |
| 통증 | • 치질이나 직장수술로 인한 통증은 변의를 억제하여 변비를 유발한다. |
| 약물 | • 완하제나 설사제는 변을 묽게 하고 연동운동을 증가한다. 설사제의 만성적인 사용은 장 근육의 긴장도를 저하한다.<br>• 마약성 진통제, 항콜린성 약물들은 장의 연동운동을 억제해 변비를 유발한다.<br>• 많은 항생제는 설사를 유발한다.<br>• 철분을 함유한 약물은 변을 검게 만들고, 제산제는 변의 색을 희게 한다. |
| 수술과 마취 | • 전신마취는 부교감 신경자극을 차단해 일시적으로 연동운동을 멈추게 한다.<br>• 국소마취는 장기능에 영향을 적게 미친다.<br>• 장과 관련된 수술은 24~48시간 정도 일시적으로 연동운동을 멈추게 한다(마비성 장폐색). |

[표 9-8] 변비의 원인

| 요인 | 이론적 근거 |
|---|---|
| 심리적 스트레스 | • 흥분은 epinephrine과 교감신경계의 활동을 자극해 장운동이 저하된다.<br>• 스트레스는 경련성 장운동을 유발해 복부경련을 발생시킨다. |
| 불규칙적인 배변습관 | • 정상적인 배변반사의 연기나 무시는 정상적인 배변반사를 억압한다.<br>• 입원한 대상자는 익숙치 못한 변기사용으로 변의를 억제한다. |
| 설사제의 사용 | • 설사제의 반복적 사용은 정상적인 배변반사를 억제한다. |
| 부적절한 식이 | • 저섬유식이는 배변반사를 자극하기에 양이 충분하지 않다.<br>• 수분섭취 감소는 유미즙 내의 수분의 양을 감소시켜 변을 딱딱하게 한다. |
| 약물 | • adrenergic 약물과 anticholinergic 약물은 장운동을 느리게 한다. |
| 운동부족 | • 장기간의 침상안정은 복부근육, 횡격막, 골반상 근육의 약화를 유발해 배변기능이 약해진다. |
| 연령 | • 노인의 괄약근 긴장도 저하는 변비를 유발한다. |

## 3 장배설의 문제

### 1) 변비(constipation)

변비는 질병이 아니라 증상인데 작고 건조하고 단단한 변이 배출되거나 일정 기간 분변의 배출이 없는 것을 뜻한다.

이는 장운동 저하로 장벽에 분변이 머물게 되어 대부분의 수분이 장벽을 통해 흡수되어 변이 굳어지는 것으로 분변의 통과가 지연되거나 어렵다.

단순히 배변 횟수로 변비를 정의할 수 없다. 만약 1주일에 2~3번 배변하지만 부드러운 변을 배출한다면 변비가 아니며 하루에 1번 배변하나 시원하게 변을 보지 못한다면 변비라고 할 수 있다. 그러므로 대상자의 평소 배변습관을 자세히 사정한 후 변비 진단을 내려야 한다. 변비의 증상은 배변 횟수의 감소, 딱딱하고 건조한 변, 배변 시 통증, 복통, 복부팽만, 직장압박감, 두통, 식욕부진 등이며 변비의 발생 원인은 [표 9-8]과 같다.

변비로 인한 배변 시 긴장이 특히 문제가 되는 경우가 있다. 복부나 직장수술을 한 대상자의 봉합부위를 파열시킬 수 있고, 배변 시 Valsalva maneuver 사용으로 심박동이 갑작스럽게 저하되므로 심장 질환자는 배변을 위한 긴장 시 입으로 숨을 내쉬어야 한다. 뇌내압 및 안압의 증가로 야기되는 질병이 있는 대상자는 변비를 예방해야 하며 Valsalva maneuver 사용을 피해야 한다.

### 2) 분변매복(fecal impaction)

분변매복은 변비가 악화되어 발생하는데 직장에 딱딱한 변이 모인 것을 말한다.

심한 분변매복의 경우 변이 S상결장까지 차오르기도 한다. 분변매복의 증상은 되풀이해서 급한 변의를 느낌에도 불구하고, 변을 보지 못하고 변이 항문 가장자리로 새어 나오는 것이다. 식욕부진, 복부팽만, 경련, 직장의 통증과 같은 증상이 분변매복과 동반되기도 한다. 분변매복이 의심되면 직장을 손가락으로 부드럽게 삽입하여 막혀 있는 변 덩어리를 촉진할 수 있다. 그러나 직장에 대한 자극이 미주신경의 자극으로 심장박동을 느리게 할 수 있으므로 부드럽고 조심스럽게 시행해야 한다.

[표 9-9] 설사의 원인과 영향

| 원 인 | 생리적 영향 |
|---|---|
| 심리적 스트레스 | 장운동의 항진 |
| 장의 감염 | 장내 점액분비 증가, 장의 염증 |
| 음식물에 대한 알러지 | 음식물의 소화 감소 |
| 음식물에 대한 내성 부족<br>(지방식사, 커피, 알콜, 양념이 많은 음식) | 장운동의 항진<br>장내 점액분비 증가 |
| 약물<br>철분제제<br>항생제<br><br>완하제 | <br>장점막 자극<br>장내 정상세균의 과잉성장<br>장점막 자극<br>장운동의 증가 |
| 장의 질환<br>(장염, 과민성 대장증후군, Crohn씨 질환) | 장점막의 염증, 궤양, 장운동의 항진 |
| 외과적 수술<br>위 절제술<br>장 절제술 | <br>음식물이 빨리 십이지장으로 이동<br>장의 흡수 면적 감소 |

원인은 반복적인 변비, 상 · 하부 위장관 조영술시 사용된 바륨의 정체이다. 그러므로 검사 후 장에 남아 있는 바륨을 반드시 제거해야 한다. 또한 노인이나 정신이 혼미한 대상자, 무의식 대상자의 경우 배변반사에 대해 민감하지 못하므로 분변매복을 일으킬 가능성이 높다.

## 3) 설사(diarrhea)

대변의 횟수가 많아지고 수분이 많이 함유된 변을 배출하는 것을 설사라고 한다. 유미즙이 소장과 결장을 너무 빨리 통과하기 때문에 수분을 재흡수하지 못하거나 결상 내에서의 자극으로 인한 점액분비 증가로 분변은 수분이 많은 형태를 나타낸다.

심한 경우 혈액과 과도한 점액이 대변과 함께 나오며 오심, 구토가 동반된다. 과다한 수분상실은 수분과 전해질 불균형을 초래할 수 있어 피로, 허약, 전신권태를 나타낼 수 있다. 다음은 설사의 원인과 이론적 근거에 대한 표이다(표 9-9).

전염성 식품 매개성 질병의 위험을 줄이기 위해서는 음식을 만들기 전후, 화장실을 다녀온 후 손을 잘 씻어야 한다.

반복적인 설사로 회음부와 엉덩이의 피부가 대변에 의해 자극을 받을 수 있기 때문에 피부손상을 막기 위해서 깨끗이 씻고 말린다. 설사 치료의 목표는 원인을 제거하는 것이고 장의 연동운동을 느리게 하는 처치가 필요하다. 수분 공급을 위한 수액은 보통 정맥으로 주입된다.

## 4) 변실금(fecal incontinence)

변실금은 항문괄약근의 분변과 가스를 내보내는 조절능력의 상실을 의미한다. 빈번하고 묽으며 양이 많은 물 같은 대변은 실금으로 이어지기 쉽다. 척수손상, 신경근 질병, 다발성 경화증, 뇌졸중, 근육이완, 항문괄약근의 종양이나 증식이 발병과 관련된다.

변실금은 신체상에 부정적인 영향을 미치며, 의식이 명료함에도 배변을 스스로 조절할 수 없어 대상자는 큰 당혹감을 느끼게 된다. 또한 냄새 문제나 잦은 옷 갈아입기 등의 어려움은 사회적 고립을 초래할 수 있다.

실금되는 변은 산성이고 소화효소가 포함되어 있어 회음부와 항문 주위 피부를 자극하므로 세심한 피부간호가 요구된다.

### 5) 장내 가스

위장관 내의 공기나 가스축적을 팽만(flatus)이라 부른다. 삼킨 공기, 분해된 음식에 세균의 작용, 혈류에서 장 내로 확산되는 가스가 원인이 되어 장내벽이 확장되고 팽창되어 복부의 팽만감과 통증, 경련이 나타난다.

성인은 하루에 7~10ℓ 정도의 가스를 생성하는데 음식물 섭취 시 삼킨 공기는 트림의 형태로 배출되고 대장 내 가스는 순환을 통해 대장의 모세혈관으로 흡수된다.

결장내 가스 생성은 복부수술, 마취, 최면제의 사용, 변비, 부동, 가스형성식이(양배추, 콩) 등이 원인이 된다. 장내 가스의 축적은 횡격막을 밀어올려 폐팽창을 감소시킬 수 있어 호흡장애를 가진 대상자의 경우 더욱 문제가 된다.

### 6) 치질(hemorrhoid)

항문관의 수직주름에는 정맥이 분포되어 있는데 이 정맥이 이완되고 울혈된 것을 치질이라고 한다. 내치질은 항문관 내에 국한되며 외치질은 항문을 통해 탈출되어 있는 것을 말한다.

치질의 원인은 배변 시 과도한 근육긴장, 임신, 울혈성 심부전과 간질환으로 인한 정맥압의 상승이다. 치질은 쉽게 출혈되고 통증, 소양감을 동반하며 배변하는 동안 통증이 더욱 심해져 대상자는 변의를 참게 되어 변비가 더욱 악화된다.

### 7) 장 전환술

정상적으로 대변이 직장을 통해 배출될 수 없을 때 복벽에 일시적, 영구적인 인공배출구를 형성하게 된다. 이를 인공누공(stoma)이라 하는데 회장 또는 결장에 시행된다. 누공에 플라스틱 주머니가 연결되며 누공의 설치부위에 따라 대변의 점도가 달라진다. 회장루는 변에 물기가 많고 자주 배출되며 S상결장루의 경우 정상적으로 직장을 통과한 변의 형태와 비슷하다.

# Ⅱ. 간호과정

## 1 사 정

배변요구에 대한 사정에는 간호력, 신체검진, 대변검사 및 진단검사 등이 포함된다.

### 1) 간호력

대상자의 평상시 배변습관, 현재와 과거의 배변문제, 배변에 영향을 미치는 요인 등에 대한 조사가 간호력에 포함된다.

#### (1) 배변양상

① 평소의 배변습관, 현재의 배변습관으로 시간, 빈도, 양상의 변화가 있는가?
② 배변을 증진하기 위한 평상시 방법은 무엇인가?

#### (2) 변의 특성

대변의 모양, 색, 형태, 점도에 최근의 변화가 있는가?

#### (3) 식이와 수분섭취

① 배변과 관련된 식이의 유형 및 식습관으로 규칙적인 식사인가, 식이의 내용은?

② 하루 수분 섭취량은?

#### (4) 활동 정도

일상생활 정도와 운동의 종류와 양은 어떠한가?

#### (5) 약물

설사제, 철분제, 항생제, 최면제 등 장운동에 영향을 미치는 약물을 복용하는가?

#### (6) 질병이나 수술

장 전환술의 유무, 가족력, 장운동에 영향을 미치는 질병을 가지고 있는가?

#### (7) 스트레스

스트레스원과 대처방안은 무엇인가?

#### (8) 통증

통증이나 불편감, 복통이나 항문의 통증이 있는가?

### 2) 신체사정

#### (1) 시진

복부의 팽만여부를 관찰하고 인공루, 정맥 형태, 반흔, 종양을 관찰한다.

항문검진 시 대상자가 Sim's 체위를 취하게 하고 항문 주위의 염증, 반흔, 균열, 치질 여부를 관찰한다.

#### (2) 청진

배꼽을 경계로 복부를 4등분하여 장음을 청진한다. 강도, 고저, 빈도를 사정한다.

#### (3) 타진

상부 오른쪽 사분위에서 시계방향으로 복벽을 타진한다. 타진으로 복부내 수분, 가스, 종양유무를 사정한다.

장내 가스는 공명음으로, 수분과 종양은 탁음으로 구분된다.

#### (4) 촉진

대상자를 이완시키고 가벼운 촉진을 한다.

압통이나 민감한 부위가 있는지 사정하고 비정상적인 덩어리가 촉진되면 심부촉진이 필요하다.

직장과 항문의 촉진은 일회용 장갑을 끼고 윤활제를 시지에 바른 후 항문괄약근을 통하여 6~10cm 정도 시지를 삽입한다. 직장점막의 결절유무, 조직의 규칙성을 사정하며 직장점막의 과도한 자극은 심박동수 저하를 가져오므로 부드럽게 시행한다.

### 3) 진단검사

#### (1) 대변수집

대변의 검사실 검사를 위해 대변을 수집해야 하는데 내과적 무균술이 적용된다.

대변검사물 수집 시 다음의 사항을 주의하도록 대상자에게 교육한다.

① 깨끗하고 건조한 변기에 배변한다.

② 소변이나 여성의 월경분비물에 오염되지 않게 한다.

③ 배변 후 휴지를 변기에 버리지 않도록 교육하고 나무 설압자로 변을 2.5g 정도 수집한다.

④ 대변수집 후 즉시 검사실로 보낸다. 간호사의 대변 관찰은 배변과 관련된 사정에 도움이 된다. 정상적인 변의 특성과 관련요인에 대한 이해는 대변 관찰에 도움이 된다.

#### (2) 잠혈검사(occult blood)

임상에서 흔히 시행되는 대변 잠혈검사는 육안으로

**[표 9-10] 대변의 특성**

| 특징 | 정상 | 비정상 | 원인 |
|---|---|---|---|
| 색깔 | 영아 : 황색<br>성인 : 갈색 | 흰색 또는 점토색<br>검은색 또는 타르색<br>붉은색<br>지방이 포함된 주황색, 초록색<br>점액성 출혈 | 담즙 결핍, 바륨검사<br>철분제 섭취 또는 상부의 위장출혈<br>하부위장관의 출혈<br>지방의 흡수부전, 과다한 긴장 |
| 냄새 | 자극적 냄새 : 음식종류에 따라 다르다 | 유독성 변화 | 장내 감염, 종양, 염증<br>변 내의 혈액 또는 감염 |
| 농도 | 부드럽고 형태를 이룸 | 묽은 변, 단단하고 굳은 변 | 설사와 흡수감소, 변비 |
| 빈도 | 영아 : 하루에 5~8회(모유수유시)<br>매일 또는 이틀에 한번(우유수유시)<br>성인 : 매일 혹은 일주일에 2~3회 | 영아 : 하루에 6회 이상 또는 이틀에 1회 이하<br>성인 : 하루에 3회 이상, 1주에 1회 이하 | 장운동 저하 또는 항진 |
| 양 | 하루에 150~400g | | |
| 모양 | 직장둘레와 유사, 원통형 | 연필 모양 | 폐색 또는 빠른 연동운동 |
| 내용물 | 소화가 안 된 음식, 죽은 박테리아, 지방, 담즙색소, 장점막에서 떨어져 나온 세포, 물 | 혈액, 농, 이물질, 점액, 기생충, 다량의 지방함유 | 내출혈, 감염, 장 염증, 흡수부진 |

보이지 않는 혈액의 존재를 확인하여 결장암을 비롯한 대장 질환을 조기 발견하는 데 유용하다. 단 한 번의 양성 반응만으로 위장관 출혈을 확정할 수 없으므로, 일반적으로 3회 반복 검사를 시행한다.

정확한 검사를 위해 검사 전 3일 동안 육류, 가금류(닭, 오리, 꿩고기), 생선, 순무, 서양식 고추냉이의 섭취를 제한해야 하며 비타민 C, 아스피린, 비스테로이드성 항염증제 등의 약물 투여도 피하도록 한다. 항응고제를 복용하거나 출혈성 위장장애가 의심되는 경우 정기적으로 잠혈검사를 받아야 한다.

### (3) 진단적 검사

#### ① 직접 시상법

섬유광학 내시경(fiberoptic endoscope)은 렌즈가 달린 길고 유연성이 있는 관으로 관 끝에 불이 켜지는 광학기구이다. 하부 위장관의 내시경은 항문경검사(anoscopy), 직장경검사(proctoscopy), 직장 S상결장경검사(proctosigmoidoscopy), 결장경검사(colonoscopy)가 있으며 종양, 용종, 치질, 궤양 등을 보고 생검할 수 있다. 결장경을 이용하면 S상결장에 생긴 꼬임을 풀어주거나, 용종 제거, 치질 치료 등의 시술을 시행할 수 있다.

검사 동안 대상자의 협조가 필요하므로 대상자의 불안과 두려움을 완화하기 위한 심리적 간호가 요구된다. 대장 검사를 받는 대상자는 대부분 검사 전날 밤부터 금식하게 되며 장청결을 위해 장 세정제 복용이나 관장을 시행한다. 이러한 과정으로 대상자가 기운이 없거나 어지러움을 느낄 수 있으므로 충분한 지지와 휴식을 제공한다. 또한 검사 후에는 부드럽고 장에 자극이 적은 식이를 섭취하도록 돕는다.

검사 후에는 대표적 부작용인 출혈, 세균성 감염, 장천공이 있는지 활력징후와 대변양상을 주의해서 살펴야 한다.

㉠ **직장 S상결장경검사**

- 검사 전날 밤, 당일 아침에 관장을 시행한다.
- 검사 과정 및 처방된 약물과 부작용을 설명한다.
- 검사 시 가능한 생검에 대한 사전 동의서를 받는다.
- 대상자에게 검사를 하는 동안 튜브가 삽입되면 불편감과 변의를 느낄 수 있으며 검진 시 시야 확보를 위해 공기로 장을 팽창시키는 경우 약간의 통증이 있을 수 있음을 설명한다.
- 검사 중에는 슬흉위 또는 좌측 심스위를 취하게 한다.
- 검사 도중 불필요한 노출을 피하기 위해 방포로 덮어준다.
- 검사 후 직장출혈, 복부통증, 발열 유무를 관찰하며 조직생검을 했다면 약간의 직장출혈이 있을 수 있음을 알려준다. 가스로 인한 통증은 걷는 것이 도움이 된다.

㉡ **결장경검사**

- 검사전 2일간 맑은 유동식을 섭취하도록 하고 검사 당일 관장을 한다.
- 검사 전날 밤 Cololyte 4L를 4시간 이내에 다 마시도록 한다.
- 검사 과정 및 처방된 약물과 부작용을 설명한다.
- 검사 시 가능한 생검에 대한 사전 동의서를 받는다.
- 의치와 안경을 제거하고 내시경 전에 진정제를 투여한다.
- 측위를 취한 상태에서 결장경을 직장으로 삽입한다.
- 검사 후 다량의 출혈이 있는지 대변을 시진한다.
- 장천공 증상이 없고 의식이 명료하면 식이를 진행하며 많은 수분 섭취를 격려한다.

② 간접 시상법

㉠ **바륨 관장**

대상자는 조영제(barium)를 삼키거나 관장형태로 투여받고 바륨이 결장으로 배설되면서 조영되는 것을 X-선을 이용해 확인한다.

- 검사 전 완전히 장을 비우기 위해 금식과 관장을 시행한다.
- 검사 동안 통증은 없으나 검사가 끝날 때까지 바륨을 보유해야 하는 과정이 대상자에게 불편함을 줄 수 있음을 설명한다.
- 첫 번째 X-ray를 촬영한 후 (약 30분 뒤) 대상자는 바륨을 배출한다.
- 두 번째 X-ray촬영으로 바륨의 잔류량을 측정한다.
- 검사 후 수분섭취(1~2ℓ)를 증가시키고 경한 설사제를 투여하거나 가벼운 관장을 시행하기도 한다(검사 후 바륨의 완전한 배출이 이루어지지 않으면 바륨이 변의 수분을 흡수해 굳어져 분변매복을 일으킬 수 있다).

## 2 진 단

배변 문제와 관련된 간호진단의 예는 [표 9-11]에 제시되어 있다.

## 3 계 획

배변에 문제가 있는 대상자 간호의 일차적 목적은 정상 배변 상태를 회복, 유지하도록 돕는 것이다. 배변문제를 가진 대상자의 간호목표의 예는 다음과 같다.

① 대상자는 2주 이내에 규칙적인 배변습관을 갖는다.
② 대상자는 정상 배변을 촉진하는 방법에 대해 설명한다.

**[표 9-11] 배변 문제와 관련된 간호진단**

| 간호진단 | 관련요인 |
|---|---|
| Impaired intestinal elimination<br>배변 장애 | • 규칙적인 일상의 변화, 섬유질 섭취 부족, 수분 섭취 부족, 완하제 남용, 신체 기동성 장애, 과도한 스트레스 |
| Chronic functional constipation<br>만성 기능성 변비 | • 부적절한 식이, 부동, 신체활동 부족, 수분 섭취 부족, 배변시 통증, 완하제 남용, 배변의 지연 |
| Impaired fecal continence<br>변실금 | • 척수손상, 분변매복, 인지기능저하, 중추 신경 장애, 쇠약, 근긴장도 저하, 하제오용, 신체 기동성 장애 |
| Risk for impaired water-electrolyte balance<br>수분 전해질 균형 장애의 위험 | • 설사, 불충분한 수분섭취, 수분섭취 과잉 |
| Risk for impaired skin integrity<br>피부 통합성 장애의 위험 | • 변실금, 설사 |

③ 대상자는 1주 이내에 장배설에 도움이 되는 적절한 수분과 음식을 말할 수 있다.

④ 대상자는 주 3회 이상 규칙적으로 운동 프로그램을 수행한다.

⑤ 대상자의 항문 주위 피부는 깨끗하고 건조하다.

⑥ 대상자는 설사제를 사용하지 않고 배변한다.

## 4 수 행

### 1) 규칙적인 배변습관의 유지와 증진

#### (1) 배변습관의 유지

변의를 무시하거나 배변시간을 충분히 갖지 않는 것이 변비의 원인이 된다. 하루 중 배변이 가장 잘 일어나는 시간에 배변을 시도하도록 한다. 대부분의 대상자는 이미 규칙적 배변습관을 가지고 있으므로 일상적인 치료가 대상자의 배변습관을 방해하지 않도록 주의한다.

#### (2) 프라이버시 존중

입원한 대상자는 배변 시 프라이버시가 유지되지 못하는 경우가 있다. 침상변기 사용 시 커튼을 쳐주고 간호사를 부를 수 있는 호출기를 대상자 가까이에 둔다. 화장실 문을 꼭 닫아주며 배변 후 대상자가 당황해 하지 않게 즉시 뒷처리를 도와준다.

#### (3) 식이

정상배변을 증진시키기 위해 대상자의 배변횟수, 변의 특성, 설사나 변비 유무를 고려해서 음식을 제공해야 한다.

① 변비

고섬유질 식이(곡류, 과일, 야채)와 따뜻한 음료, 충분한 수분섭취(2,000~3,000mL)가 필요하다. 그러나 식이를 통한 변비 교정은 즉각적인 효과가 나타나지 않으므로 계속적으로 시행하도록 대상자를 교육한다.

② 설사

저섬유질 식사를 제공하고 설사로 인한 칼륨소실을 보충하기 위해 자극이 적은 음식으로 구운 닭, 해산물, 돼지고기, 송아지 고기를 제공할 수 있다. 설사로 인한 수분 부족은 보통 정맥요법을 실시하고 칼륨을 수액에 첨가한다. 심한 설사시 금식으로 장의 연동운동을 억제하고 보리차에서 시작해 점차 정상 식이에 적응하게 한다. 너무 뜨겁거나 찬 음료는 연동운동을 자극하여 복부경련이나 설사를 일으킬 수 있다.

③ 장내 가스

양배추, 샐러리, 양파, 콩, 맥주 섭취를 제한하고 음료 섭취시 빨대 사용을 금하고 껌을 씹지 않게 한다.

④ 결장루

변 배출량을 감소시키기 위해 저섬유질 식이를 준비하는데 소량의 커피나 차, 빵, 국수, 밥, 치즈, 케이크, 과일즙, 부드럽고 기름이 적은 살코기는 흔히 사용하는 저섬유질 식이의 예가 된다.

### (4) 규칙적인 운동

매일의 규칙적 운동은 배변장애를 예방하고 정상배변을 증진하는 데 도움이 된다. 특히 앉아서 일하는 직업종사자의 경우 매일 규칙적 운동이 요구된다. 특히 조깅, 수영, 걷기, 자전거 타기 등이 장운동 촉진에 도움이 된다.

질병이나 수술로 인해 침상안정 중인 대상자는 가능한 빨리 조기 이상(early ambulation)을 시작해야 하며 다음과 같은 운동이 복부와 골반저부 근육강화에 도움이 된다.

① 앙와위로 누워 복근에 힘을 주며 배를 집어넣고 10초 동안 유지한 후 복근을 이완한다.
하루 4번, 매번 5~10회씩 반복한다.

② 앙와위에서 무릎을 굴곡해 가슴 쪽으로 끌어올리면서 대퇴근육을 10초 동안 수축한다.
하루 4번, 매번 5~10회씩 반복한다.

### (5) 정상 배변자세의 유지

일반적으로 대퇴를 굴곡하고 웅크린 자세에서 배변이 쉽다. 그러나 침상변기를 사용해야 하는 대상자의 경우 자세유지에 대한 장애로 배변이 쉽지 않은 경우가 있다. 대퇴 근육쇠약 대상자나 퇴행성 관절염, 고관절과 슬관절의 고정장치를 가진 대상자의 경우 웅크린 자세를 취하기가 어려운데 이 경우 높게 설계된 변기사용이 도움이 된다. 또한 이동식 변기도 정상 배변자세를 유지하도록 하는 데 도움이 된다. 침상에 누운 상태에서 배변해야 하는 경우에는 자연스럽게 웅크린 자세와 유사한 체위를 취하도록 도와준다.

변기는 일반적으로 두 가지 종류가 있는데 골절환자용 변기와 일반 변기이다. 골절용 변기는 신체나 하지에 석고붕대를 하고 있는 대상자에게 제공되고, 일반 변기는 누운 상태에서 엉덩이를 들 수 있는 대상자에게 적용된다.

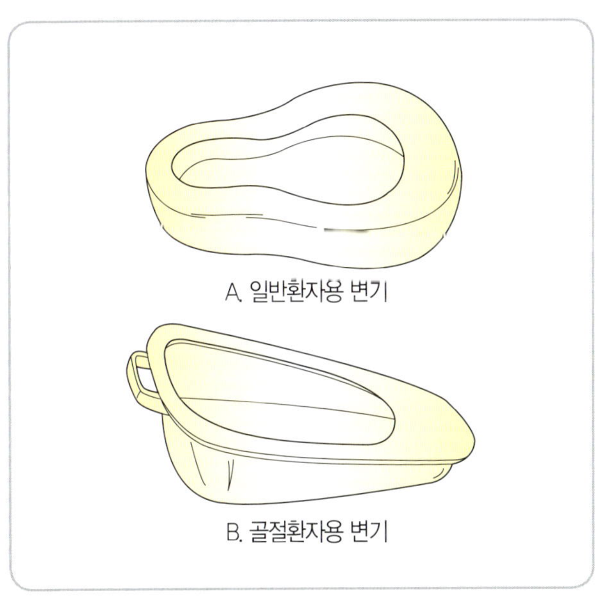


**[그림 9-25] 변기의 종류**

변기를 제공하고 제거하는 동안 대상자의 근육이 긴장되지 않도록 해야 하는데 대상자가 무릎을 굴곡하고 발바닥에 힘을 주면서 엉덩이를 들도록 지지한 상태로 변기를 대어 주며 이때 대상자의 등이 과도 신전되지 않도록 침상머리를 30도 정도 상승시킨다(그림 9-26). 만약 대상자가 혼자 엉덩이를 들지 못하는 경우 간호사를

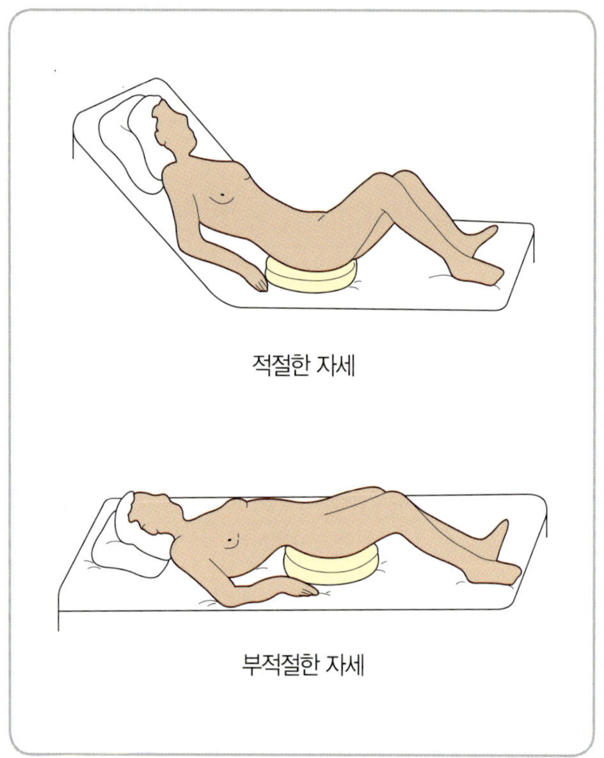


**[그림 9-26]** 변기사용 자세

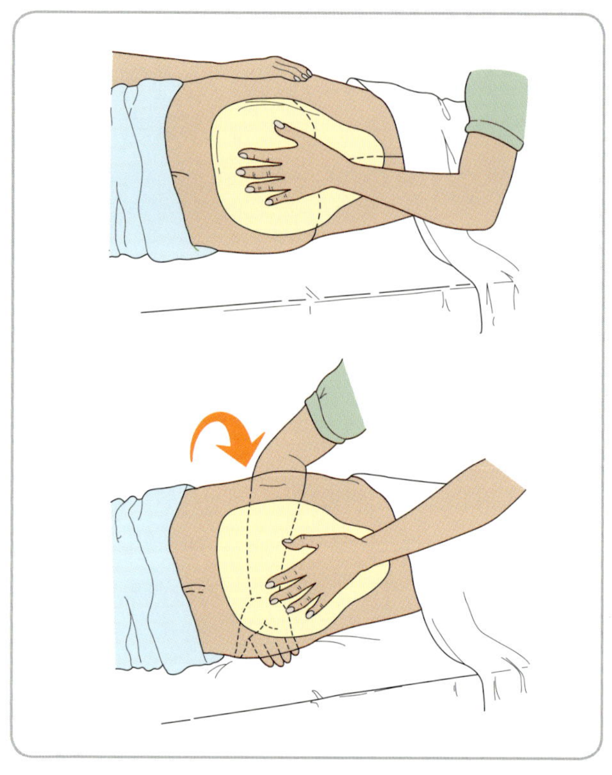

**[그림 9-27]** 부동 환자의 침상 변기 적용

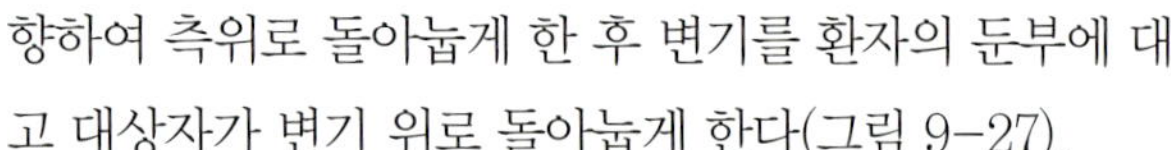

향하여 측위로 돌아눕게 한 후 변기를 환자의 둔부에 대고 대상자가 변기 위로 돌아눕게 한다(그림 9-27).

변기 사용 전 변기를 따뜻하게 덥히는 것은 대상자의 항문괄약근을 이완시키는 데 도움이 된다. 변기를 사용하는 동안 대상자의 프라이버시를 지켜주고 배변 후 회음과 항문을 청결히 하는 것을 도와주며 변기를 즉시 치우고 깨끗하게 세척한다. 변기는 대상자마다 구분해서 사용한다.

## 2) 약물요법

### (1) 설사제

설사제는 장의 배출을 촉진하는 약물로, 작용 정도에 따라 완하제(laxatives)와 강한 배출 효과를 나타내는 설사제(cathartics)로 분류되기도 한다. 완하제는 장운동을 촉진하여 대변을 부드럽게 하고, 설사제는 보다 빠른 배변을 유도한다. 이러한 약제들은 장 정결이 필요한 검사나 시술 전 사용된다.

부피형성 설사제는 자극이 가장 약하나 가장 안전한데 물과 혼합하였을 때 즉시 마시지 않으면 응고되므로 약물복용시 다량의 물을 함께 마셔 장폐색을 예방해야 한다. 또한 광물성유는 정규적으로 사용하면 지용성 비타민 A, D, E, K의 흡수가 방해되고 흡입되면 지방성 폐렴을 유발시킬 수 있다. 사람들은 보통 자극성 설사제를 남용하려는 경향이 있는데 과도한 사용은 장의 긴장도를 상실시킨다.

설사제와 완하제는 구강용 제형과 좌약 형태가 있으며, 좌약은 장점막을 직접 자극하여 더 빠른 효과를 보인다. 좌약은 항문 괄약근을 지나 직장 내에 삽입하며, 일반적으로 삽입 후 30분 이내 효과가 나타난다. 따라서 배변 예정 30분 전이나 위결장반사가 활발한 아침식사 30분 전에 삽입하는 것이 효과적이다.

[표 9-12] 설사제의 종류

| 종 류 | 작용기전 | 실 예 |
|---|---|---|
| 부피형성 설사제<br>(bulk-forming cathartics) | 장내의 수분, 가스, 덩어리를 증가시켜 장의 연동 운동이 자극된다. | Methylcellulose-Hydrolose<br>다당류(Poly saccharide) |
| 윤활제<br>(lubricants) | 변을 부드럽게 한다.<br>변의 건조를 지연시킨다. | 광물성유(mineral oil) |
| 자극성 설사제<br>(chemical irritants) | 장점막을 자극해 소장과 대장에서 대변이 빨리 이동된다. | 피마자유(castor oil)<br>dulcolax |
| 습윤제<br>(moisturing) | 대변의 표면장력을 낮추어 수분과 지방이 스며들게 한다.<br>장의 수분흡수를 억제한다. | Dioctyl sodium sulfosuccinate(colace) |
| 식염성 설사제<br>(saline cathartics) | 장에서 흡수되지 않는 수용성 염분제제로 삼투압을 형성해 분변 내로 수분을 흡수한다. | 수산화 마그네슘(magnesium hydroxide)<br>인산나트륨(sodium phosphate) |

간호사는 완하제의 반복 사용으로 초래될 수 있는 유해 작용에 대해 다음의 내용을 교육해야 한다.

① 반복적인 설사제의 사용은 정상 배변 반사를 억제한다.

② 약물 대신 고섬유질 식사와 운동요법을 꾸준히 병행하도록 한다.

③ 일반적으로 오심, 경련, 산통, 구토, 복통이 있는 경우에 설사제의 사용은 금기이다.

④ 설사제에 의존적인 대상자가 설사제를 남용하지 않도록 주의한다.

#### (2) 지사제

설사를 하는 대상자의 경우 묽은 변이 빠르게 장을 통과하는 것이 문제이므로 장 근육의 긴장도를 감소시키고 변의 통과를 느리게 하는 약물이 도움이 된다.

아편제(codeine phosphate)는 가장 효과적인 지사제인데 장의 연동운동을 억제하고 장의 분절 수축을 촉진해 많은 수분이 장에서 흡수되도록 한다. 그 외 diphenoxylate (Lamotil), bismuth subsalicylate (Pepto Bismal)도 효과적인 지사제로 알려져 있다.

3~4주간 지속되는 만성 설사 시에는 약물 중재뿐 아니라 수분과 전해질의 공급이 필요하다.

### 3) 장훈련 프로그램

항문의 괄약근과 복부근육의 신경근육 조절기능이 어느 정도 남아 있는 만성적인 변비, 분변매복이 있는 대상자에게 정상 배변을 하도록 돕기 위해 제공된다. 간호사는 매일 매일 끈기와 인내심을 가지고 정상 배변 습관을 갖기 위한 방법을 시도하고 규칙적인 시간에 시도함으로써 장반사를 조절하도록 교육한다.

프로그램에는 다음과 같은 내용을 포함한다.

① 대상자의 배변양상을 확인하고 정상 배변을 촉진하는 요인을 파악한다.

② 정상 배변을 증진하기 위한 계획(2,000~3,000mL의 충분한 수분 섭취, 배변 전 뜨거운 음료 섭취, 고섬유질 식이, 규칙적 운동)을 이행하도록 격려한다.

③ 매일 구강으로 변 완하제를 투여하거나 배변 30분 전에 좌약을 삽입한다.

④ 변의를 느끼면 즉시 화장실에 가도록 하고 배변 시 충분한 시간을 배려한다.

⑤ 배변 시 둔부를 앞으로 기울이고 손으로 복부 부위를 압박하게 한다.
⑥ 대상자가 실패 시 좌절하지 않도록 지지하고 성공적인 배변 시 격려한다.

### 4) 인공 항문을 가진 대상자 간호

일시적 · 영구적 인공 항문을 가진 대상자는 인공 항문의 위치에 따라 배변의 양상이 다르다. 회장루의 경우 지속적인 묽은 변을 배출하게 되며 결장루에 비해 세균이 적으므로 냄새는 적다. 상행, 횡행 결장루의 경우 변이 묽고 변의 배출을 조절할 수 없으며 대장내 세균으로 인한 악취가 심하다. 그러나 S상결장루의 경우 배출되는 변의 형태는 정상이며 변을 배출하기 위한 부착기구를 계속 사용할 필요가 없고 냄새를 조절할 수 있다.

대부분의 대상자가 누공으로부터 배출되는 변을 모으기 위한 주머니를 착용하고 있는데 묽은 소화효소를 함유한 변이 피부를 자극하지 않도록 세심한 피부 간호가 필요하다. 누공 주위 피부의 발적, 궤양, 자극유무를 관찰하고 주머니는 1/3이나 1/2 정도 찼을 때 비우도록 하는데 누공 주위의 피부는 중성 비누를 이용해 닦고 건조시킨다. 필요시 피부보호제를 바르고 새 주머니를 부착하는데 대상자가 독립적으로 스스로 이러한 절차를 시행할 수 있도록 지지한다. 피부 보호판의 크기를 알맞게 자르고, 피부 보호 파우더를 사용하여 피부 손상을 예방한다.

복직근이 약한 경우, 노인, 지속적인 기침, 장기간 서 있는 경우, 무거운 것을 많이 드는 직업을 가진 사람은 탈장의 위험이 있다. 관리법은 복대를 사용하거나, 체중을 조절하여 배가 나오지 않도록 한다. 또 장기간 서 있거나 앉아 있는 자세를 피하고 배변 시 힘을 주지 않도록 한다.

장루를 가진 대상자의 식이는 부드러운 육류, 생선 및 콩제품(두부, 된장국 등)이 권장되며 변비유발 음식

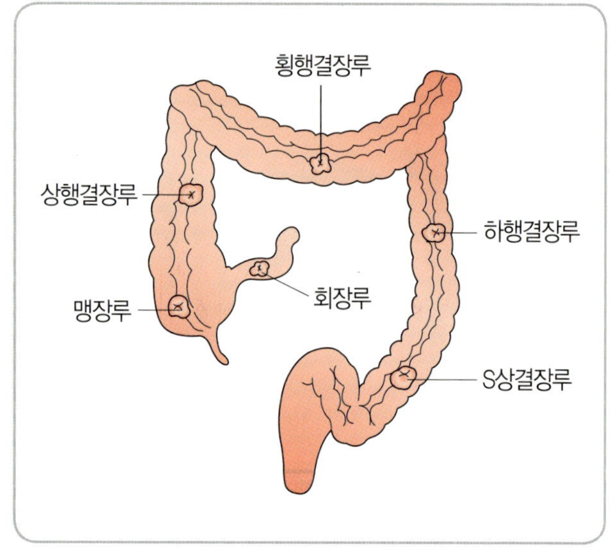


**[그림 9-28]** 인공 항문의 위치

(땅콩, 밤, 고구마, 찰떡), 소화가 어려운 음식(밀가루, 옥수수, 생과일, 튀긴 음식), 고지방식이, 거친 음식(비빔밥, 나물, 김치)을 제한한다.

계란, 생선, 양파, 양배추, 채소류 등은 대변에서 냄새가 나게 하므로 방취정제를 장루 주머니에 미리 넣어서 사용할 수 있음을 교육한다.

S상결장루를 가진 대상자의 경우 매일 매일의 규칙적인 인공 항문 세척은 장의 연동운동을 자극하여 효율적으로 배변하도록 함으로써 배출 주머니의 제거가 가능하다. 500mL의 따뜻한 수돗물을 사용하는데 정해진 시간에 장을 비우면 세척 시간 사이에 누공으로부터 분비물이 새어 나오는 것을 방지할 수 있다. 세척 후에는 물과 대변이 모두 배출될 때까지 약 30~60분 정도가 소요된다. 배출 과정이 완료되면 장루주머니(또는 캡)를 다시 부착하여 대상자가 보다 편안하게 일상활동으로 복귀할 수 있도록 돕는다.

목욕이나 샤워는 주머니 제거 후 가능하나 인공 항문은 열에 약하므로 화상을 입지 않도록 주의한다. 하루에 한 번씩 인공 항문에 손가락을 넣어 좁아지는 것을 예방한다. 운동할 때는 복대를 착용하고 배를 따뜻하게 하며 감기에 걸리지 않도록 주의한다.

대상자는 대변의 배출로 인한 냄새와 누공으로 인한 신체상의 변화로 심리적 스트레스를 느끼는데 스스로 자가간호에 참여하게 하고 자조집단에 참여하게 함으로써 정상적인 생활양식을 습득하도록 지지한다.

## 5) 실금 대상자의 피부관리

설사나 실금이 있는 대상자는 소화효소가 포함된 산성변이 피부를 파괴한다. 그러므로 중성 비누와 따뜻한 물로 배변시마다 깨끗이 닦고 완전히 말리며 항문주위 피부에 피부 보호제(아연화 연고 : zinc oxide)를 바른다. 축축한 피부에는 진균 감염이 쉽게 발생되는데 분말형 항진균 제제의 사용이 효과적이다. 그러나 아기용 분을 두껍게 둔부에 바르는 것은 가루를 뭉치게 하여 욕창의 원인이 되므로 사용하지 않는 것이 좋다.

## 6) 관장

### (1) 관장의 종류

관장은 직장이나 하행결장으로 용액을 주입하는 것으로 효과에 따라 배출관장, 구풍관장, 정체관장과 역류관장으로 분류한다(표 9-13).

### (2) 관장의 금기증

① 장 폐색증
② 심부전이나 신부전 등으로 인한 수분과다 상태
③ 장 천공 가능성, 활성기 궤양성 장염, 심한 출혈 위험 등 장점막 손상 위험이 있는 경우
④ 위장수술과 부인과 수술 직후
⑤ 절대 안정이 필요한 경우(두개내압 상승 환자, 급성 심근경색증 환자 등)

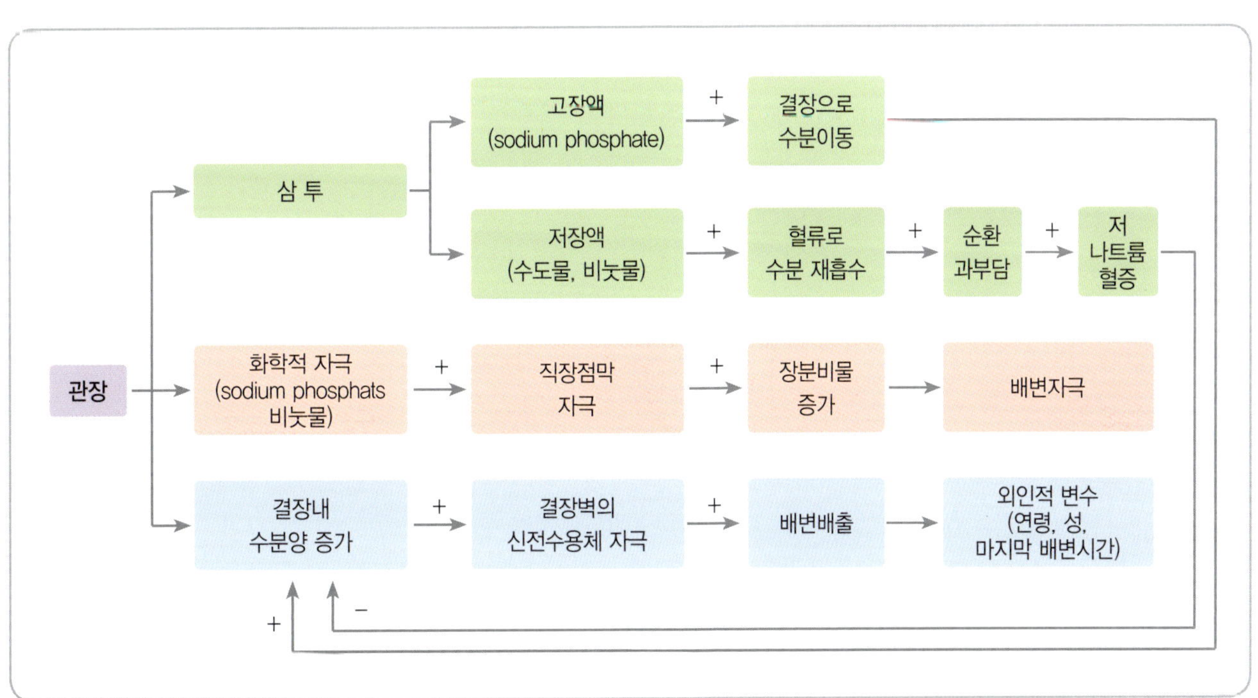


[그림 9-29] 관장제재에 따른 관장효과

**[표 9-13] 관장의 종류와 용액**

| 관장명 | 목 적 | 용 액 | 온 도 | 장단점 |
|---|---|---|---|---|
| 배출관장<br>(cleansing enema) | 직장내 용액을 주입하여 장을 팽창시키거나 장점막을 자극하여 연동운동을 일으켜 배변을 유도한다. | ① 고장액 : sodium phosphate 90~120mL | 36.6~37.7℃ | 전해질 불균형(저칼슘혈증, 고인산혈증) 탈수 가능성 |
| | | ② 생리식염수 : 물 1,000mL에 소금 9mL를 섞은 용액 | 37.7~43.3℃ | 등장액으로 노인과 유아에게 사용될 수 있다. |
| | | ③ 미온수 : 미온수 1,000mL | 37.7~43.3℃ | 저장액의 반복투여로 인한 수분중독증, 심부전, 신부전 환자는 시행될 수 없다. |
| | | ④ 비눗물 : 물 1,000mL에 castile비누 5g을 섞은 용액 | 37.7~43.3℃ | 직장 점막을 자극한다. |
| 구풍관장<br>(carminative enema) | 장내 가스를 배출시켜 가스로 인한 팽만을 완화한다. | 50% magnesium sulfate 30mL, glycerine 용액 60mL, 물 90mL | 37.7~43.3℃ | |
| 정체관장<br>(retention enema) | 소량의 특수 용액을 장내에 머물러 있게 한다. | polystyrene sodium sulfate : 고칼륨혈증시 사용 | 36.6~37.7℃ | |
| ① 약물주입관장 | 구충이나 진정 또는 진통의 목적 | Neomycin : 장수술전 장내 세균수 감소를 위해 사용 | | |
| ② 유류정체관장 | 장 내에 기름을 주입하여 윤활제로 변을 부드럽게 하여 대변 배출 | 광물성 기름이나 글리세린 90~140mL | | |
| ③ 영양주입관장 | 수분과 영양분을 공급 | | | |
| ④ 수렴관장 | 조직을 수축시켜 지혈시킴 | | | |
| 역류관장<br>(Return-flow enema) | 장내 가스를 제거할 목적으로 용액의 주입과 배출관장을 반복 시행 | 포도당 용액<br>찬 수돗물이나 생리식염수 | 36.6~37.7℃ | shock의 가능성 때문에 사용이 제한된다. |

### (3) 배출관장(cleansing enema)

**목 적**

1. 직장 내에 용액을 대량 주입하여 장을 팽창시키고 점막벽을 자극하여 연동운동이 일어나 배변하도록 한다.

2. 필요시 수술, X-선 검사, 장내시경 검사 전 장을 비운다.
3. 장훈련을 통해 규칙적인 장기능을 유지하도록 돕는다.

준비물

- 관장통(배액관, 연결관, 조절기 포함)
- 직장관(성인은 22~30Fr, 학령 전후 어린이는 14~18Fr, 영아는 12Fr)
- 처방에 따른 용액(비눗물, 미온수, 식염수)
  성인 : 750~1,000mL
  청소년 : 500~700mL
  유아와 학령 전기 : 300~500mL
  영아 : 250mL 이하
- 수용성 윤활제, 쟁반(tray), 곡반, 검온계
- 방수포(또는 방수패드), 손소독제, 목욕담요
- 변기 또는 이동식 변기, 화장지, IV걸대, 일회용 장갑

절 차

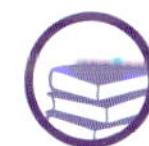

## 절차 및 이론적 근거

1. 손을 씻고, 필요한 물품들을 준비한다. 관장용액을 따뜻하게 준비하는데, 용액의 온도는 어른은 40~43℃, 어린이는 37.7℃ 정도이다. 뜨거운 용액은 장 점막에 손상을 입히고 통증을 유발하며, 너무 찬 용액은 괄약근의 경련을 일으킨다.
2. 대상자를 확인하고 목적과 방법을 설명하고 협조를 구한다. 관장액이 주입될 때 가득 차는 느낌이 있음을 설명한다.
3. 커튼이나 스크린을 친다.
4. 손을 씻는다.
   내과적 무균술의 원리가 적용된다.
5. 관장용액을 관장통에 넣는다. 조절기를 풀어 용액을 흐르게 하여 tube 내의 공기를 뺀 후 다시 잠근다.
   장으로의 공기주입은 장을 팽창시킨다.
6. 대상자 둔부 밑에 방수포를 깐다.
7. 왼쪽 측위나 Sim's 체위에서 항문을 노출시키고 목욕담요를 덮어준다. 영아와 학령 전 아동은 배횡와위(dorsal recumbent position)를 사용한다.
   좌측위는 S상결장이 직장보다 낮아지므로 중력에 의해 용액 주입이 용이하며 따뜻하게 해주는 것은 대상자를 이완시킨다.
8. 일회용 장갑을 낀다.
   분변의 미생물로부터 간호사를 보호한다.
9. 대상자의 항문 위 30cm(12 inch) 정도로 관장통을 들어올리며 IV걸대를 이용할 수 있다.

중력에 의해 용액이 장으로 들어간다. 용액을 너무 높이 들면 장의 급속한 팽창과 압력을 초래하여 용액의 빠른 배출, 적은 양의 배변, 점막의 손상을 가져온다.

10. 직장 tube의 5~7cm(2~3inch)에 윤활제를 바른다.
    항문괄약근을 통한 직장 tube의 통과를 쉽게 하며 점막의 손상을 방지한다.
11. 한 손으로 항문을 노출시키고 다른 손으로 직장 tube(성인은 7~10cm, 어린이는 5~7.5cm, 영아는 2.5~3.75cm 정도)를 천천히 부드럽게 배꼽을 향하는 각도로 삽입한다.
    항문관(anal canal)의 길이는 약 2.5~5cm(1~2inch) 정도이다. tube를 천천히 삽입하면 장벽과 괄약근의 경련을 줄일 수 있다. 7~10cm 정도 삽입될 때 내괄약근을 통과하게 된다.
12. tube를 삽입하는 동안 저항이 있으면 대상자에게 심호흡을 하게 하고, 약간의 용액을 집어넣는다. 힘을 주어 억지로 tube를 삽입하지 않는다.
    심호흡과 적은 양의 용액은 괄약근을 이완시킨다.
13. 용액을 5~10분 동안 천천히 주입한다. 용액이 주입되는 동안 계속해서 tube를 잡고 있는다. 환자가 충만감과 통증을 호소하면 30초 동안 흐름이 멈추도록 잠금장치를 사용한다.
    용액을 천천히 주입하여 장의 급속한 팽창과 배변욕구를 방지한다.
14. 대상자가 배변욕구를 표현하거나 경련이 일어나면 tube를 막거나 관장통을 낮춘다.
    근육 이완을 돕고 용액이 너무 일찍 배출되는 것을 막는다.
15. 용액이 거의 다 주입되거나 대상자가 갑작스런 배변을 원하면 화장지로 항문을 누르면서 tube를 서서히 빼고 튜브를 쌌던 포장지에 말아 놓는다. 배변욕구가 강해질 때까지 용액을 보유하도록 지도한다. 약 10~15분 동안 관장액을 보유하기 위해 항문을 화장지로 누른 후 누워 있도록 한다.
    용액이 조금 남은 상태에서 조절기를 잠가 결장으로 공기가 들어가 불편감을 초래하는 것을 예방한다.
    화장지로 항문을 눌러 주는 것은 항문 괄약근 조절을 유지하게 한다. 서거나 앉은 자세는 중력에 의해 배설이 촉진되고 연동운동을 자극시킨다.
16. 안에서 바깥쪽으로 일회용 장갑을 뒤집어 벗는다.
    미생물과 접촉하는 것을 방지한다.
17. 대상자가 변기나 이동식 좌변기를 사용하도록 돕는다.
    앉는 자세가 배변을 촉진시키는 가장 좋은 자세이다.
18. 적어도 한 시간 동안 둔부 밑에 방수포(고무포)와 반홑이불을 그대로 둔다.
19. 대상자를 편안하게 해주고 물품을 정돈한다.
20. 물과 비누로 손위생을 실시한다.
21. 수행결과를 간호기록지에 기록한다.
    ① 관장의 종류
    ② 관장용액 및 주입한 양
    ③ 관장절차에 대한 대상자의 이상반응
    ④ 대상자의 관장 결과(대변양, 대변양상)

### (4) 정체관장(Retention enema)

목 적

관장액의 종류에 따라 배변, 투약, 체온하강, 수분과 영양소 공급, 구충 효과를 가져온다.

준비물 (글리세린 관장)

관장액(글리세린), 미온수(37.7~40.5도), 직장 tube(14~20Fr), 50mL 관장용 주사기, 수용성 윤활제, 일회용 장갑, 쟁반, 휴지, 손소독제, 대변기(필요시), 관장 모형, 홑이불, 방수포(또는 방수패드), 검온계

절 차

**절차 및 이론적 근거**

1. 물과 비누로 손을 씻고 필요한 물품을 준비한다.
2. 일회용 장갑을 착용한 후, 주사기 내관을 빼고 주사기 앞부분을 손으로 막은 상태에서 글리세린과 온수를 1:1로 부어 관장액을 준비한다.
3. 주사기 내관을 꽂고 공기를 뺀 다음 카테터나 직장튜브의 끝부분을 개봉하여 주사기를 연결하고 공기를 빼준다. 카데터나 직장튜브 끝 10~15cm 부위에 윤활제를 바른 후 장갑을 벗는다.
4. 준비한 물품을 가지고 대상자에게 간호사 자신을 소개한다.
5. 대상자의 이름, 등록번호 등을 개방형으로 질문하여 대상자를 확인하고, 입원팔찌와 대조하여 대상자를 확인한다.
6. 관장의 목적과 절차를 설명하고  커튼이나 스크린을 쳐서 대상자의 사생활을 보호해 준다.
7. 손소독제로 손위생을 실시한다.
8. 대상자의 둔부가 간호사 쪽을 향하도록 하여 Sim's position 또는 측위를 취하게 하고, 둔부 밑에 방수포(또는 방수패드)를 깐다.
9. 대상자의 둔부를 노출시키고 항문이 보이도록 사이를 벌리고 긴장을 풀도록 유도한다.
10. 일회용 장갑을 착용한다.
11. 카테터나 직장튜브의 끝을 대상자의 배꼽을 향하도록 해서 5~10cm 정도 삽입한다.
12. 카테터나 직장튜브 위치를 고정하고 관장액을 천천히 주입한다.
13. 대상자에게 입으로 숨을 천천히 내쉬면서 긴장을 풀도록 유도한다.
14. 관장액이 주입되는 동안 불편함이 있을 수 있으며, 주입 후 팽만감을 느끼는 것은 정상임을 설명한다.
15. 휴지로 항문을 막아주고 나머지 장갑을 벗는다.
16. 대상자에게 '10~15분 대변을 참거나' 혹은 '침대에 누워서 참을 수 있을 만큼' 대변을 참은 후 화장실에 가야 함을 설명한다.
17. 대상자에게 대변을 본 후 그 결과를 알려야 함을 설명한다.

18. 적어도 한 시간 동안 둔부 밑에 방수포(또는 방수패드)를 그대로 둔다.
19. 대상자를 편안하게 해주고 물품을 정돈한다.
20. 물과 비누로 손위생을 실시한다.
21. 수행결과를 간호기록지에 기록한다.
    ① 관장의 종류
    ② 관장용액 및 주입한 양
    ③ 관장절차에 대한 대상자의 이상반응
    ④ 대상자의 관장 결과(대변양, 대변양상)

---

### (5) 직장관(Rectal tube) 삽입

**목 적**

장 내의 가스를 효과적으로 배출시킨다.

**준비물**

직장 tube(성인 : 22~30Fr, 소아 : 14~18Fr), 수용성 윤활제, 배출관 또는 연결관, 반창고, 곡반 또는 배출병

**절 차**

#### 절차 및 이론적 근거

1. 대상자를 왼쪽 측위로 눕힌다.
   좌측위는 S상결장이 직장보다 위치가 낮아 관의 삽입이 용이하다.
2. 직장 tube에 윤활제를 바른 뒤 약 10~15cm 정도 항문으로 삽입한다. 어린이는 5~10cm 정도 삽입한다.
   용액이 주입되지 않으므로 관장보다 더 깊이 직장관을 삽입한다.
3. tube 삽입 상태를 확인하기 위해 tube 끝을 물에 담가본다.
   공기가 나오는지 확인한다.
4. 연결관을 배출병에 꽂아 가스와 함께 배출되는 변이 흐르도록 한다.
5. 직장 tube가 빠져나오지 않도록 반창고로 둔부에 부착시킨 뒤 15~20분간 둔다. 30분이 경과하지 않도록 한다.
   장시간 삽입하면 괄약근의 반사기능을 감소시키고 결국 영구적인 괄약근의 손상을 초래하게 된다.
6. 필요에 따라 매 2~3시간마다 반복할 수 있다.
7. 사용한 물품을 정리한다.
8. 결과와 대상자의 반응을 기록한다.
9. 가스팽만을 줄일 수 있는 방법을 교육한다. 과호흡하지 않도록 하며 걷는 운동으로 가스를 효과적으로 배출시킨다.

---

### (6) 직장좌약(Rectal suppository) 삽입

목 적

1. 배변을 돕는다.
2. 직장 내로 약물을 흡수한다.
3. 상부 위장계에 자극을 주지 않고 위장계로 약물을 투여한다.

준비물

좌약, 수용성 윤활제, 일회용 장갑, 화장지, 종이수건

절 차

#### 절차 및 이론적 근거

1. 좌약을 약 카드와 비교한 후 침상가로 가지고 간다.
   좌약은 형태가 유지될 정도로 적절히 단단해야 하며, 녹아 있을 경우 잠시 냉장 보관하여 단단하게 한 후 투약한다.
2. 대상자를 확인하고 목적, 절차를 설명하고 협조를 구한다.
3. 대상자가 좌측위를 취하게 하고 우측 다리를 최대한 굴곡한다.
4. 일회용 장갑을 끼고 좌약을 삽입시킬 손의 시지에 윤활제를 바른다.
   삽입 시 항문에 마찰을 일으키거나 조직에 손상을 주는 것을 막는다.
5. 입으로 숨을 쉬도록 한다.
   심호흡은 괄약근을 이완시킨다.
6. 윤활제를 바른 손으로 좌약을 쥔 후 다른 한 손으로 항문을 노출시켜 좌약을 삽입한다. 성인의 경우 10cm, 소아의 경우 5cm 정도 들어가게 한다.
   좌약은 괄약근을 지나 시지의 길이만큼 삽입하여 빠져나오지 않도록 한다. 좌약이 대변이 아닌 직장벽에 밀착될 때 효과가 나타난다.
7. 손가락을 뺀 후 장갑을 뒤집어 벗는다.
8. 화장지로 항문을 수 분간 누르고 약 20~30분간 누워 있도록 한다.
   좌약이 체온에 의해 녹아 직장 내에 넓게 퍼지도록 한다.
9. 강한 변의가 생기면 변기를 사용하여 배변하거나 화장실에 가도록 한다.
10. 사용한 물품을 정리한다.
11. 좌약의 형태, 삽입시간, 보유시간 및 효과, 결과를 기록한다.

### (7) 지두로 대변 제거하기(Digital removal of Fecal impaction) : 지두 관장(Finger enema)

목 적

분변매복으로 변이 매우 단단하고 너무 커서 자율적 배출이 어려울 경우 굳은 변 덩어리를 제거한다.

준비물

방수포, 변기, 일회용 장갑, 수용성 윤활제, 화장지

절 차

**절차 및 이론적 근거**

1. 대상자에게 목적과 방법을 설명하고 협조를 구한다.
2. 제거된 분변을 담을 수 있도록 변기를 침대 위에 놓는다.
3. 스크린이나 커튼을 치고 방수포를 침대 위에 깐다.
4. 대상자가 우측위를 취하게 한다.
   우측위는 S상결장의 위치를 높게 해 중력에 의한 대변제거를 돕는다.
5. 일회용 장갑을 낀다.
6. 집게 손가락에 윤활제를 바른다.
7. 항문 속으로 손가락을 부드럽게 삽입한 후 배꼽 방향으로 움직인다.
8. 손가락을 움직여 딱딱해진 변을 부수고 조각을 제거하여 변기에 버린다. 만약 덩어리가 매우 단단하고 크면 일부분만 꺼낸 후 간격을 두어 다시 제거한다.
   손가락으로 직장에 자극을 주는 것은 미주신경을 자극해 부정맥을 일으킬 수 있다.
9. 분변매복을 제거한 후 직장부위를 청결히 하고 대상자를 편안하게 해준다.
10. 배변을 원하면 변기를 사용하게 돕는다.
    손가락으로 직장을 자극하면 배변을 유도할 수 있다.
11. 결과와 대상자의 반응을 기록한다.

---

### (8) 변기사용법(Offering and removing bedpan or urinal)

목 적

계획된 시간에 규칙적으로 또는 대상자가 원하는 시간에 변기를 대주어 정상적인 배변습관을 갖도록 한다.

준비물

변기나 소변기 또는 이동식 좌변기, 화장지, 손 씻을 물품, 일회용 장갑, 변기나 소변기의 덮개

절 차

## 절차 및 이론적 근거

1. 변기, 소변기, 다른 준비물을 침대 옆으로 가져간다. 일회용 장갑을 낀다.
2. 변기가 금속으로 되어 있으면 따뜻한 물로 데운다.
   차가운 변기는 불편함을 느끼게 하고 배변을 어렵게 만든다.
3. 침대를 간호사의 허리 높이로 높게 한다.
   침대를 높이는 것은 간호사 허리의 긴장을 덜어준다.
4. 변기나 소변기를 침대 옆의 의자나 침대의 발치에 놓는다.
   불필요한 노출을 방지한다.
5. 대상자의 무릎을 굽히게 하고 발꿈치에 체중을 싣게 한 후 둔부를 들어 올리게 하고 한 손으로 대상자의 등 아래쪽을 들어올리고 변기를 다른 한 손으로 밀어 넣어 대어 준다.
   대상자의 체중을 발꿈치에 두면 간호사는 힘이 덜 든다.
6. 변기를 적당한 위치에 놓는다. 둥근 부분이 둔부에 위치하게 한다.
7. 허용된다면 침대의 머리 부분을 앉는 자세로 올린다.
   대상자 등의 과신전으로 인한 긴장을 피하게 하며 중력으로 배설되도록 한다.
8. 휴지를 손이 쉽게 닿을 수 있는 곳에 두고 안전하다면 대상자를 혼자 둔다. 침상난간을 사용한다.
   가능하면 대상자를 혼자 두는 것이 자존감을 증진시킨다.
9. 변기를 조심해서 잡고 제거한다. 대상자를 도울 필요가 있으면 일회용 장갑을 끼고, 화장지로 음부에서 항문 쪽으로 깨끗하게 닦아준다. 변기를 덮는다.
   앞쪽에서 뒤쪽으로 깨끗이 닦아서 질과 요도가 분변으로 오염되는 것을 최소화한다.
10. 검사물이 필요하거나 배설량의 측정이 필요하면 변기 내에 휴지를 넣지 않는다.
11. 대상자의 손을 씻게 한다.
12. 변기와 소변기를 비우고 깨끗이 한다.
13. 손을 씻는다.
14. 대변의 형태와 양을 기록한다.

## (9) 장루간호

목 적

장루(ostomy) 주위의 피부청결을 유지하고 합병증을 예방하며 장루관리를 대상자 스스로 하기 위함이다.

준비물

피부 보호막, 주머니(pouch), 클립, 가위, 볼펜, 거즈, 자극성이 적은 비누, 장갑, 스크린, 피부보호 연고, 피부보호 파우더

절 차

### 절차 및 이론적 근거

1. 손을 씻고 필요한 물품을 준비한다.
2. 대상자에게 장루간호의 방법과 목적을 설명한다.
3. 스크린이나 커튼을 사용하여 프라이버시를 제공한다.
4. 방수포를 대상자의 허리 밑에 깐다.
   침구를 보호한다.
5. 부착된 주머니와 보호막을 조심스럽게 제거한다. 교환 시기는 장루가 활동하지 않는 시간이나 식전, 식후 2시간 경과 후가 좋다.
   피부 보호막은 피부가 자극이 되거나 새기 전 5~10일마다 교환하고 제거할 때에는 한 손으로 피부를 눌러주어 피부 손상을 적게 한다.
6. 장루 주위 피부를 중성비누로 깨끗이 씻은 후 말린다(그림 9-30 ①). 필요시 피부보호 파우더를 뿌린다. 장루 주변의 발적, 궤양 등 피부 상태를 세심히 관찰한다.
   장루주위 피부보호를 위해 피부가 벗겨진 경우에 피부보호 파우더를 뿌리면 상처치유에 도움이 된다.
7. 필요시 장루주위 피부의 털을 면도한다.
   면도 시에는 반드시 장루 바깥 방향으로 시행해야 장루 점막에 상처를 주는 것을 예방할 수 있다.
8. 장루의 크기를 측정하여 피부 보호판의 치수를 결정한다(그림 9-30 ②).
9. 피부 보호판 뒷면에 측정한 장루크기를 그리고 2~3mm 여유있게 가위로 잘라낸다(그림 9-30 ③).
   피부 보호판을 장루 크기보다 작게 오리거나 똑같이 오린 경우 장루 점막에 상처를 줄 수 있다. 또한 너무 크게 오려 피부가 과다 노출되면 주위 피부가 손상되거나 과잉 증식될 수 있다.
10. 피부 보호판의 뒷면의 비닐을 떼어낸 후 피부보호 연고를 바른다(그림 9-30 ⑤).
11. 피부 보호판의 백 연결부위가 위로 향하게 피부에 부착한다(그림 9-30 ⑥).
12. 피부 보호판의 틀과 주머니 틀을 잘 맞추어 누르면 '찰칵'하는 소리가 난다(그림 9-30 ⑦). 20~30분간 움직이지 않고 안정을 취하면서 손바닥으로 눌러주도록 한다.
    안전하게 잠겼음을 의미한다. 피부 보호판이 안정적으로 붙어 유지될 수 있도록 한다.

1. 장루 주변 닦기
크린저
2. 장루 크기 재기
3. 부착판 자르기
4. 비닐 제거하기
Coloplast
5. 틈막는 연고 바르기
틈막는 연고
장루용파우더
피부보호필름
6. 피부에 부착판 부착하기
7. 주머니 부착하기
8. 잠금장치 잠그기
9. 잠금장치 열기
10. 배출구 잠그기
11. 배출구 접기
12. 밸크로 날개로 잠그기

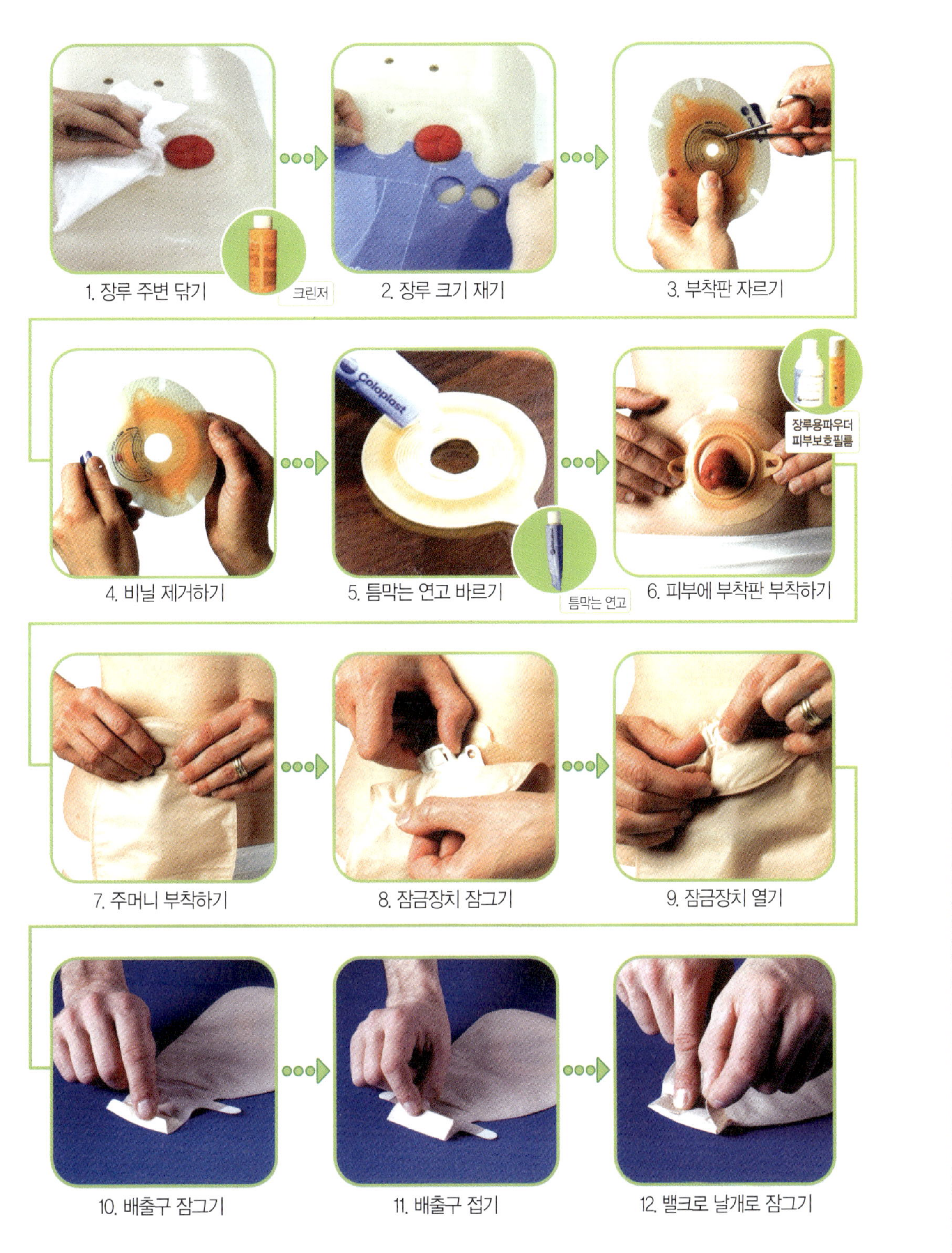

**[그림 9-30]** 장루간호의 과정(자료제공 : coloplast사)

13. 주머니 밑단을 클립의 아래 부분에서 한 번 접은 후 클립 윗부분을 눌러서 잠근다(그림 9-30 ⑧).
14. 주머니 안의 배설물이 1/3~1/2 가량 차거나 가스가 차면 클립을 열고 비운다.
15. 주머니를 교환할 경우 보호막이 떼어지지 않도록 잘 잡고, 주머니를 재사용할 경우 주머니를 중성세제로 닦고 잘 말린다.
16. 피부보호막은 1주일 이상 사용하지 않는다.
    배설물의 양, 양상, 땀, 날씨에 따라 교환시기가 달라진다.
17. 물품을 정리하고 장루의 크기, 색깔, 피부상태, 부착물의 종류, 배설물의 양상을 기록한다.

### (10) 장루세척

하행결장루나 S상결장루 대상자는 규칙적인 배변습관 형성을 위해 장루세척을 시행할 수 있다. 세척은 기본적으로 관장과 유사하지만, 누공 구조에 맞는 전용 세척관을 사용해야 하며, 관장세트를 그대로 사용해서는 안 된다. 적절한 장비로 부드럽게 시행하면 장천공 위험을 줄일 수 있다.

장루는 신체상 변화로 정서적 부담을 유발하지만, 규칙적인 세척을 통해 변 배출을 조절하면 심리적 적응을 돕고 지속적인 주머니 착용에서 벗어나 활동의 자유를 얻을 수 있다. 효과를 위해서는 매일 같은 시간, 같은 방법, 동일한 횟수로 시행하는 것이 중요하다.

영아는 장천공 위험이 높고, 아동은 세척 중 앉아 있기 어려워 일반적으로 장루세척을 시행하지 않는다. 세척은 약 45~60분이 소요되어 대상자가 불편감을 느낄 수 있으므로 간호사는 정서적 지지를 제공해야 하며, 필요시 식이 조절이나 완하제 사용 등 다른 관리 방법을 함께 활용할 수 있다.

## 5 평 가

간호중재의 효율성은 기대되는 간호결과와 간호목표가 얼마나 달성되었는지에 따라 평가할 수 있다. 간호의 궁극적인 목표는 부드러운 형태의 변을 정상적으로 배변하는 것이다.

다음은 배변 문제를 가진 대상자의 간호평가의 예가 된다.

변비를 가진 대상자의 경우 대상자의 변이 부드럽고 형태가 있고 대상자는 변의를 느낀 후 즉시 힘들이지 않고 배변한다. 대상자의 하루 수분 섭취량은 3,000mL로 충분하며 대상자는 규칙적으로 운동을 한다.

또한 인공 항문을 가지고 있는 대상자의 경우 성공적으로 인공 항문을 스스로 관리하며 긍정적인 신체상을 유지하고 원만한 사회관계를 형성하는 것이 간호 평가의 항목이 될 수 있다.

# Ⅲ. 사례적용

1. 이○○ 양은 23세 여자로 키가 160cm에 몸무게는 52kg이다. 그는 체중을 조절하기 위해 저녁식사를 하지 않는 다이어트를 시도한 지 5일째이며 현재 남자 친구와의 갈등을 겪은 후 집 밖의 외출을 꺼리고 있다.
   이양은 대변보기가 어려우며 소량의 딱딱한 변을 배출하였다고 이야기하였고 간호사의 관찰 결과 복부는 팽만되어 있으며 장음이 감소되었음을 확인하였다.
   이 상황에서 가능한 간호진단과 간호계획을 생각해 보시오.

2. 김○○ 씨는 42세 여자로 직장암으로 결장루 수술을 받은 지 2주 된 환자이다. 대상자는 인공 항문의 개구부를 보는 것조차 거부하고 있다. 이 상황에서 가능한 간호진단과 간호계획을 생각해 보시오.

## 관련용어

bowel incontinence 장실금
bowel movement 장운동
bowel training program 장훈련 프로그램
cathartic 설사제
chyme 유미즙
colon 결장
colostomy 결장루
constipation 변비
diarrhea 설사
endoscopy 내시경검사
enema 관장
fecal impaction 분변매복
feces 분변
flatus 고창, 장내 가스
hemorrhoid 치질
ileostomy 회장루
laxative 완하제
occult blood 잠혈
peristalsis 연동운동
stoma 누공
suppository 좌약
valsalva maneuver 발살바 수기

제10장

# 투약간호

10

## 학습목표

1. 약물투여에서 간호사의 역할과 책임을 설명한다.
2. 약물작용기전과 약물유형을 설명한다.
3. 약물투여경로별 특성을 설명한다.
4. 약물의 용량을 정확히 계산한다.
5. 투약을 위한 안전수칙을 설명한다.
6. 경구투여 약물을 정확하게 준비한다.
7. 경구투여 약물을 절차에 따라 투약한다.
8. 대상자 및 가족을 대상으로 경구투약방법을 교육한다.
9. 경구투여 후 대상자의 반응을 평가한다.
10. 주사 약물을 정확하게 준비한다.
11. 근육주사, 피하주사, 피내주사, 정맥주사 부위를 설명한다.
12. 근육주사, 피하주사, 피내주사, 정맥주사를 절차에 따라 수행한다.
13. 근육주사, 피내주사, 피하주사, 정맥주사 후 대상자의 반응을 평가한다.
14. 정맥주사로 인한 부작용 발생 시 적절한 간호를 수행한다.
15. 정맥주입용액 및 세트교환을 절차에 따라 수행한다.
16. 정맥주입 중 side shooting을 수행한다.
17. 약물투여 시 saline lock을 관리한다.
18. 정맥주입 세트별로 정맥주입을 적용한다.
19. 정맥주입펌프조절을 절차에 따라 수행한다.
20. 중심정맥주사의 종류 및 적응증을 설명한다.
21. 중심정맥주사 삽입에 필요한 간호를 수행한다.
22. 중심정맥카테터 삽입부위 드레싱을 수행한다.
23. 중심정맥카테터를 통해 혈액 채취를 수행한다.
24. 중심정맥주사로 인한 합병증 발생 시 간호를 수행한다.
25. 완전 비경구영양을 절차에 따라 수행한다.
26. 완전 비경구영양 후 대상자의 반응을 평가한다.
27. 수혈에서 간호사의 역할 및 책임을 열거한다.
28. 수혈에 필요한 검사를 수행하고, 수혈에 적합한 절차에 따라 수행한다.
29. 수혈의 반응, 부작용을 알고 적합한 간호를 수행한다.
30. 국소(피부, 코, 눈, 귀, 질, 저용량 분무기) 투여 약물을 절차에 따라 수행한다.
31. 국소투약 후 대상자의 반응을 평가한다.

약물은 인간의 건강에 영향을 미치는 잠재성을 가지고 신체기능에 변화를 일으킬 수 있는 물질을 뜻하며, 간호 대상자의 질병을 예방하고 진단과 치료를 목적으로 사용된다. 약물의 투여 및 효과에 대한 평가는 간호실무의 근본적인 것이므로 간호사는 약물의 작용, 효과, 부작용 등을 이해해야 한다. 약물은 건강상태에 변화가 생긴 대상자를 위한 수단이 되지만 부적절한 투여는 어떤 약물이든 해로운 영향을 미칠 수 있다.

약물의 투약은 간호사의 책임이며, 안전하고 정확하게 약물을 환자에게 투여하기 위해 간호사는 약동학(pharmacokinetics)을 알고 있어야 한다.

# I. 과학적 근거

## 1 간호실무와 투약

### 1) 약명

약물은 화학명, 일반명, 약전명, 상품명 등 여러 이름을 가질 수 있다.

화학명(chemical name)은 약물의 성분과 분자 구조에 따라 붙인 이름으로, 임상실무에서 흔히 사용되지는 않는다. 예를 들어 N-acetyl-para-aminophenol이라는 화학명은 임상에서는 acetaminophen(일반명) 또는 Tylenol(상품명)로 더 잘 알려져 있다.

일반명(generic name)은 United States Adopted Name Council (USANC)에서 공인한 약물의 공식 명칭으로, acetaminophen이 그 예이다. 이는 특정 제약회사와 무관하게 사용되는 표준 이름이다. 상품명(trade name)은 제조회사가 제품을 판매하기 위해 붙인 이름을 의미한다.

간호사는 한 약물이 여러 이름을 가질 수 있음을 이해하고, 의사소통 시 정확한 명칭을 사용해야 한다. 동일한 성분의 약물이 여러 제약회사에서 제조될 수 있으므로, 처방 시 일반명 또는 약전명을 함께 사용하면 혼동을 줄일 수 있다.

### 2) 약물의 분류와 형태

약물은 투여경로 및 신체체계에 미치는 효과와 관련하여 분류된다. 예를 들어, 비인슐린 의존형 당뇨환자가 혈당을 조절하기 위해 약물을 복용할 때, 이 약물은 경구용 혈당강하제로 불린다. 하나의 약물이 여러 분류에 포함되기도 하는데, 예로 aspirin은 진통제(analgesic), 해열제(antipyretic), 항염증제(antiinflammatory medication) 분류에 포함된다.

약물은 여러 가지 형태로 만들어서 사용되며 이러한 형태는 투여경로를 결정하게 된다. 약물의 구성은 그 약물의 흡수와 대사를 용이하게 하기 위해 다양한 형태로 조제되는데, 간호사는 약물의 적절한 형태와 사용에 대한 지식을 가져야 한다(표 10-1).

### 3) 약물관련 법규

우리나라에서 약물의 안전성과 효과는 식품의약품안전처(Ministry of Food and Drug Safety, MFDS)의 규제 · 감독을 받는다. 식품의약품안전처가 지정한 의약품은 '대한약전'에 수록되며, 여기에는 의약품의 명칭, 성상, 품질기준, 순도, 시험법, 일반적인 용량 범위, 극량 및 독성 관련 규정 등이 포함된다.

미국에서는 의약품 관련 법규의 집행을 식품의약국(Food and Drug Administration, FDA)이 담당한다. 1993년 FDA는 MEDWATCH 프로그램을 도입하여, 의사 · 간호사 등 의료전문인이 약물 이상반응, 품질 문제, 안전성 이슈 등을 자발적으로 보고할 수 있도록 하였다. 세계보건기구(WHO)는 국제적인 의약품 기준을 제시하는 국제약전을 발간하고 있으며, 미국의 약전은

**[표 10-1] 약물의 형태**

| 형 태 | 특 성 |
|---|---|
| • 수용액, 물약 (aqueous solution) | • 한 가지 이상의 약물이 물에 용해된 것 구강용, 주사용, 외용이 있다. |
| • 수성 현탁액 (aqueous suspension) | • 미세한 입자로서 물과 같은 액체에 용해되지 않고 혼합된 것으로 투여 전에 반드시 흔들어 사용한다. |
| • 교갑, 낭제(capsule) | • 분말, 용액, 기름 형태의 약물을 젤라틴으로 만든 주머니에 넣은 것 |
| • 환제(pill) | • 한 가지 이상의 약물을 응집물질과 함께 혼합하여 삼키기 쉽게 만든 타원형 또는 원형의 약제 |
| • 분말, 가루약(powder) | • 한 가지 이상의 약물로 내복용 또는 외용으로 사용되는 가루로 된 약제 |
| • 정제(tablet) | • 분말을 압축하여 단단하고 작은 원반형으로 만든 약제 |
| • 시럽(syrup) | • 불쾌한 맛을 없애기 위해 당 용액에 용해 시킨 약제 |
| • 엘릭시르(elixir) | • 에틸알코올을 함유하는 달콤하고 향기로운 약제 |
| • 유제(emulsion) | • 기름을 미립자의 형태로 물에 분산시킨 것 |
| • 침출제(extract) | • 식물이나 동물에서 추출한 생약의 추출액을 농축한 것 |
| • 에어로졸(aerosol spray) | • 액체, 분말 또는 거품이 피부에 얇은 막으로 침착되도록 만든 것 |
| • 젤 또는 젤리(gel or gelly) | • 피부에 바르면 액화되는 맑고 투명한 반고형의 약제 |
| • 로션(lotion) | • 수성액에 약물을 미세 균등하게 분산시킨 유연성 약제 |
| • 크림(cream) | • 피부에 사용하는 끈적거리지 않는 반고형의 약제 |
| • 연고(ointment) | • 한 가지 이상의 약물이 혼합된 반고형 약제로 피부와 점막에 도포하여 사용하며, 이고와 찰제의 중간 정도의 점도를 가진 외용약 |
| • 이고(paste) | • 연고와 비슷하나 분말을 액체나 연고와 혼합한 것으로 점도가 높아 연고보다 피부 투과력이 낮다. 영아의 대소변 자극을 예방하기 위한 아연화 연고(zinc oxide) |
| • 찰제, 도고제(liniment) | • 이고나 연고보다 유동성이 있는 외용약 |
| • 좌약(suppository) | • 젤라틴과 한 가지 이상의 약물이 혼합된 고형 약제로 체강(직장, 질, 요도)에 삽입하기 쉬운 모양으로 체온에 의해 용해되도록 만든 것 |
| • 팅크제(tincture) | • 식물에서 추출한 생약을 에틸알코올과 물의 혼합액으로 조제한 약제 |
| • 피부접착제, 패취 (transdermal patch) | • 피부에 붙여서 피부를 통해 약물이 흡수되도록 피부에 붙이는 반창고 형태의 약제 |

USP (United States Pharmacopeia)라는 공식 약전으로 사용된다.

모든 약물은 치료적인 작용뿐 아니라 부작용과 독작용을 가져올 수 있고, 투약과오로 인한 비가역적 합병증과 후유증을 초래할 수 있다. 투약과오는 투약 날짜와 시간을 지키지 않거나 생략, 부정확한 약물, 투약경로, 투여용량의 오류, 대상자의 특이체질 확인 오류 등을 포함한다.

약물의 처방책임은 의사에게 있고 약의 조제의무는 약사에게 있으며, 처방된 약을 투여하고 투여 후 대상자의 상태를 관찰하고 반응을 평가하는 것은 간호사의 책임이므로 약물투여 시 의사, 약사, 간호사의 책임이 모두 중요하다. 그러나 의사의 처방이나 약사의 조제상 오류를 간호사가 투약 전에 발견한다면 투약과오를 막을 수 있다.

투약과오를 예방하기 위해 간호사는 대상자의 투약과 관련한 과거력, 알레르기에 대해 상세히 사정하고 과민반응을 유발할 수 있는 약물은 투여 전 반드시 사전 과민반응 검사를 시행하여야 한다. 약품사용에 있어서 간호사는 약물과 관련된 사전지식을 가져야 하는데, 그 내용은 약물의 작용, 부작용, 위험 소인을 가진 대상자, 금기, 주의점 등이다. 주사약제의 투여 시 외과적 무균술의 사용은 간호사의 법적 의무가 되는데 약물의 멸균상태 확인, 주사의 준비와 시행시의 무균술의 유지는 간호사가 반드시 지켜야 하는 책임과 의무가 된다. 의사의 처방을 이해할 수 없거나 처방이 의심스러울 때는 처방 내용이 확인될 때까지 투약을 연기해야 한다. 잘못된 처방을 그대로 시행하여 환자에게 위험이 초래된 경우에는 간호사도 법적 책임을 면하기 어렵다.

### 4) 비치료적인 약물사용

과거의 약물오용(misuse)과 남용(abuse)은 통증 완화나 불안 감소처럼 치료 목적과 연관된 경우가 많았지만, 현재는 호기심이나 쾌락 추구를 위한 비치료적 사용이 더 흔해지고 있다.

약물오용은 하제, 제산제, 비타민제, 진통제, 기침약, 감기약 등의 약물을 대상자가 자가 처방하거나 과용함으로써 급·만성 작용이 초래되는 것을 의미한다.

약물남용은 계속적으로나 주기적으로 알코올, 각성제, 카페인, 담배, 진정제 등의 약물을 부적절하게 복용하는 것을 의미한다.

약물의존성(drug dependence)은 약물을 사용하다가 사용을 중지하면 신체적·정신적으로 그 약물을 갈망하고 탐닉하는 것으로 신체적으로 오심, 구토, 전신경련, 혼수상태, 불면이 나타나는 것을 신체적 의존성(physical dependence)이라 하며 이때 나타나는 증상을 금단증상(withdrawal syndrome)이라 한다.

간호사는 대상자가 약물을 부적절하게 사용하여 오는 문제를 이해하는 윤리적·법적 책임을 갖는다. 약물남용이나 약물의존성을 나타내는 대상자를 간호할 때 대상자의 약물사용에 대한 가치와 신념을 이해해야 한다.

약물남용으로 인한 신체적, 심리적, 사회적 변화에 대해 간호사가 인식하는 것은 대상자의 의학적 문제를 확인하는 데 도움이 된다.

## 2 약물의 효과

### 1) 약물의 용량

인체 내에서 약물이 약리작용을 나타내기 위해서는 최소한 약물을 일정 용량 이상 투여해야 하며, 이 용량을 최소 유효량(minimal effective dose)이라고 한다.

모든 약물은 혈중 내 반감기를 가지는데 이는 혈중 내 약물농도가 반으로 줄어드는 데 걸리는 배설 시간을 나타낸다. 약물투여 시 투여로 인한 치료효과를 얻기 위해서는 혈중농도를 일정 기간 치료용량으로 지속시키는 것이 필요하다. 그러므로 처음에 초기용량(loading dose)을 투여하여 약물농도를 원하는 농도에 도달하게 한 후 약물의 반감기를 고려하여 소실된 약물의 용량만큼 일정한 시간 간격으로 투여해야 하는데, 대부분 약물의 반감기는 8~24시간이므로 약물을 4~6시간마다 반복 투여하게 된다.

## 2) 약물의 효과

### (1) 치료적 효과

치료적 효과(therapeutic effect)는 약물이 의도한 바람직한 효과이며, 약물처방 시 기대되는 효과이다. 예를 들면 morphine sulfate의 치료적 효과는 진통이다.

### (2) 부작용

약물의 부작용(side effect) 혹은 약물의 2차적 효과는 약을 투여할 때 의도하지 않았던 효과로서 치료 작용에 불필요하고 불쾌한 작용이다. 부작용은 대개 예측될 수 있으며 해가 없을 수도 있고 잠재적으로 유해한 것일 수도 있다. 예를 들면 codeine phosphate는 변비를 가져오고 digitalis는 심근의 수축력을 강화시키는 동시에 오심과 구토를 유발한다. 일부 경미한 부작용은 약물의 치료적 효과가 더 크다고 판단될 경우 투약을 지속하면서 증상을 모니터링할 수 있다. 그러나 심한 오심 · 구토, 지속적인 설사, 위장관 출혈, 의식 변화(과도한 진정 또는 흥분) 등과 같이 대상자의 안전을 위협하거나 약물 독성을 의심할 수 있는 부작용이 나타나면 즉시 투약을 중단하거나 용량 조정이 필요하다. 또한 신장손상, 간 기능 장애, 골수억제 등과 같이 생명을 위협할 수 있는 심각한 이상 반응은 조기 발견이 매우 중요하므로, 간호사는 각 약물의 특성과 관련된 부작용을 정확히 이해하고 주의 깊게 사정하여 적절한 중재를 시행해야 한다.

### (3) 독작용

독작용(drug toxicity)은 많은 양의 약물투여 후에 생길 수 있으며, 과량 복용하거나 외용약을 내복한 경우 또는 대사기능이 손상되었거나 배설장애로 약물이 체내에 축적되었을 때 예기치 못한 약물에 대한 민감성으로 인해 초래된다.

약물의 독작용은 즉시 나타나기도 하고 수주, 수개월 동안 나타나지 않는 경우도 있다. 예로 morphine sulfate는 중추신경계를 억압하여 통증을 감소시키지만 축적됨으로 인해 호흡이 억제된다.

### (4) 약물 알레르기 반응

약물 알레르기(drug allergy)는 약을 투여했을 때 약의 고유한 작용과는 관계없이 면역학적 반응이 나타나는 것을 말한다(표 10–2).

**[표 10-2] 약물 알레르기 반응**

| 증 상 | 설 명 |
|---|---|
| • 발진(rash) | • 표피 내의 돌출된 수포로서 붉으며 전신에 분포한다. |
| • 두드러기(urticaria) | • 돌출된 불규칙한 모양의 피부발진으로 모양과 크기는 다양하다. |
| • 소양증(pruritis) | • 대부분 피부발진을 동반하는 피부의 가려움증 |
| • 비염(rhinitis) | • 비강 염증으로 부종과 맑은 액성 분비물을 유발한다. |
| • 혈관 부종(angioedema) | • 모세혈관의 삼투압 증가로 인한 부종 |
| • 누액과다 | • 눈물이 많이 나는 것 |
| • 오심(nausea), 구토(vomiting) | • 뇌의 구토 중추 자극으로 인한 오심, 구토 |
| • 호흡곤란(dyspnea), 천식음(wheezing) | • 폐조직의 수분 축적과 부종으로 인한 호흡곤란, 천식음 |
| • 설사(diarrhea) | • 대장점막의 자극으로 인한 설사 |

약물 알레르기는 특정 항원(약물)에 감작되어 체내에 항체가 형성된 후, 동일 약물에 다시 노출되었을 때 면역반응으로 발생한다. 그러나 일부 대상자는 특정 약물에 대해 선천적으로 과민성을 가지고 있어 첫 노출에서도 알레르기 반응이 나타날 수 있다.

대상자의 알레르기 반응은 경증에서 중증으로 다양하며 반응은 약물투여 후 즉시 나타나는 것에서부터 몇 시간 후, 며칠 후 나타나는 것까지 다양하다. 가장 위험한 것은 약물투여 후 즉시 나타나는 아나필락시스(anaphylactic reaction)인데, 이는 모세기관지의 수축과 국소적 부종으로 호흡이 가빠지고 모세혈관의 확대로 인한 저혈압과 빈맥을 나타내므로 응급 소생술이 요구되기도 한다.

이와 같이 알레르기 반응에 대한 병력을 가진 대상자는 대상자 스스로 알고 있어야 하며, 대상자를 확인할 수 있는 표시(팔찌)를 착용하여 동일 약물의 재사용을 예방하는 조치가 취해져야 한다.

### (5) 특이체질 반응

특이체질 반응(idiosyncratic reaction)은 개인의 유전적 요인이나 대사적 특성으로 인해 정상 용량에서도 비정상적이고 예측 불가능한 반응이 나타나는 것을 말한다. 이러한 반응은 과도한 반응(과민 반응)이나 반대로 기대 효과가 거의 없는 저하 반응 등으로 나타날 수 있으며, 일반적인 약물 작용 기전으로는 설명되지 않는다. 특이체질 반응은 발생 가능성을 사전에 예측하기 어렵기 때문에 투약 후 대상자의 반응을 세밀하게 관찰하는 것이 중요하다.

### (6) 약물의 내성

약물의 내성(drug tolerance)은 어떤 약물을 장기간 복용했을 때 특정 약물에 대한 대사작용이 낮아서, 용량을 증가해야만 다른 사람과 같은 치료효과가 나타나는 것을 말하는데, 다양한 진통제를 사용했던 사람의 경우 통증 감소를 위해 약물을 증량해야만 하는 경우가 있다.

### (7) 약물의 축적작용

약물을 계속해서 짧은 시간 내에 반복 투여했을 때 반감기가 긴 약물이거나 체내 조직에 강하게 결합하는 성질이 있는 약물인 경우 체내에 축적되는 현상이다. 약물의 흡수에 비해 배설이 늦을 때는 다음 시간의 투약이 이루어진 후에도 이전의 약물이 대사가 완전히 이루어지지 못하여 혈중 또는 조직에 축적될 수 있다. 이러한 축적이 과도해지면 독성 농도에 도달하여 중독 증상을 유발할 수 있다. 디지탈리스(Digitalis)는 축적작용을 일으키기 쉬운 대표적 약물이다.

## 3 약물의 작용

투약은 치료적으로 유용한 효과를 가져온다. 한 가지 약물이 조직이나 장기에 한 가지 이상의 작용을 가지면서 신체기능을 변화시키는데, 약물은 세포기능을 증진하거나 억제하고 또는 체내에서 모자라는 물질을 대치하기도 한다.

### 1) 약물의 약력학

약력학(pharmacodynamics)은 약물이 체내에서 생리적인 변화를 일으키는 과정을 연구하는 학문으로 약물과 체내에 정상적으로 존재하는 특수 분자와 화학물간의 상호작용을 의미한다. 약물에 따라서는 단순하게 세포 밖에서 물질과 반응하여 중화시키거나 삼투압과 같은 화학적 · 물리적 방법으로 작용하기도 하지만, 대부분의 약물은 세포막에 위치한 수용체(receptor)와 반응하여 특이한 효과를 나타낸다.

약물이 특정 장기에서 선택적으로 작용할수록 치료효과가 높고 상대적으로 부작용이 적어지게 되므로 선택성이 높은 약물이 좋은 약물이 된다. 약물이 작용하는 표적기관을 주효세포라 하는데, 주효세포 세포막의 특정부위가 수용체로 작용하게 된다. 약물이 수용체와 상호작용하는 방식에는 작용제와 길항제의 두 가지 방식이 있다.

작용제(agonist)는 수용체와 결합하여 수용체의 물리화학적 특성을 변화시킴으로써 수용체를 활성화시킨다. 길항제(antagonist)는 작용제와 마찬가지로 수용체와 결합은 하지만 수용체를 활성화시키지 않는다. 길항제는 작용제의 작용을 봉쇄함으로써 수용체가 활성화되지 못하게 하므로 차단제(blocker)로 불린다.

## 2) 약물의 약동학

약물의 치료효과를 결정짓는 것은 수용체 부위에 도달한 약물의 농도이다. 이때 수용체 부위에 도달한 약물의 농도는 투여된 약물의 용량뿐만 아니라 흡수, 분포, 대사, 배설과 같은 약동학(pharmacokinetics)에 의해 영향을 받게 된다.

### (1) 흡수

흡수는 투여된 약물이 그 작용 부위로 운반되기 위한 첫 번째 단계로서 약물이 투여된 부위로부터 혈액이나 림프 쪽으로 들어간다. 혈장 내에 흡수된 약물은 처음에는 빠르게 그 농도가 증가되다가 차차 그 증가도가 둔화된 채로 최고치에 달한 후 점차 그 농도가 감소하게 된다. 약물의 흡수율이 빠르면 빠를수록 더 빠르게 최대 효과가 나타나는데, 흡수에 영향을 미치는 중요한 요인은 투여경로이다.

다음은 약물의 흡수 속도에 영향을 미치는 요인이다.

#### ① 약물의 용해도

약물이 흡수되기 위해서는 먼저 약물이 용해되어야 한다. 약물의 성분, 첨가제의 종류, 입사의 크기, 형태(액체, 정제, 캡슐)에 따라 약물의 흡수율이 다르다.

경구 투여되는 약물의 경우에는 위장관 내가 수용성 매체로 되어 있어 수분에 대한 용해도가 클수록 쉽게 흡수된다. 또한, 약물이 흡수되기 위해서는 지방층으로 구성된 장관 표피세포, 림프관 및 모세혈관막을 통과해야 하므로 지방에 대한 용해도가 중요하다. 경구투여는 일반적으로 공복 상태에서 더욱 빠르고 쉽게 흡수되고 위에 음식물이 있다면 약물 흡수는 느리다. 그리고 수용액이나 현탁액은 정제나 캡슐(Capsule)보다 흡수가 빠르다.

#### ② 약물의 산도(pH)

대부분의 약물은 이온화된 형태와 이온화되지 않은 형태의 두 형태를 취한다. 세포막의 지방 성분은 전하를 띤 성분을 배척하기 때문에 이온화되지 않은 형태가 이온화된 형태에 비해 세포막에 대한 투과도가 높다. 산성 약물(예: salicylate)은 위의 산성 환경에서는 이온화되지 않아서 쉽게 흡수되지만, 장에서는 별로 흡수되지 않는다. 만약 약물이 산성 환경에서 분해되기 쉽다면 캡슐(capsule)로 피막을 만들어 보호할 수 있다. 이러한 피막은 염기성 환경에서만 용해되기 때문에 약물이 위를 통과하는 동안 어떠한 변화도 받지 않게 도와준다. 또한, 약물이 위 점막을 자극하거나 장에 도달하기 전 위에서 희석되는 것을 막아야 할 필요가 있을 때도 장용피복(enteric coating)을 사용한다.

#### ③ 투여부위

투여부위의 순환상태와 흡수 표면적이 약물 흡수에 영향을 미친다. 투여부위에 혈관의 분포가 많고 혈액순환이 증가되면 약물이 빠르게 혈액을 통해 이동되며 확산 경사도가 커지게 되므로 흡수가 촉진된다. 경구투약은 위장관을 통과하므로 흡수율이 늦은 반면 정맥주사는 직접 체순환으로 들어가므로 흡수가 매우 빠르다. 흡입 약물은 표적기관에 직접 작용하고 호흡기 모세혈관망을 거쳐 빠르게 흡수되므로 즉시 효과를 나타낸다. 근육은 피하조직보다 혈관 분포가 많으므로 피하조직으로 약물이 흡수되는 것보다 약물이 더 빠르게 흡수된다. 어떤 경우에는 장기간의 지속적인 효과를 위해 근육보다는 피하조직을 선택하기도 하며, 순환 쇼크의 경우 정맥 투여는 가장 신속하고 믿을 만한 흡수를 제공한다.

표면적은 약물의 흡수에 영향을 미치는 주요 인자인데, 장은 위보다 표면적이 크므로 산성 환경에서 흡수가 잘되는 아스피린과 같은 약물조차도 표면적이 넓은 장이 위보다 흡수율이 높다.

④ 약물의 농도

약물의 농도가 높은 경우에는 확산 경사도가 크기 때문에 빠르게 흡수된다.

간호사가 약물투약 시 경로를 선정하는 일은 드물지만, 대상자 사정을 근거로 다른 경로나 다른 형태의 약물을 제안할 수 있다. 간호사가 약물 흡수에 영향을 미치거나 흡수를 지연시킬 수 있는 요인을 잘 알고 있다면 적절한 투약시점(식전 30분, 식후 30분, 식사와 함께)을 계획할 수 있고 약물흡수를 방해할 수 있는 요인을 사정할 수 있다.

### (2) 분포

약물은 흡수된 후에 신체조직과 기관 내에 분포하여 특수한 부위에 작용한다. 약물이 순환계로 들어오게 되면 약물은 전신을 통해 빠르게 확산된다. 그러나 지방에 대한 친화력이 높은 약물의 경우 약물이 지방조직에 결합되어 있다가 서서히 유리되므로 작용 시간이 길어진다. 어떤 약물들은 혈장단백질과 결합하는 특성을 보이는데, 단백질과 결합된 약물은 모세혈관막에 대한 투과도가 없어 혈관 내에만 있게 되고 유리된 형태의 약물만이 모세혈관막을 통과하여 주효세포에 도달하게 된다. 그러므로 단백질과 강하게 결합된 약물은 유리상태로 되는 시간이 늦으므로 작용부위에 분포되는 것도 늦어져서 작용이 천천히 나타나는 반면 오랫동안 지속된다.

투여된 약물의 분포 양과 신체조직의 양은 직접 관계가 있다. 대부분의 약물은 피하조직이나 체액에 분포하게 되는데, 피하지방의 비율이 증가하면 신체로 약물이 느리게 분포하게 하므로 약물의 작용이 오래 지속된다. 체중이 적으면 동일한 용량의 약물 투여 시 혈중 농도가 상대적으로 높아져 약물 효과가 더 강하게 나타날 수 있다. 또한 노인은 신장 배설 기능 저하, 체수분 감소, 지방 및 근육량 변화 등 여러 생리적 변화로 인해 약물의 분포와 배설이 감소하므로, 일반적으로 젊은 성인보다 더 적은 용량으로도 충분한 치료 효과를 보일 수 있다.

혈액-뇌장벽(blood-brain barrier, BBB)은 약물이 통과하는 장벽으로 작용하는 생물학적 막(biological membrane)으로 순환 혈액 내의 화학물질이 뇌 또는 뇌척수액으로 들어가는 것을 막아준다.

태반장벽(placental barrier)은 일부 물질이 태반을 통해 태아로 전달되는 것을 제한하는 역할을 하지만, 많은 약물은 이 장벽을 쉽게 통과할 수 있다. 따라서 임신 중 복용한 약물에 의해 태아에게 부작용이 발생하거나 기형이 유발될 가능성이 있다.

### (3) 대사

약물은 인체의 여러 조직에서 대사되지만 대부분 간에서 이루어진다. 간에서 대사된 산물은 혈액으로 재흡수되거나 담즙을 통해 배설된다.

대사 과정이 항상 약물의 활성을 감소시키는 것은 아니다. 일부 약물은 대사 후 더 활성화되거나, 경우에 따라 독성 물질로 변환되기도 한다. 이러한 이유로 '대사(metabolism)'보다는 생체 내 변환(biotransformation)이라는 용어가 더 적절하게 사용된다. 대사된 물질은 일반적으로 수용성이 증가하여 세포막을 통과하기 어려워지고, 그 결과 소변 또는 담즙을 통해 배설된다.

노화나 간질환 등으로 간 기능이 저하된 대상자는 약물대사가 늦어져 체내 축적이 발생할 수 있다. 이러한 축적은 독성 반응을 일으킬 위험이 있으며, 심한 경우 간성 혼수로 진행할 수 있다. 따라서 간호사는 대상자의 간 기능을 면밀히 사정하고, 약물 축적 및 독성 발생 여부를 주의 깊게 관찰해야 한다.

#### (4) 배설

배설은 약물과 내사산물이 체외로 제거되는 과정이다. 약물은 대사된 후 주로 신장을 통해 배설되며, 간·장·폐·외분비선 등을 통해서도 배출될 수 있다. 대부분의 약물은 신장에서 여과되어 소변으로 배설되며, 일부 약물은 신세뇨관에서 능동적으로 분비되거나 여과된 뒤 재흡수되지 않고 그대로 배설된다.

대상자의 신기능이 약화된 경우에는 약물 독성의 위험이 증가하는데, 신장이 약물을 적절히 배설시키지 못하면 약용량을 줄일 필요가 있으며 정상인에 있어 적절한 수분 섭취(50cc/kg/day)는 약물의 배설을 증진시킨다.

Nitrous oxide ($N_2O$)와 알코올과 같은 가스성 또는 휘발성 물질은 주로 폐를 통해 직접 배설된다. 일부 지용성 약물은 땀샘이나 피지선, 모유와 같은 외분비선을 통해 배출될 수 있다. 또한 위장관도 중요한 배설 경로 중 하나이다. 많은 약물은 간에서 대사된 후 담즙으로 분비되어 장으로 배출되고, 일부는 장에서 다시 흡수되어 장간순환(enterohepatic circulation)을 거치기도 한다.

### 3) 약물작용

약물요법의 기본 목적은 치료 효과를 위해 체내에서 일정한 혈중 약물농도를 유지하는 것이다. 이를 위해 약물의 반감기와 혈중농도 변화를 고려하여 적절한 간격으로 반복 투여해야 한다. 반감기는 혈중 약물농도가 절반으로 감소하는 데 걸리는 시간으로, 약물의 투여 간격과 축적 여부를 결정하는 중요한 지표이다. 예를 들어 반감기가 8시간인 약물은 투여 후 8시간에 혈중농도가 50%로, 16시간에 25%, 24시간에 12.5%로 감소한다. 약물을 추가로 투여하지 않으면 혈중농도는 시간 경과에 따라 계속 감소한다.

1회 투여 후 가장 높은 혈중농도에 도달하는 시점을 최고 혈중농도(peak plasma level)라 한다. 약물을 일정한 용량과 간격으로 반복 투여하면 흡수량과 배설량이 균형에 도달하여 혈중농도가 일정 범위에서 유지되는데, 이를 정체기(plateau) 또는 정상상태(steady state)라 한다.

## 4 약물작용에 영향을 미치는 요인

약물작용에 영향을 미치는 요인은 [표 10-3]과 같다.

## 5 약물의 투여경로

약물의 투여경로는 약물의 성분, 대상자의 신체적·

**[표 10-3] 약물작용에 영향을 미치는 요인**

| |
|---|
| 유전<br>• 각 개인은 약물에 다르게 반응한다. |
| 생리적 변수<br>• 남녀간 호르몬의 차이가 약물대사에 영향을 미친다.<br>• 지빙에 잘 녹는 약은 여성에게 잘 흡수되고, 물에 잘 녹는 약은 남성에게 잘 흡수된다.<br>• 같은 용량일 경우 여성이 약물의 영향을 더 많이 받는다.<br>• 아동은 성인보다 적은 양을 필요로 한다.<br>• 노화는 약물의 약동학적 작용이 변화하며, 노인은 간과 신장기능이 저하되므로 젊은 성인보다 더 적은 용량이 필요할 수 있다.<br>• 정상적인 약물역동과 관련된 기관의 기능을 손상시키는 질환은 약물작용을 방해한다.<br>• 약물의 용량은 체중이나 체표면적에 따라 달라진다. |

**환경상태**
- 스트레스, 열과 냉의 노출은 약물작용에 영향을 미친다. 혈관확장제를 복용하는 대상자는 따뜻한 기후에는 적은 용량의 약물을 필요로 한다.
- 대상자의 행동과 정서를 변화시키는 약물의 경우 환경적 요인이 많은 영향을 미친다.

**심리적 요인**
- 대상자의 태도 및 약물의 의미에 대한 반응과 간호사의 대처는 약물작용에 영향을 미친다. 대상자가 약물의 필요성을 이해하고 받아들이며, 지지적인 행위로 투약한다면 약물의 효과는 증가한다.
- 위약(placebo)에 대한 대상자의 반응은 다양하다.

**식이**
- 미네랄 오일(광유)은 지용성 비타민의 흡수를 감소시킨다.
- 약물은 냉수나 미지근한 물과 함께 복용하는 것이 원칙이다.
- 테라마이신, 페니실린은 우유와 함께 복용할 때 체내 흡수가 저하된다.
- 약물복용 전후 알코올의 섭취는 대사 속도 증가로 인해 약효의 지속 시간을 단축시킨다.
- 아스피린과 같이 위장관에 자극을 주는 약물은 알코올에 의해 상승작용을 가져와 위궤양을 유발한다.
- 경구투여 약물은 공복시에 더 빨리 흡수된다.

**질병상태**
- 만성적인 심한 통증은 더 많은 양의 진통제를 필요로 한다.
- 순환계, 간, 신기능 부전시 약물작용이 변화된다.
- 당뇨환자는 감염시 더 많은 양의 인슐린을 필요로 한다.

정신적 상태, 약물의 기대 효과에 따라 다른 경로로 투여될 수 있다. 투약경로는 약 처방 시 명시되며 비슷한 약물이 여러 가지 경로로 투여될 수 있다. 투여경로에 따라 약물의 효과가 달라질 수 있으므로 간호사는 약물에 대한 투약경로를 확인하여 안전하고 정확하게 약물을 투여해야 한다(표 10-4).

## 1) 경구(oral)

가장 보편적인 투약경로로서 편리하고 다른 투약경로에 비해 안전하다. 대부분 경구투약 약물은 소장에서 흡수된다.

## 2) 설하(sublingual)

설하투여는 약물이 혀 밑에 놓여 혀 밑 혈관으로 직접 흡수되어 흡수 속도가 빠르다.

협심증 치료제인 니트로글리세린(nitroglycerine)이 대표적인 예가 되며, 이 약물은 삼키지 말고 혀 밑에서 녹여야 한다(그림 10-1).

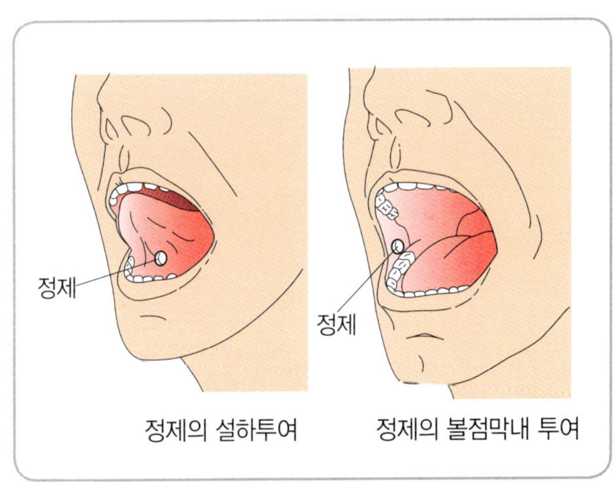


**[그림 10-1] 정제의 설하투여, 볼점막내 투여**

**[표 10-4] 투약경로에 따른 장단점**

| 경로 | 장 점 | 단 점 |
|---|---|---|
| 경구<br>(oral) | • 편리하고 대체로 경제적이다.<br>• 피부를 손상시키지 않는다.<br>• 약물투여로 인한 스트레스가 적다. | • 불쾌한 맛이나 냄새가 날 수 있다.<br>• 오심, 구토, 위장관 운동 저하시 부적합하다.<br>• 특정 약물의 경우 치아변색 혹은 에나멜층에 손상을 줄 수 있다.<br>• 위장 점막을 자극할 수 있다.<br>• 의식이 불분명한 경우 약물이 흡인될 위험이 있다. |
| 설하<br>(sublingual)<br>볼점막<br>(buccal) | • 경구투여의 장점과 동일하다.<br>• 혈류 속으로 흡수가 빠르다. | • 삼킬 경우 약물이 위액에 의해 비활성화된다.<br>• 약물이 용해되어 흡수될 때까지 혀 밑에 보유하고 있어야 한다. |
| 직장<br>(rectal) | • 상부 위장관 자극을 피할 수 있다. | • 직장 점막을 자극한다.<br>• 흡수된 용량을 예측할 수 없다. |
| 피부<br>(skin) | • 국소효과를 나타낸다.<br>• 부작용이 대체로 적다. | • 손상이 있는 피부의 경우 전신적 효과를 나타낼 수 있다. |
| 피하<br>(subcutaneous) | • 경구투여보다 약의 흡수가 빨라 작용시간이 빠르다. | • 반드시 무균술을 적용하여야 한다.<br>• 경구투여보다 비경제적이다.<br>• 투여될 수 있는 양이 제한된다.<br>• 근육주사보다 작용이 느리다.<br>• 어떤 약물은 조직을 자극하고 통증을 유발한다. |
| 근육<br>(intramuscular) | • 피하투여에 비해 약물로 인한 통증이 적다.<br>• 피하투여보다 많은 양을 투여할 수 있다.<br>• 피하투여보다 약물이 빨리 흡수된다. | • 대상자의 피부를 손상시킨다.<br>• 어떤 약물은 조직을 자극하고 통증을 유발한다. |
| 정맥<br>(intravenous) | • 효과가 빨리 나타난다. | • 용해가 잘되고 혈관자극이 없는 약물에 한정된다.<br>• 혈액 순환이 좋지 않은 경우 약물의 흡수가 억제된다. |
| 흡입<br>(inhalation) | • 혈액공급이 많고 표면적이 넓은 폐로 약물이 쉽게 흡수된다.<br>• 대상자가 의식이 없는 경우에도 투여할 수 있다. | • 전신적인 영향을 줄 수 있다.<br>• 호흡기계에만 적용될 수 있다. |

### 3) 볼점막 투여(buccal)

볼 안쪽 점막에 투여되는 약물은 용해될 때까지 약물을 볼 안쪽 점막에 둔다. 반복 투여할 경우 점막 자극을 막기 위해 대상자에게 양 볼을 번갈아 사용하도록 교육한다. 약물이 침에 섞여 삼켜지면 전신반응을 나타낼 수 있으므로 주의해야 한다(그림 10-1).

### 4) 비경구 투여(parenteral)

비경구 투여는 신체 조직에 주사하는 것으로 네 가지 주요 주사부위는 다음과 같다.

① 피하(subcutaneous, hypodermic : SQ, SC) : 피부의 진피 아래 피하조직에 주사한다.
예) 인슐린 주사, 헤파린 주사, 예방접종
② 근육(intramuscular : IM) : 근육조직으로 투여한다.
③ 정맥(intravenous : IV) : 정맥 내로 투여한다.
④ 피내(intradermal : ID) : 표피 아래 진피로 투여한다(예 : 페니실린 과민성 검사, 투베르쿨린 반응검사).

그 외 척수강내(intraspinal), 심근내(intracardiac), 흉막내(intrapleural), 동맥내(intraarterial), 골수강내(intraosseous), 관절강내(intraarticular) 등이 있지만 의사가 대부분 주사하고, 흔히 시행되지는 않는다.

비경구 투여의 경우 약물의 흡수가 빠르지만 철저한 무균술이 요구되며 일단 투여한 후에는 돌이킬 수 없으므로 안전하고 정확한 준비와 주의가 필요하다.

### 5) 국소적용(topical application)

대부분 신체의 제한된 영역에만 적용되어 국소적인 영향을 미치는 것으로 종류는 다음과 같다.

① 피부 : 액체나 연고를 바르거나 담글 수 있고 패치형태로 적용한다.
② 체강 : 눈, 귀, 코, 직장, 질에 점적, 세척의 형태로 적용한다.
③ 호흡기계 : 가스나 분무형태의 약물을 마스크나 양압호흡기구, 분무기를 사용하여 적용한다.
흡입제는 국소적 효과를 나타내지만 산소나 마취제는 전신작용을 나타낸다.

## 6 약용량의 측정

약물용량을 측정하는 데 사용되는 방법은 미터법(metric), 약국 액량법(apothecary), 가정용(household) 액량법이 있으나, 대부분 미터법을 기준으로 약물의 용량을 측정하고 있다.

### 1) 미터법(metric system)

세계적으로 가장 널리 통용되는 미터법의 기본단위는 meter(길이), liter(부피), gram(무게)이다. 약용량을 계산할 때 간호사는 부피와 무게 단위만 사용한다. 소문자와 대문자를 사용하여 측정의 기본단위를 표시한다.

Gram = g or gm
Liter = ℓ or L

미터법의 기본단위를 세분화된 단위로 표시하기 위해 라틴어에서 유래된 접두사를 사용하는데, deci(1/10 또는 0.1), centi(1/100 또는 0.01), milli(1/1000 또는 0.001)로 표시한다.

약용량을 기록할 때, 분수를 사용하지 않고 주로 소수를 사용한다. 즉, 500mg 혹은 0.5g으로 기록하며 1/2g으로 쓰지 않는다. 정확한 단위의 표시를 위해 1보다 작은 소수 앞에는 반드시 0(zero)을 붙여 기록한다.

### 2) 약국 액량법

약국 액량법은 가장 오래된 측량법으로, 미국과 캐나다에서 주로 사용하는 방법이다. 무게의 기본단위는 grain이며 dram, ounce, pound 등이 있다. 부피측정은 minim으로 밀알 한 알의 무게에 해당되는 물의 부피를 나타낸다. 부피의 단위에는 fluid dram, fluid ounce, pint, quart, gallon 등이 있다.

### 3) 가정용 액량법

가정용 액량법 단위는 일반적으로 잘 알려져 있으나, 측정법이 정확하지 않은 것이 단점이다. drops, teaspoons, tablespoons, cups 등이 있다.

### 4) 측정 단위의 환산

간호사는 어떤 상황에서든 같은 측정 단위는 물론, 다른 용량도 무게와 부피 단위로 환산할 수 있어야 하므로 주요 측정법의 등가 단위를 알고 있어야 한다.

#### (1) 한 측정법 내에서의 환산

한 측정법 내에서의 환산은 비교적 쉽다. 미터법에서는 간단하게 나누거나 곱한다. milligram을 gram으로, microgram을 milligram으로 바꾸려면 milligram을 1,000으로 나누거나, 소수점을 왼쪽으로 세 번 옮긴다.

200㎎ = 0.2g, 2,000㎍ = 2㎎

liter를 milliliter로 바꾸려면 liter에 1,000을 곱하거나, 소수점을 오른쪽으로 세 번 옮긴다.

0.45L = 450mL

#### (2) 다른 측정법 간의 환산

약국 액량법이나 가정용 액량법으로 환산하기 위해서는 등가 단위표를 참고한다(표 10-5).

**[표 10-5]** 서로 다른 부피와 무게 환산표

| 미터법 | 약국액량법 | 가정액량법 |
|---|---|---|
| 1mL | 15(16) minims | 20 drops(gtt) |
| 4~5mL | 1 fluid drams | 1 teaspoon(tsp) |
| 15mL | 4 fluid drams | 1 tablespoon(tbsp) |
| 30mL | 1 fluid ounce | 2 tablespoons(tbsp) |
| 240mL | 8 fluid ounces | 1 cup(c) |
| 500mL | 1 pint(pt) | 1 pint(pt) |
| 1000mL | 1 quart(qt) | 1 quart(qt) |
| 4,000mL | 1 gallon(gal) | 1 gallon(gal) |
| 453gm | 1 pound(lb) | 1 lb |
| 0.064gm | 1 grain(gr) | 1 grain |
| 30gm | 1 ounce(oz) | |
| 1,000gm(1kg) | | 2.2 lb |

### 5) 아동의 약용량 계산

아동은 많은 약물을 성인처럼 쉽게 대사시키지 못하므로 아동의 약용량 계산 시 주의를 요한다. 의사의 투약처방에 약용량이 명시되어 있더라도, 간호사가 아동의 약용량 계산법을 알고 있어야 약용량에 대한 의문이 생길 때 다시 확인할 수 있다.

#### (1) 체표면적을 이용한 방법

아동의 약용량을 계산하는 가장 정확한 방법은 아동의 체표면적(body surface area, BSA)을 기본으로 한다. 체표면적은 아동의 체중을 기초로 측정되는데 standard nomogram(charts)는 체중에 근거한 아동의 체표면적을 추정한다(그림 10-2). 아동의 약용량은 정상 성인의 약용량과 성인의 체표면적(1.7㎡)에 대한 아동의 체표면적 비율을 곱해서 계산한다.

$$\text{아동의 약용량} = \frac{\text{아동의 체표면적}}{\text{성인의 평균 체표면적}(1.7\text{m}^2)} \times \text{통상 성인 약용량}$$

예를 들어, 보통 성인의 ampicillin 1회 복용량이 250㎎이라면, 15kg에 80cm인 아동의 체표면적은 0.6㎡이다(그림 10-2).

$$\text{체중 15kg, 키 80cm인 아동의 약용량} = \frac{0.6\text{m}^2}{1.7\text{m}^2} \times 250\text{mg} = 88.2\text{mg}$$

#### (2) 체중을 이용한 빙법

체중을 이용하여 아동의 약용량을 계산하는 방법으로 Clark's rule이 있다. 아동의 체중을 성인의 평균 체중(68kg)과 비교해 계산하며, 모든 연령의 아동에게 적용될 수 있으나 체표면적을 이용한 방법보다 정확하지 않다.

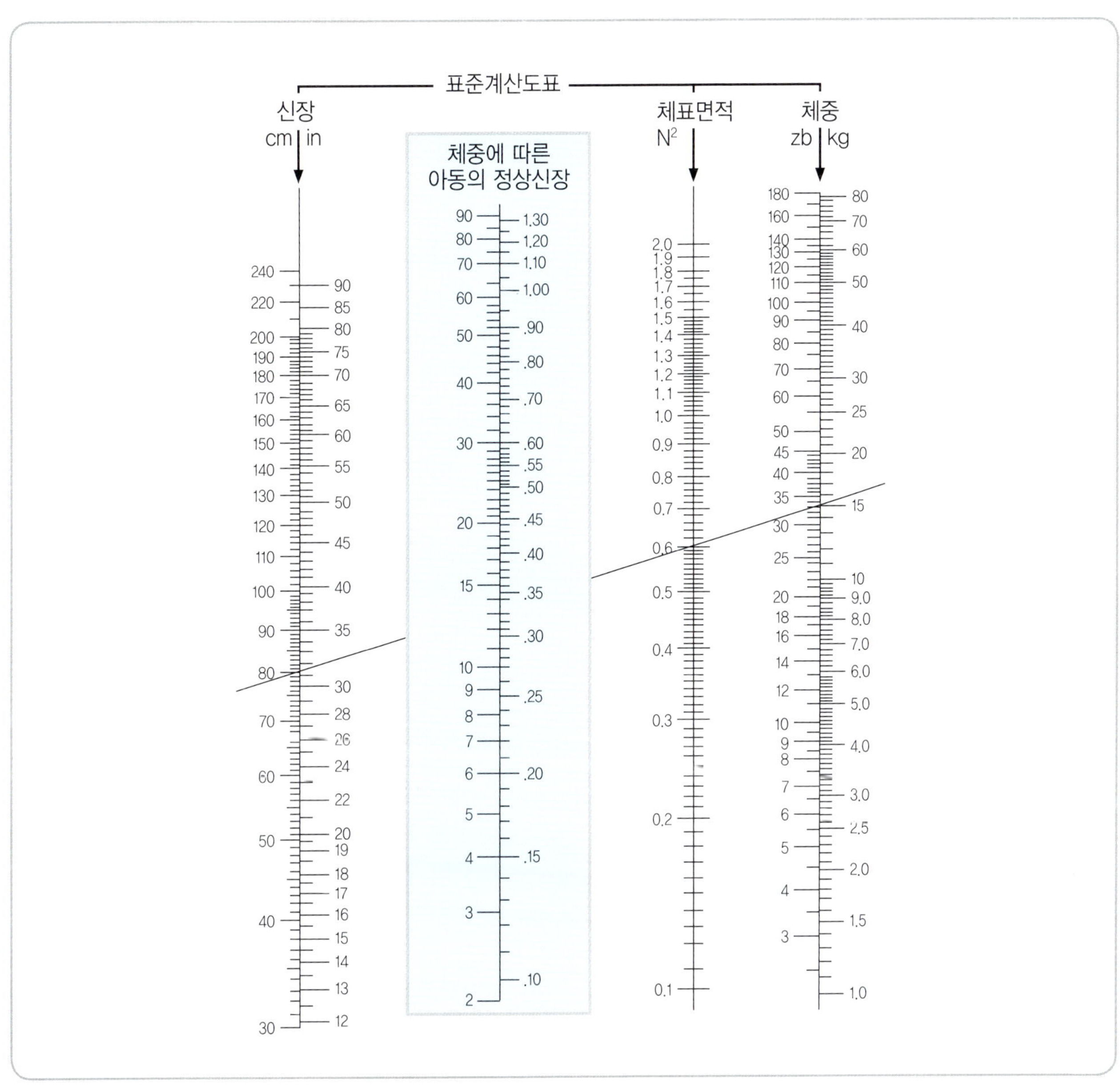


[그림 10-2] 아동의 체표면적 추정을 위한 nomogram

$$\text{아동의 약용량} = \frac{\text{아동의 체중}}{\text{성인의 평균 체중(68kg)}} \times \text{성인 용량}$$

# II. 간호과정

## 1 사 정

간호사는 안전한 투약을 위해 약물치료의 필요성을

확인하고, 투여 후 대상자의 임상증상과 잠재적 반응을 면밀히 사정해야 한다.

### 1) 투약력

투약력에는 대상자가 평소에 복용해 온 약물이나 최근에 복용 중인 약물, 술, 담배, 습관성 약물 등에 대한 정보가 포함된다. 복용 중인 약물에 대한 정보는 의사의 처방에 따른 투약의 안전한 시행을 위해 필수적인데 많은 약물이 상호작용을 하기 때문이다. 국소 투약의 형태인 외용제, 눈이나 비강 점적약물도 조사해야 하며 항당뇨병제제나 항경련제, 항고혈압 약물에 대한 자세한 정보수집이 필요하다. 투약력을 자세히 조사하는 것은 약물의 효과를 최대화하고 투약에 따른 잠재적 · 실재적 반응을 파악하는 데 필수사항이 된다(표 10-6).

**[표 10-6] 투약 시 사정이 필요한 약물**

| 사정 | 약물 |
|---|---|
| 혈압 | 혈압약 |
| 맥박(1분간) | Digoxin, Propranolol |
| 호흡 | Morphine, Fentanyl patch |
| 혈당 | insulin |
| PT(prothrombin time) | Wafarin |
| aPTT(activated partial thromboplastin time) | Heparin |

### 2) 알레르기

약물이나 음식물 알레르기에 대한 과거력이 있는 대상자의 경우 반드시 간호력에 기록되어야 하며, 건강전문인 사이에 정보 교환이 필요하다. 특히 페니실린제제에 대한 알레르기를 가진 대상자의 경우 확인 팔찌를 착용하게 하고 입원기록지, 투약기록지에 기록한다.

### 3) 내과력

대상자의 내과적 진단과 신장, 간, 심장, 호흡기계, 내분비계, 신경계 질병에 대한 정보를 수집한다.

### 4) 임신과 수유 상태

태아 발달에 결손을 일으키는 약물이나 잠재적으로 해로운 약물의 사용을 예방하기 위하여 대상자의 임신 여부를 반드시 확인해야 한다. 또한, 수유부의 경우 엄마에게 사용된 약물이 모유를 통해 분비되어 영아에게 흡수되므로 수유부에 대한 자료수집이 필요하다.

대부분의 약물이 모유로 소량만 분비되어 영아에게 임상적으로 유의한 영향을 주지 않지만 마약제제, 항생제, 항응고제, 항경련제, 항히스타민세제, 신경안정제 같은 약물의 경우 영아에게 영향을 미칠 수 있다.

### 5) 식이력

식이력을 통해 식이 유형과 음식 선호 정도를 파악할 수 있으며, 약의 정확한 복용 및 약물의 흡수를 방해하는 음식물 섭취를 제한하도록 교육할 수 있다.

### 6) 대상자의 약물에 대한 태도 및 지식

약물에 대한 대상자의 태도와 지식 정도는 약물투약에 대한 이행에 영향을 미칠 수 있다. 정규적인 약물복용의 경우 약물의 중요성과 부작용을 이해하면 약물복용의 이행을 높일 수 있다.

### 7) 임상증상 사정

대상자의 신체적 · 정신적 상태는 투약과 투약 방법에 영향을 미친다. 간호사는 투약 시 대상자에게 나타나는 임상증상을 주의 깊게 사정해야 하는데, 대상자에게서 기대하는 약물의 효과와 부작용, 독성증상을 사정한다. 이러한 사정 결과는 약물치료 효과를 평가하는 기초자료로 이용된다.

투약에 앞서 어떤 내용을 사정해야 하는지는 대상자의 신체 상태 및 약물 투여경로에 따라 다르다. 예로, 항고혈압제의 투여 전 반드시 대상자의 혈압을 측정한다.

약물의 투여경로에 따라 추가적인 자료수집이 필요한데, 경구투여의 경우 오심이나 구토 증상이 없고 대상자가 약물을 삼킬 수 있는지를 사정한다.

피하주사나 근육주사의 경우 주사부위의 압통, 경결, 부종, 흉터, 소양감, 작열감, 국소염증 등의 증상을 사정한다.

투약 후 간호사는 약물의 효과를 사정하고 가능한 부작용이나 독성에 주의를 기울여야 한다. 사정 내용이나 횟수는 약물의 효과와 작용 시간에 따라 달라질 수 있는데, 구강으로 이뇨제를 투여한 경우 하루 동안의 배설량을 사정한다.

## 2 간호진단

간호사는 대상자의 투약과 관련된 대상자의 자료를 수집, 분류, 분석한 후 투약과 관련된 간호진단을 내릴 수 있다. [표 10-7]은 투약과 관련된 간호진단의 예이다.

## 3 계 획

간호사는 안전한 투약을 위해 간호 활동을 계획하고 조직화하여 투약 오류를 예방해야 한다.

다음은 투약간호와 관련된 기대되는 결과의 예이다.

① 대상자와 가족은 약물치료의 목적 및 효과, 부작용에 대해 말한다.

② 대상자는 불편감이나 합병증을 경험하지 않고 약물의 치료적 효과에 도달한다.

**[표 10-7] 간호진단**

| 간호진단 | 관련 요인 |
|---|---|
| Excessive anxiety<br>과도한 불안 | • 인슐린 자가주사, 약물에 대한 지식부족, 약물의 장기복용 |
| Disturbed body Image<br>신체상 혼란 | • 항암요법의 부작용 |
| Impaired tissue integrity<br>조직통합성 장애/<br>Risk for impaired tissue integrity<br>조직통합성 장애의 위험 | • 반복적인 주사요법, 자가투여기술 부족, 체액과다 |
| Ineffective sleep pattern<br>비효과적 수면양상 | • 이뇨제 사용, 진정제의 장기복용 |

③ 대상자는 처방된 약물에 대해 긍정적인 반응을 나타낸다.

④ 대상자는 처방된 약물을 안전하게 자가 투여한다.

## 4 수 행

### 1) 투약지시의 확인

대상자의 투약요구의 사정과 투약지시는 의사가 결정한다. 병동에서 구두나 전화지시가 통용되고 있더라도 투약에 관한 지시는 서면으로 받는 것이 원칙이다. 그러나 상황에 따라 구두나 전화지시를 받을 수 있으나 투약 후에 즉시 서면지시를 받아야 한다.

#### (1) 투약지시의 종류

① 즉시 시행 지시(stat order) : 즉시 1회만 시행하는 투약지시(예 : Demerol 50mg IM stat)이다.

② 1회 지시(single order) : 특별한 시간에 1회만 시행하는 투약지시(예 : 수술 전에 Seconal 100mg PO hs)이다.

③ **정규 지시(standing order)** : 약물투여를 중단하라는 지시가 서면으로 내려질 때까지 계속해서 투여하는 투약지시로, 언제까지 투약하는지 일수를 결정해 주기도 한다(예 : Demerol 50㎎ IM q 4h×7일). 지시된 날짜가 지나면 정규 지시가 취소되고 다시 지시해야 한다.

④ **필요시 처방(prn order)** : 의사가 미리 필요시 투여하도록 지시한 약을 간호사가 판단하여 투여하는 처방이다.

### (2) 투약지시의 기본요소

투약지시의 여섯 가지 기본요소는 대상자 이름, 투여날짜, 약명, 약용량, 투여경로, 의사서명이다.

① **대상자 이름** : 동명이인 또는 유사한 이름의 대상자가 있을 수 있으므로, 투약 시에는 반드시 대상자의 이름과 등록번호 등 두 가지 이상의 식별자를 함께 확인한다. 대부분의 병원에서는 환자 인식 팔찌와 전자의무기록(EMR) 시스템을 활용하여 바코드 스캔 또는 전산 조회로 정확한 환자 확인 절차를 수행한다.

② **투여 날짜** : 투약지시에는 약물 투여가 이루어져야 하는 연, 월, 일이 명확히 표시되어 있어야 한다.

③ **약명** : 약명이 지시에 분명하게 적혀 있어야 한다. 일반적으로 일반명(generic name)을 사용하며, 상품명이 병기되기도 한다.

④ **약용량** : 약용량은 대상자에게 투여할 약물의 정확한 양과 단위를 의미하며, mg, mL, unit 등 표준화된 단위를 사용하여 명확하게 기록한다. 용량지시는 약물 농도와 투여 빈도와 함께 해석되어야 하며, 이는 안전한 투약을 위해 필수적이다.

⑤ **투여경로** : 지시에는 투여경로가 명시되어야 하며 흔히 병원내 표준 약어로 서술된다. 주로 IM은 근육주사, SC는 피하주사, PO는 경구투여를 의미한다. 한 약물이 다양한 경로로 투여될 수 있으므로 투여경로를 지시하는 것은 매우 중요한 일이다.

⑥ **의사서명** : 의사서명은 처방의 법적 효력을 갖기 때문에 필수적이다. 전화지시의 경우, 지시를 받은 간호사는 의사의 이름과 지시 내용을 기록하고 'read-back'을 수행한 후 확인 서명을 한다. 이후 해당 처방을 발행한 의사가 전자의무기록(EMR)에 최종 서명하여 지시를 확정한다.

### (3) 투약지시에 관한 의사소통

투약지시는 대상자의 기록지에 기록하고, 간호사가 카텍스와 투약카드에 옮겨 적는다. 투약카드에 대상자 이름, 병실 및 침대번호, 약명, 용량, 투약시간 및 투여경로를 기록해야 한다. 경우에 따라서는 투약이 지시된 날짜, 끝나는 날짜, 지시를 옮겨 적은 사람의 서명까지 기록한다. 옮겨 적은 사람이 누구이든 간에 투약의 책임은 간호사에게 있다. 요즘은 대부분 OCS(order communication system)에서 출력한 약 카드를 사용하는데 출력된 약 카드에는 투약지시의 기본요소가 포함되어 있다(그림 10-3).

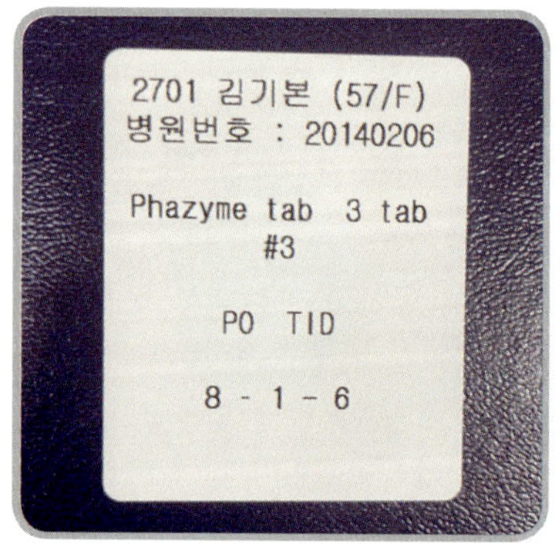


**[그림 10-3]** OCS에서 출력한 약카드

### (4) 투약지시의 이해 및 용량계산

간호사는 의사의 투약처방을 정확히 이해해야 한다. 처방에는 대상자의 이름, 약 이름, 투여경로, 용량 및 투약 횟수 등을 포함한다. 요즘은 컴퓨터로 투약에 대한 처방을 받는데, 이 경우 컴퓨터 기록이 곧 투약기록

[표 10-8] 투약처방에 사용되는 약어

| 약 어 | 원어 또는 영어 | 의 미 | 약 어 | 원어 또는 영어 | 의 미 |
|---|---|---|---|---|---|
| ac | ante cibum,<br>before meals | 식전 | OU | oculus uterque,<br>both eyes | 양쪽 눈 |
| am | ante meridiem,<br>before noon | 오전 | pc | post cibum,<br>after meals | 식후 |
| aq | aqua, water | 물 | pm | post meridiem,<br>afternoon | 오후 |
| aq dest | aqua distillation,<br>distilled water | 증류수 | po | per os,<br>by mouth | 경구로 |
| AST | after skin test | 피부과민반응<br>검사 후 | prn | pro re nata,<br>whenever needed | 필요시마다 |
| bid | bid in die,<br>twice a day | 하루에 두 번 | q | quaque, every | 매, 마다 |
| c | cum, with | 같이, 함께 | qd | every day | 매일 |
| cap | capsule | 교갑, 낭제 | qh (q1h) | quaque hora,<br>every hour | 매 1시간마다 |
| comp | compound | 혼합물 | qid | quater in die,<br>four times a day | 하루에 네 번 |
| D/C | discontinue | 지시 중단 | qn | quaque nocte,<br>every night | 매일 밤마다 |
| dil | dissolve, dilute | 용해, 희석 | qod (EOD) | every other day | 격일로 |
| elix | elixir | 앨릭시르 | qs | quantum satis,<br>sufficient quantity | 충분한 양 |
| h | hora, hour | 시간 | rept | may be repeated | 반복 |
| hs | hora somni,<br>at bedtime | 취침시 | Rx | recipe, take | 처방 |
| IM | intramuscular | 근육내 | s | sine, without | ~없이 |
| IV | intravenous | 정맥내 | SC | subcutaneous | 피하 |
| KVO | keep vein open | 정맥을 유지하여 | sos | si opus sit | 위급시 |
| M or m | mix | 혼합해서 | stat | statum, at once | 즉시 |
| no | number | 번호, 숫자 | sup or<br>supp | suppository | 좌약 |
| NPO | nil per os,<br>nothing by mouth | 금식 | susp | suspension | 현탁액 |
| OD | oculus dexter,<br>right eye | 오른쪽 눈 | tid | ter in die,<br>three times a day | 하루에 세 번 |
| OS | oculus sinister,<br>left eye | 왼쪽 눈 | Tr (tint) | tincture | 팅크제 |

이 된다.

간호사는 자신이 이해한 처방이 의사 처방과 동일한 것인지 확인하고, 부적절할 경우 의사와 의사소통한다. 약물은 1회 투여 용량이 낱개 포장으로 약국에서 조제되어 병동으로 공급되지만 액체약물의 경우는 간호사가 용량을 계산해서 투약해야 하는 경우가 있다. 이때 간호사는 표준화된 측정용기를 사용해야 하며, 용량을 계산할 때는 집중력이 요구되므로 다른 간호 활동과 병행하지 않는다.

## 2) 마약의 관리

식품의약품안전처에서는 마약과 항정신성 의약품의 보관 및 관리 업무를 법으로 정하여 관리하고 있다. 간호사는 마약과 항정신성 의약품의 관리와 주의에 대해 알아야 한다.

① 마약 사용 시에는 마약 처방전이 반드시 필요하며 처방전에 환자이름, 병명, 주소, 약명, 처방 의사 서명을 확인한다.
② 주사약의 마약수령, 투약, 반납에 관한 내용을 마약대장에 기록한다.
③ 마약에 대한 처방이 구두지시나 전화지시인 경우 마약을 먼저 사용하고 반드시 의사의 마약 처방 지시 및 의사서명에 대한 기록이 보완되어야 한다.
④ 모든 마약은 잠금장치가 있는 철제금고에 보관하고 각 기관의 규정에 따라 정해진 사람이 열쇠관리를 한다.
⑤ 매 근무 교대 시 간호사는 마약장 안의 약명, 수량, 투여량, 잔량을 반드시 확인하며 인수인계하고 착오가 발생하면 보고하여야 한다.
⑥ 모든 마약류의 잔량은 주사기에 재거나 앰플 입구를 반창고로 막아서 환자이름, 약명, 잔량표시를 한 반납봉투에 넣어 약제부로 반납한다.
⑦ 마약대장에는 마약 잔량 반납에 환자 등록번호, 이름, 약명, 잔량, 투여일을 기재한 후 잔량을 수령한 약사의 서명을 받는다.

## 3) 투약의 6원칙

약물의 정확한 투여는 대상자의 투약에 있어서 필수적인 부분으로 투약의 6원칙(6 right)을 적용한다.

### (1) 정확한 대상자(right client)

계획되어진 대상자에게 약물을 투여하는 것이다. 대상자를 정확하게 확인하기 위해 간호사는 대상자 스스로 이름을 말하게 하거나, 대상자를 확인할 수 있는 팔찌와 약 카드를 점검한다.

### (2) 정확한 약물(right drug)

약물이 처방되면 간호사는 의사처방지와 투약기록지 혹은 컴퓨터 처방과 비교하여 정확한 약물을 확인한다.

간호사는 약물을 세 번 확인해야 하는데, 약물을 약칸(약장)에서 꺼내기 전(1차 확인), 준비된 약을 투약쟁반에 놓을 때(2차 확인), 용기를 다시 약칸(약장)에 보관할 때(3차 확인) 한다.

간호사는 라벨이 없거나 읽기 어려운 용기에 담긴 약물을 준비해서는 안 되며, 대상자가 약물 투여를 거부할 경우에는 약물을 재투여하지 않고 폐기하고, 투여거부 및 폐기 과정을 기록해야 한다.

### (3) 정확한 용량(right dose)

정확한 용량을 투여하는 것은 안전한 약물관리의 핵심 원칙이다. 이를 위해 단위용량 공급체계(Unit Dose System)를 활용하면 투약 실수를 최소화할 수 있다. 액체 약물은 눈금컵, 주사기, 점적기 등 정확한 계량 도구를 사용하여 투여해야 한다.

정제(tablet)를 분할해야 할 경우, 장갑을 착용하고 정제의 가운데 부분을 나누거나 적절한 도구를 사용한다. 단, 서방형(extended-release) 정제나 장용 코팅 정제는 분할하면 약효가 변하거나 부작용이 발생할 수 있으므로 나누어서는 안 된다.

### (4) 정확한 경로(right route)

의사 처방에는 투약경로가 반드시 포함되어야 하며 투약경로에 의문이 생길 경우 의사에게 확인한다. 지시된 투약경로가 아닌 경로로 약물을 투여해서는 안 된다.

### (5) 정확한 시간(right time)

의사가 투약시간을 구체적으로 명시하는 경우도 있지만 그렇지 않은 경우 간호사는 병원 규정이나 투약 간격, 약물 특성(반감기, 식사 영향 등)을 고려하여 투약시간을 정하게 되는데, 계획한 시간 전후 30분에 투약하는 것을 정확한 시간이라고 할 수 있다.

### (6) 정확한 기록(right record)

약물투여 후 간호사는 투약기록지에 즉시 기록한다. 투약 후 즉각적인 기록은 실수를 방지한다. 투약기록에는 약물 이름, 용량, 경로, 정확한 시간, 투약 시 대상자의 반응, 주사부위 등이 기록된다. 대상자가 약물을 거부하였거나 검사상의 이유 등으로 투약이 이루어지지 못한 경우 반드시 기록한다.

## 4) 발달단계에 따른 고려

### (1) 영아와 소아

소아의 약용량은 성인보다 적으므로 투약을 준비할 때 특별한 주의를 요한다. 처방된 용량을 준비할 때 신중한 계산을 필요로 한다. 독립성이 발달되는 시기의 아동은 약물을 거부하며 약물에 대한 혐오감을 나타낼 수 있는데, 이는 상황을 자신이 조종하고자 하는 욕구의 표현이다.

소아에게 투약할 때 가장 좋은 방법은 아동의 부모를 교육하는 것이다. 모든 아동에게 간호사는 쉽고 단순한 용어로 투약절차를 설명해야 하고 아동이 참여할 수 있다면 투약에 참여하도록 하는 것이 바람직하다. 좋아하는 음료를 선택하는 기회를 주거나 성공적인 투약 후 칭찬하는 것은 투약 시 아동의 협조를 얻는 데 도움이 된다. 4~6세 아동의 경우 알약을 삼키는 것을 배우게 되는데, 알약을 혀의 뒤쪽에 놓은 후 물이나 우유, 주스를 주어 삼키게 한다.

어떤 아동이든 주사약의 절차에 대해서는 두려움을 나타내며 대부분 6개월이 지난 영아의 경우 주사 경험 시 통증을 기억하게 되므로 주사기를 보면 울게 된다. 특히 생후 12개월 전후 아동의 경우 격렬하게 움직이거나 기구를 밀쳐 버리는 동작을 취한다. 이때 간호의 초점은 아동이 손상을 입지 않도록 적절히 억제하는 것이다.

학령 전기나 학령기 아동의 경우 간단한 설명으로 주사를 이해할 수 있고, 심리적으로 충분히 지지될 경우 주사에 잘 적응한다. 그러나 어떤 주사든 아동을 적절히 억제하여 가능한 한 빨리 수행한다. 설명을 통하여 아동의 불안이 증가할 수 있으나 아동을 속이는 것은 바람직하지 않고, 진실을 말해서 스스로 통증에 대처해 나가는 기회를 제공해야 한다.

### (2) 노인

노인의 경우 약물투여와 관련해 생리적 변화가 나타날 수 있다. 간과 신장의 기능감퇴와 지방 비율의 증가는 약물의 축적 효과와 독성의 가능성을 증가시키므로 약물투약 시작 시 저농도에서 시작하는 등 세심한 고려가 필요하다.

또한, 기억력이나 시력감퇴로 약물오용의 가능성이 있으므로 안전한 투약을 위한 가족교육, 투약 시간표 작성이 필요하다.

쇠약한 노인의 경우 경구약물 투여 시 흡인의 가능성을 예방하기 위해 대상자를 똑바로 앉히고 연하곤란 시 액체로 된 약물을 제공한다.

조직이 불충분할 경우 근육이 많은 부위를 근육주사 부위로 선택하고, 정맥주사 시에는 수액과잉의 위험을 예방하여야 한다.

## 5) 투약경로에 따른 수행

### (1) 경구투약(Administration of oral medication)

목 적

정확한 시간에 정확한 약물을 경구투여하기 위함이다.

준비물

투약카드(또는 컴퓨터 출력물), 투약카트 또는 쟁반(tray), 물, 물컵(필요시 빨대), 휴지(또는 종이타월), 투약기록지(간호기록지), 손소독제, 투약컵 또는 약봉지, 코프시럽 약병(실제 먹을 수 있는 것으로 준비)

절 차

**절차 및 이론적 근거**

1. 물과 비누로 손위생을 실시한다.
2. 투약카트에서 대상자의 약물이 들어 있는 약포지를 꺼내어 투약처방(투약카드 또는 컴퓨터 출력물 등)과 투약원

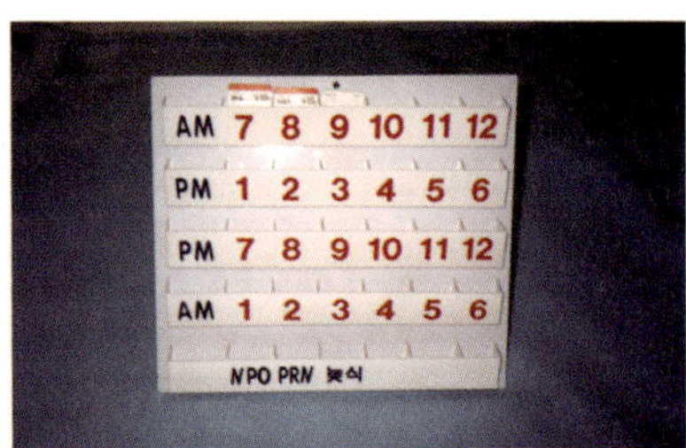

투약판 A

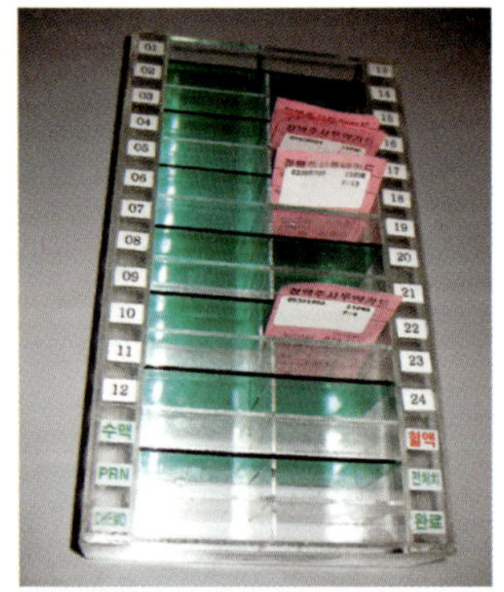
투약판 B

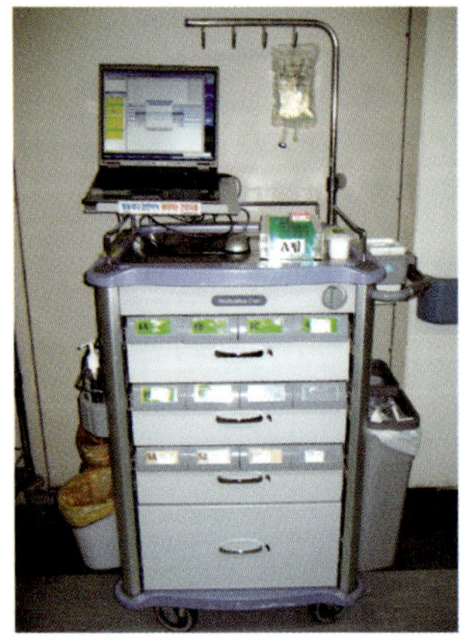
투약카트

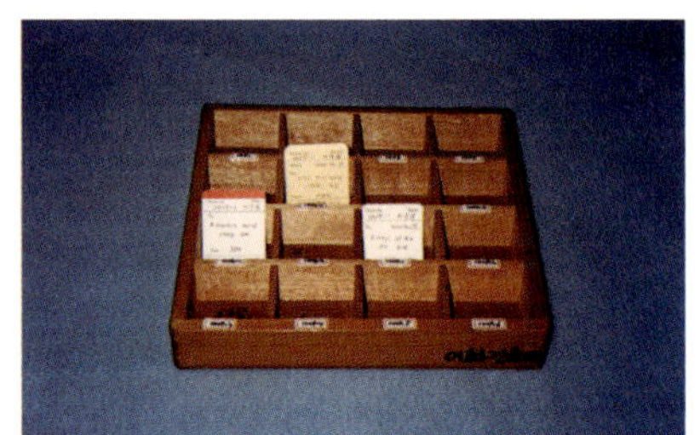
투약쟁반

**[그림 10-4]** 투약준비

칙(5 rights: 대상자 등록번호, 대상자명, 약명, 용량, 투여경로, 시간)을 확인한다.

투약처방은 가장 신뢰할 수 있는 자료이며, 약물투여에 대한 법적 근거이다.

3. 필요한 물품을 준비한다(그림 10-4).
4. 준비한 물품을 가지고 대상자에게 가서 간호사 자신을 소개한다.
5. 손소독제로 손위생을 실시한다.
6. 대상자의 이름을 개방형으로 질문하여 대상자를 확인하고, 입원팔찌와 투약카드(또는 컴퓨터 출력물)를 대조하여 대상자(이름, 등록번호)를 확인한다.
7. 약물 투여 목적과 작용 및 유의사항을 설명한 다음 약물에 대한 의문사항이 있으면 질문하도록 한다.
8. 앉거나 파울러씨 체위를 취하도록 하되 이 자세가 금기라면 측위를 취하도록 돕는다.
9. 흘리지 않도록 휴지나 타월을 대준다.
10. 연하곤란이 있는지 확인하기 위해 침을 삼켜보거나 물을 한 모금 마셔보도록 한다.
11. 알약은 한꺼번에 복용하지 말고, 한 번에 한 알씩 복용하도록 돕는다. 알약 복용 후에 물약을 복용하도록 한다.
12. 약물을 다 삼킬 때까지 대상자 옆에 있으면서, 약물복용 여부를 확인하기가 어려우면 대상자에게 말을 시켜보거나 입을 벌려보도록 한다.
13. 투약 후에는 대상자가 편안한 체위를 취하도록 도와준다.

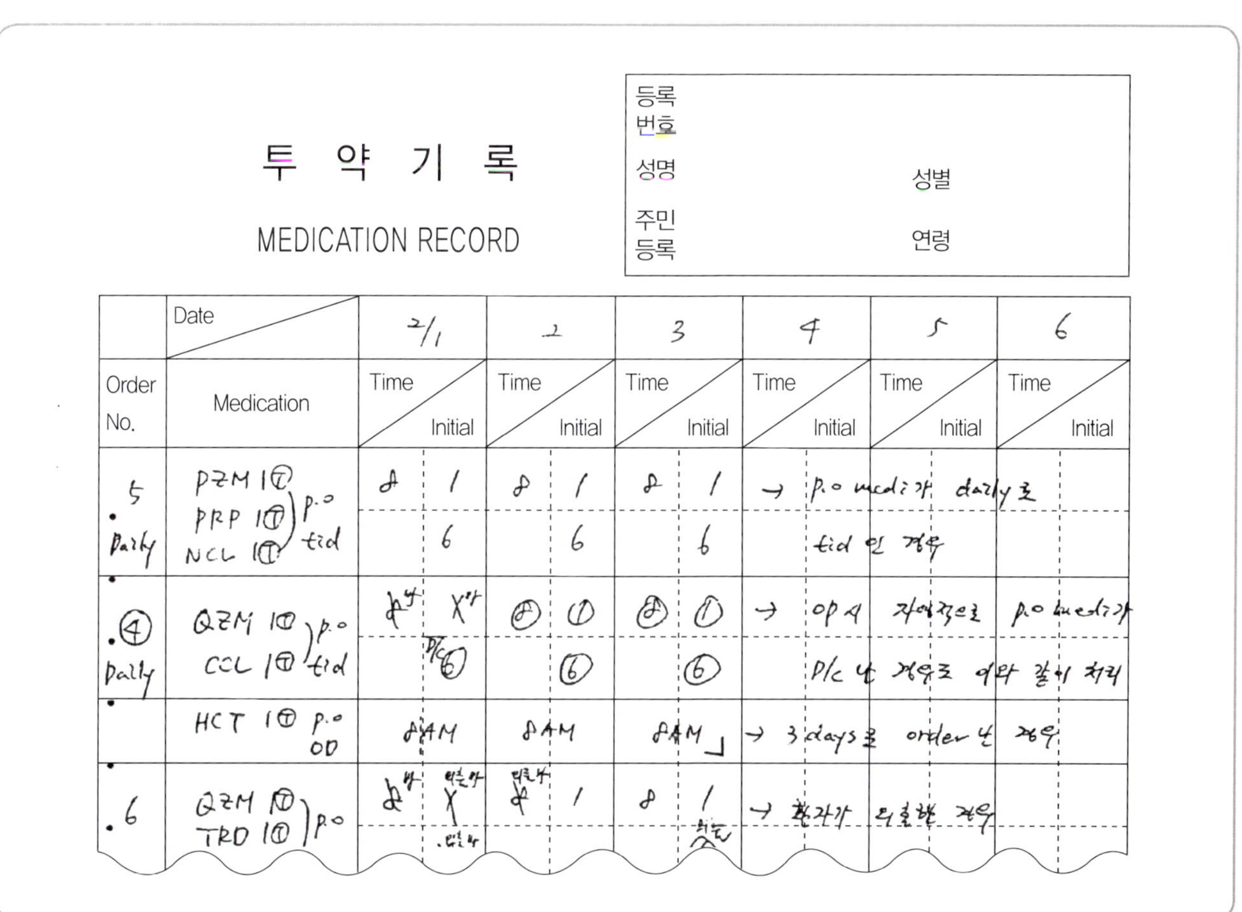

투 약 기 록

MEDICATION RECORD

| 등록번호 | | | |
|---|---|---|---|
| 성명 | | 성별 | |
| 주민등록 | | 연령 | |

| | Date | 2/1 | 2 | 3 | 4 | 5 | 6 |
|---|---|---|---|---|---|---|---|
| Order No. | Medication | Time / Initial | Time / Initial | Time / Initial | Time / Initial | Time / Initial | Time / Initial |
| 5 Daily | PZM 1Ⓣ<br>PRP 1Ⓣ p.o<br>NCL 1Ⓣ tid | 8 / 1<br>6 | 8 / 1<br>6 | 8 / 1<br>6 | → p.o medi가 daily로<br>tid인 경우 | | |
| ④ Daily | QZM 1Ⓣ p.o<br>CCL 1Ⓣ tid | 8 / X<br>D/C ⑥ | ⑧ / ①<br>⑥ | ⑧ / ①<br>⑥ | → op시 자의적으로 p.o medi가<br>D/c 된 경우도 이와 같이 처리 | | |
| | HCT 1Ⓣ p.o OD | 8AM | 8AM | 8AM | → 3days로 order 된 경우 | | |
| 6 | QZM 1Ⓣ<br>TRD 1Ⓣ p.o | 8 / X | 8 / 1 | 8 / 1 | → 환자가 거부한 경우 | | |

[그림 10-5] 투약기록 - A. 수기기록

14. 물과 비누로 손위생을 실시한다.
15. 수행 결과를 투약기록지(간호기록지)에 기록한다(그림 10-5).
    1) 5 rights(대상자명, 약명, 용량, 투약경로, 투약시간)
    2) 필요시 투약목적, 대상자의 반응, 투약을 하지 못한 경우 이유를 기록한다.
16. 기관에 따라 투약 완료한 정규처방 투약카드는 환자이름을 확인한 후 투약카트의 지정된 칸에 넣는다.

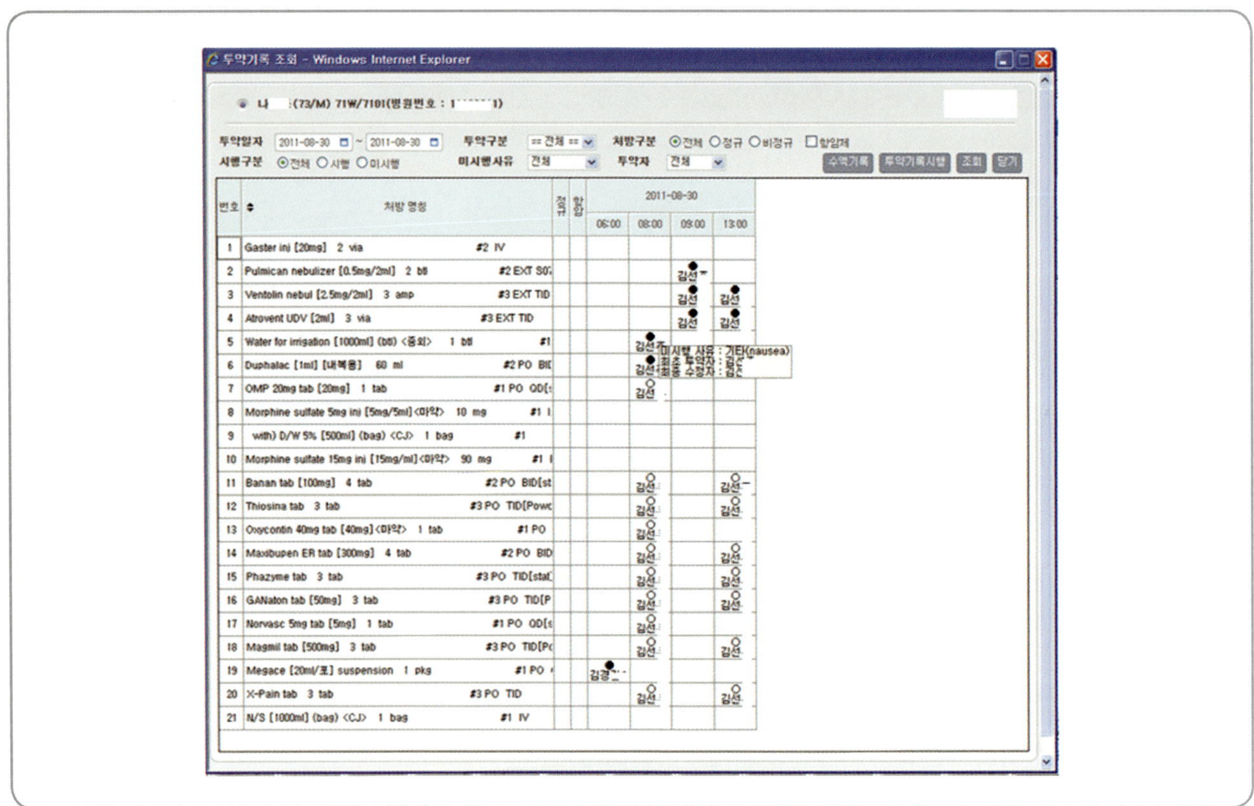

[그림 10-5] 투약기록 – B. 전자기록

## (2) 비경구적 약물투여

### A. 주사기구

① 주사기의 형태

- **몸통**(barrel) : 주사기의 몸체로 눈금이 표시되어 있는 곳
- **내관**(plunger) : 몸통의 안쪽에서 주사약을 밀어 넣는 막대 모양

② 주사기의 종류

- **인슐린주사기**(인슐린 측정을 위해 특별한 눈금이 표시되어 있다) : 인슐린 용량을 정밀하게 측정할 수 있도록 특

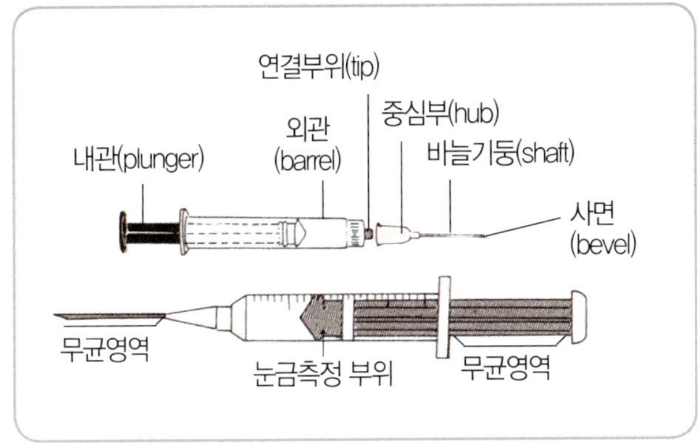


[그림 10-6] 주사기의 구조와 명칭

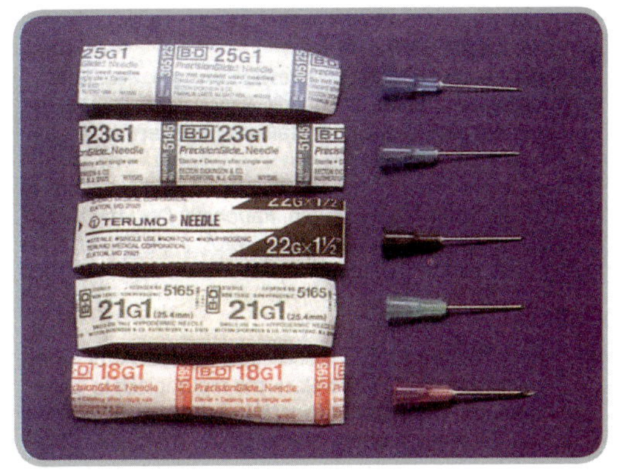


[그림 10-7] 주사바늘의 종류

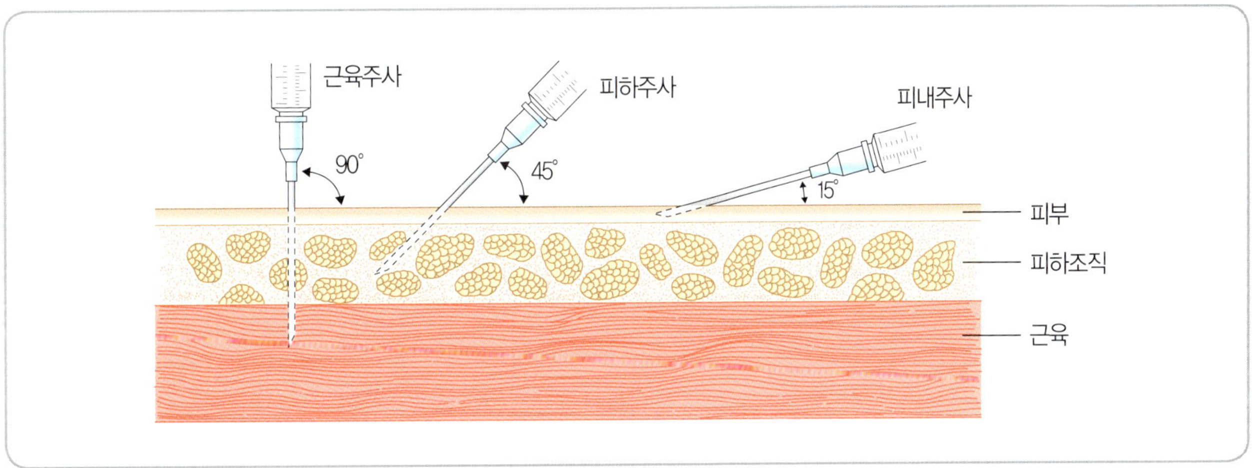


[그림 10-8] 주사부위별 바늘 삽입 각도

별한 단위(U 단위)가 표시된 1mL 주사기이다. 현대 임상에서는 주로 U-100 인슐린이 사용되며, 이에 맞는 U-100 전용 인슐린 주사기가 사용된다.

- **투베르쿨린 주사기** : 결핵 피부반응검사(Tuberculin skin test)를 위해 사용되는 1mL 주사기로, 0.01mL 단위까지 표시된 미세눈금을 가지고 있다.
- **1회용 플라스틱 주사기** : 1회용으로 재사용이 불가능하다.

③ 주사바늘

주사바늘(needle)은 일회용으로 대부분 스테인리스 스틸로 만들어지며, 중심부(hub)는 주사기에 끼우는 부위다.

④ 주사약의 형태

주사약의 형태에는 앰플(ampule)과 바이알(vial)이 있다. 앰플은 유리용기에 약물이 들어 있다. 목 부분이 특수한 모양으로 투명하며, 어떤 것은 색깔로 표시해서 자르기 좋게 되어 있다. 바이알은 고무마개 뚜껑이 있는 작은 유리병에 약물이 들어있는 것으로 크기는 다양하며, 고무마개를 보호하기 위해 플라스틱이나 금속뚜껑이 덮여 있다.

**[표 10-9] 주사의 유형에 따른 주사기와 주사바늘의 크기 및 용량**

| | 피내주사 | 피하주사 | 근육주사 |
|---|---|---|---|
| 주사기의 크기 | 1mL | 1~3mL<br>인슐린 주사기 | 2~5mL |
| 바늘길이 | 0.6–1.3 cm | 1.0–1.6 cm | 2.5–7.5 cm |
| 바늘의 굵기 | 26~27G | 25~30G | 20~25G |
| 주사용량 | 0.1~0.5mL | 1.5mL 이하 | 최대 5mL (부위에 따라 다름) |

B. 약물 준비하기

① 앰플이나 바이알에서 약물 준비하기

**목 적**

앰플과 바이알에서 약물을 무균적으로 주사기에 담는다.

**준비물**

[앰플약]

– 주사기와 바늘, 소독솜

[바이알 약]

– 주사기와 바늘, 소독솜, 희석액(생리식염수 또는 멸균증류수)

**절 차**

### 절차 및 이론적 근거

1. 대상자 이름, 약 이름, 처방된 용량, 투여경로, 투여시간을 확인한다.
2. 부작용, 목적, 작용과 같은 약물에 대한 정보와 간호정보에 대해 재검토한다.
   적절한 약물투여와 대상자 반응을 관찰할 수 있게 해준다.
3. 대상자 체격, 근육 크기, 몸무게를 사정한다.
   적절한 주사기의 용량과 주사바늘의 길이 및 굵기를 결정한다.

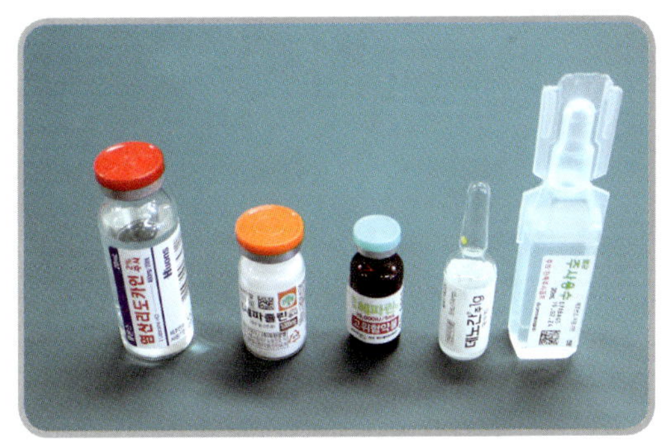

[그림 10-9] 바이알과 앰플

4. 앰플에서 약물 준비하기

1) 앰플 목 부위의 약이 아래로 내려오도록 앰플 위를 가볍고 빠르게 친다.
2) 앰플 목 주위를 소독솜으로 닦고 그 위를 손으로 잡는다(그림 10-10).
   앰플 목에 댄 소독솜은 앰플을 깰 때 간호사 손에 상처가 생기는 것을 막아준다.
3) 앰플 목을 바깥쪽으로 빠르고 확실하게 부러뜨린다.
   깨진 앰플로부터 간호사의 손을 보호하기 위함이다.
4) 앰플을 기울여서 잡고 주사바늘을 앰플 속으로 넣는다. 이때 바늘 끝이 앰플 테두리에 닿지 않도록 한다.
   깨진 앰플의 테두리는 오염된 것으로 간주한다.
5) 내관을 뒤로 잡아당기면서 주사기로 약을 뽑는다.
   뒤로 내관을 당기면 주사기 벽에 음압이 형성되며, 이로 인해 약물이 주사기 안으로 들어가게 된다.
6) 이때 약물에 바늘 끝이 담겨져 있게 한다. 앰플을 기울여 바늘 끝에 약물이 담기도록 한다.
   공기방울이 흡입되는 것을 막는다.
7) 주사기 안의 공기방울을 제거하기 위해 앰플 안에서 바늘을 뺀다. 주사기는 바늘이 위로 가도록 잡는다. 공기방울이 바늘 쪽으로 움직이도록 주사기를 가볍게 친다(그림 10-12). 공기방울을 없애기 위하여 내관을 뒤로 살짝 잡아당긴 다음 다시 위로 살짝 민다. 이때 약물이 배출되지 않게 한다.
   주사기를 수직으로 잡고 빼는 것은 약물이 주사기 바닥까지 차게 하기 위함이다. 내관을 뒤로 잡아당기면 약물이 새지 않고 바늘을 통해 주사기 안으로 들어가게 된다. 그다음 주사기 끝과 바늘에 있는 공기를 제거한다.
8) 만약 주사기에 약물을 과도하게 담았다면 싱크대에 버린다. 주사기는 싱크대를 향해 약간 경사지게 하고 천천히 싱크대로 약물을 배출한다. 주사기를 수직으로 잡고 약용량을 다시 확인한다.
   바늘의 끝을 아래로 가게 하는 것은 바늘 아래로 약물이 흐르지 않게 하면서 배출할 수 있기 때문이다.
9) 바늘 캡이나 덮개를 안전하게 씌운다. 만약 바늘에 묻은 약물이 피하조직을 자극할 우려가 있다면 주사바늘을 바꾼다.

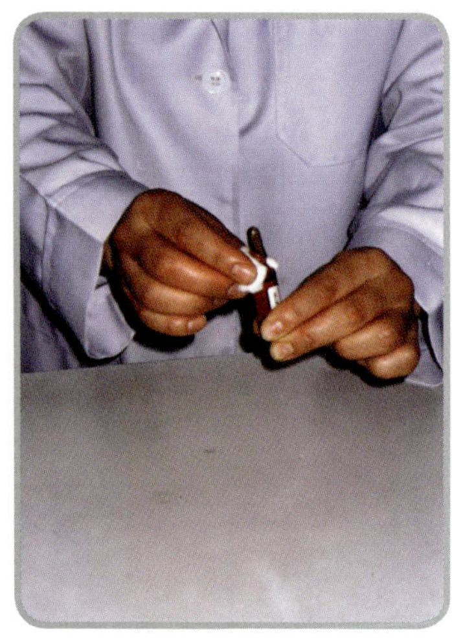

[그림 10-10]

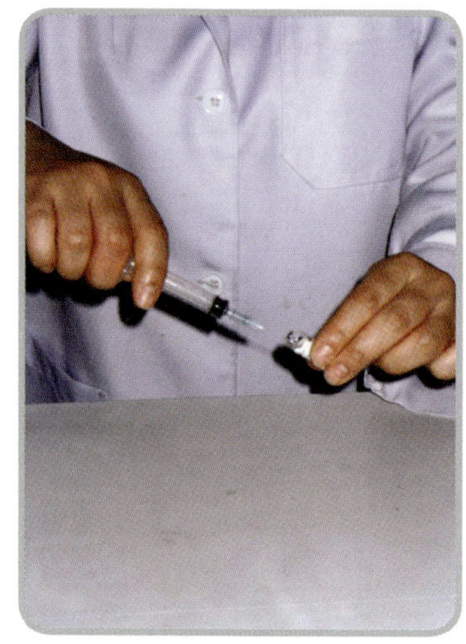

[그림 10-11]

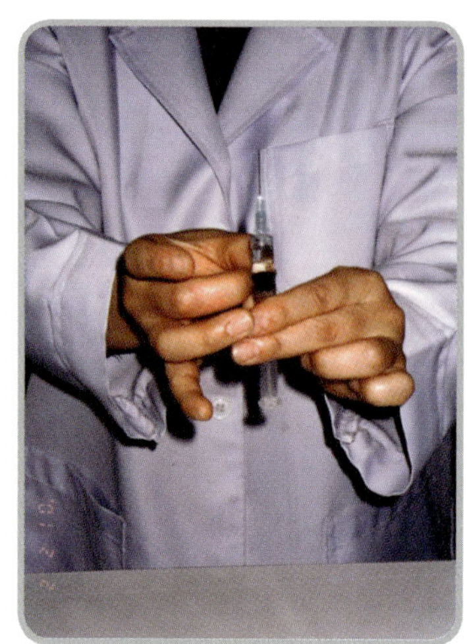

[그림 10-12]

5. 바이알에서 액체약 준비하기

1) 무균 고무마개가 보이도록 그 위를 덮고 있는 뚜껑을 제거한 후 소독솜으로 고무마개 표면을 닦고 말린다.

   소독솜으로 닦은 후 말리는 것은 바늘에 알코올이 묻거나 약물에 섞이는 것을 예방하기 위함이다.

2) 주사기를 잡고 바늘뚜껑을 제거한다. 주사기에 공기를 넣기 위해 바이알에서 뽑을 약용량만큼 내관을 뒤로 당긴다.

   공기를 바이알에 주입하는 것은 약물을 뽑을 때 바이알에 음압이 증가하는 것을 막아주기 때문이다.

3) 편평한 바닥에 바이알을 놓고, 고무마개 한가운데에 바늘 끝을 꽂는다.

   마개 중앙은 얇아서 뚫고 들어가기 쉽다.

4) 내관을 잡고 바이알 내의 빈 공간으로 공기를 주입한다(그림 10-13). 이때 내관에 압력을 가한다.

   내관은 바이알 안에 있는 공기압력에 의해 뒤쪽으로 힘을 받는다. 바이알의 빈 공간으로 공기를 주입하는 이유는 기포형성을 막기 위함이다.

5) 비우세손의 엄지와 중지로 바이알을 거꾸로 세워 잡는다. 우세손의 엄지와 검지로는 주사기 끝을 잡고 내관을 뒤로 잡아당긴다.

   바이알을 거꾸로 잡으면 약물이 고무마개 쪽으로 잠겨 약을 쉽게 뽑을 수 있게 해준다.

   바늘의 끝이 용액 안에 완전히 잠기게 한다.

6) 바이알 안의 공기압력은 주사기 안에 용액이 차도록 해준다. 만약 필요하다면 내관을 좀 더 뒤로 당겨 정확히 약을 주사기에 채운다(그림 10-14A).

7) 약이 주사기에 채워졌다면 주사기를 뒤로 잡아당겨 바이알로부터 바늘을 뽑고 주사기를 90° 각도로 눈높이에 놓고 공기방울이 있는지, 약물의 양은 정확한지 확인한다.

8) 주사기 안의 공기를 제거한다(앰플 약물과 방법 동일함).

9) 바늘을 투약경로에 따라 적절한 길이로 교환한다.

   고무마개에 삽입했던 바늘은 바늘사면이 무디어져 있을 수 있다.

10) 다회용 바이알(multidose vial)을 병원 규정에 따라 보관하여 재사용할 경우, 바이알에 용해 날짜와 용액 1㎖

에 포함된 약물의 농도, 간호사의 이름이 적혀 있는 라벨을 붙인다.

다음에 약을 쓸 때 정확하게 준비할 수 있다. 규정에 따른 보관기간이 지난 용해된 약물은 반드시 폐기 처분한다.

6. 가루 형태인 바이알에서 약물 준비하기
   1) 희석액(생리식염수나 주사용 증류수)으로 쓰일 바이알 또는 앰플의 뚜껑을 제거한다.
   2) 제조회사에서 권고되는 희석액의 적정량을 주사기에 담아 바이알에 희석액을 주입하고 약물을 완전히 섞는다. 손바닥에서 바이알을 굴려서 녹이는 방법이 기포형성을 막을 수 있어 바람직하지만 잘 용해되지 않는 가루약의 경우 흔들어서 섞는다. 녹여진 용액은 바이알을 수직으로 들고 주사기 속으로 빼낸다(그림 10-14A).

      희석액과 섞여진 경우에는 제조회사의 지시 사항을 읽고 약물의 농도에 따른 투여량을 결정한다.

      녹여진 약물 용량의 일부만을 준비해야 하는 경우 비례식에 의해 계산한다. 예로 1gm의 페니실린을 희석액에 녹여 전체를 4cc의 액체약으로 만들었다면 750㎎만 투여하고자 할 때 주사기에 3cc만 담고 남은 1cc는 폐기한다. 만약 인슐린과 같이 unit 용량으로 약물을 준비해야 할 때는 cc 주사기 눈금의 주사기를 사용해서는 안되며 반드시 인슐린의 unit 눈금이 표시된 주사기를 사용해 약물을 준비한다.
7. 약물 혼합 후 주사기에 라벨 붙이기

   약물이 담겨진  주사기에 대상자 이름, 약명, 용량, 간호사의 서명이 표기된 라벨을 붙인다(그림 10-14B).

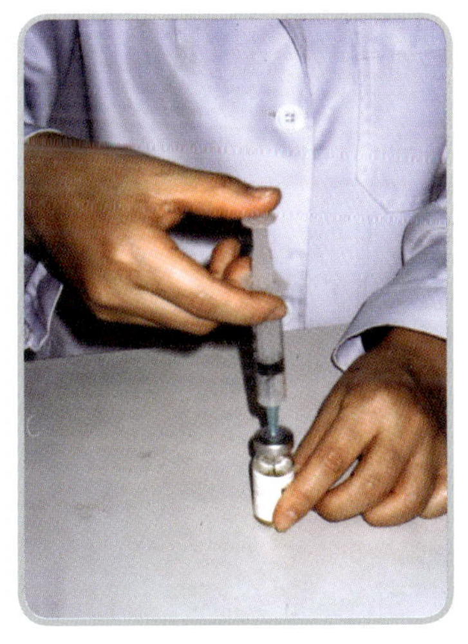

[그림 10-13]

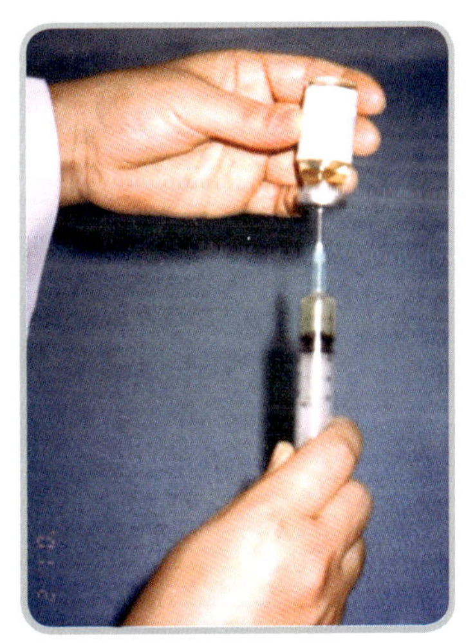

[그림 10-14A]

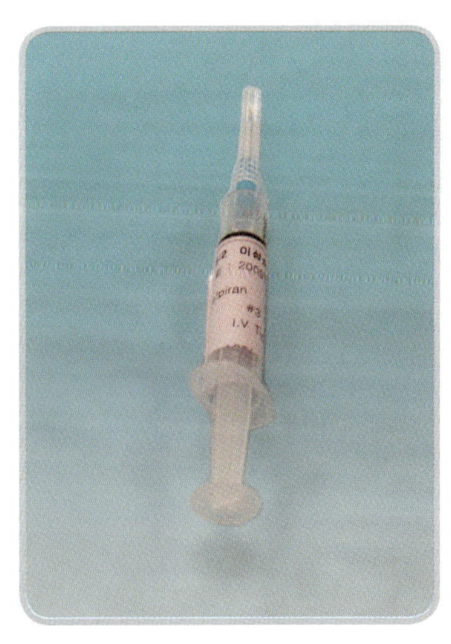

[그림 10-14B]

② 약물을 혼합해 준비하기

목 적

1. 두 종류의 약물을 한 번의 주사로 투여해야 할 때, 약물 간의 상호적합성(compatibility)을 확인하고 안전하게 혼합하기 위함이다.
2. 혼합 과정에서 약물의 효능 저하나 변질(침전, 변색 등) 발생을 방지하여 안전한 투약을 보장하기 위함이다.

준비물

두 종류의 약물, 주사기와 주사바늘, 소독솜

절 차 (그림 10-15)

## 절차 및 이론적 근거

**[2개의 바이알에서 약물 혼합하기]**

1. 먼저 주사기에 담아야 할 약과 나중에 주사기에 담아야 할 약을 구분한다.
   먼저 주사기에 담는 약물의 선택은 남은 약에 다른 약이 섞이지 않도록 하기 위해 결정된다.
2. 나중에 뽑고자 하는 약물(N약물)의 뽑을 양만큼 바이알에 공기를 주입하되 바늘 끝이 약물에 닿지 않게 약물을 세워놓고 한다(A).
3. 바늘을 다시 뽑고 먼저 뽑고자 하는 약물(R약물)의 양만큼 공기를 주입한다(B).
   공기의 양을 미리 정확히 주입함으로써 다음 단계에서 약물을 정확히 바이알에서 뽑을 수 있다.
4. 바늘을 꽂은 채로 먼저 뽑을 약물(R약물)을 거꾸로 들고 정확한 양을 주사기로 뽑아낸다(C).
5. 주사기의 바늘을 바꾸고 나중에 뽑을 약물(N약물 : 이미 뽑을 만큼 공기가 주입된 상태)에 바늘을 삽입하고 정확히 약물을 주사기로 뽑아낸다(D).

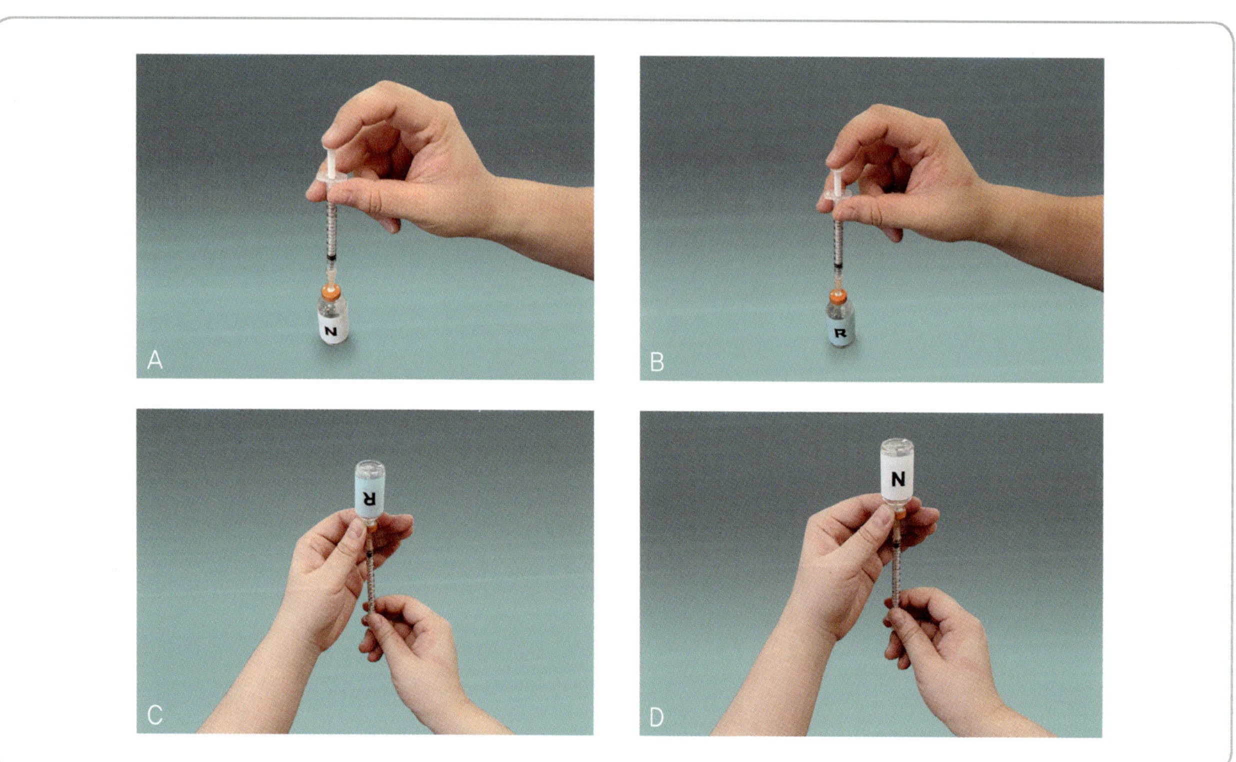


**[그림 10-15]** 두 가지 바이알의 약물 혼합하기

6. 당뇨환자는 대개 한 종류 이상의 인슐린을 사용한다. 속효성 인슐린(regular insulin: R-I)과 중간형 인슐린(NPH)을 섞어 사용하는 경우 R-I 인슐린을 먼저 주사기에 뽑고 NPH 인슐린을 나중에 뽑는다.
   R-I 인슐린을 먼저 주사기로 뽑는 것은 남아 있는 R-I 인슐린에 변형 단백질이 포함된 NPH 인슐린이 섞이지 않게 한다.

**[바이알과 앰플의 약물 혼합]**

앰플은 약물을 뽑아낼 때 공기주입이 필요하지 않으므로 바이알의 약물을 뽑은 후 앰플의 약물을 뽑는다.

---

### C. 주사 방법

#### ① 근육주사

준비물

근육주사 둔부모형, 약물, 투약카드(또는 컴퓨터 출력물), 일회용 멸균 주사기(바늘 포함), 소독솜, 손소독제, 투약카트 또는 쟁반(tray), 투약기록지(간호기록지), 손상성 폐기물 전용용기, 일반 의료폐기물 전용용기

절 차

**절차 및 이론적 근거**

1. 물과 비누로 손위생을 실시한다.
2. 투약처방(투약카드 또는 컴퓨터 출력물 등)과 투약원칙(5 rights; 대상자 등록번호, 대상자명, 약명, 용량, 투여경로, 시간)을 확인한다.
3. 근육주사에 필요한 약물을 정확한 용량 및 방법으로 주사기에 준비한다.
4. 준비가 다 되면 투약카드와 준비한 약을 대조하여 맞게 준비했는지 확인한다.
5. 준비한 약과 필요한 물품을 가지고 대상자에게 가서 간호사 자신을 소개한다.
6. 손소독제로 손위생을 실시한다.
7. 대상자의 이름을 개방형으로 질문하여 대상자를 확인하고, 입원팔찌와 투약카드를 대조하여 대상자(이름, 등록번호)를 확인한다.
8. 약물의 투여 목적과 작용 및 유의사항에 대해 설명한 다음 의문사항이 있으면 질문하도록 한다.
9. 커튼(스크린)으로 대상자의 사생활을 보호해 준다.
10. 대상자의 상태와 약물 용량에 따라 적합한 주사부위를 정한 후 근육이 이완된 적절한 체위를 취하도록 하고 주사부위를 노출시킨 다음 주사부위를 선정한다(대상자에 따라 1)~4) 중 선택하여 수행).
    1) 둔부의 배면 부위(dorsogluteal site) : 엎드려 누운 자세에서 엄지발가락을 안쪽으로 모으고 둔부를 노출시킨 다음 대전자와 후상장골극을 연결한 사선의 상외측이나 장골능에서 5cm 아래, 또는 둔부를 4등분한 상외측

부위를 주사부위로 선정한다(그림 10-16). 이 부위는 걸을 때 잘 발육되므로 3세 미만의 아동은 둔근의 발육이 좋지 못하므로 사용하지 말아야 한다. 주사할 때 체위는 복위에서 발끝을 안쪽으로 모으거나 측위를 취하면서 위쪽에 놓인 대퇴와 무릎을 아래쪽 대퇴보다 더욱 굴곡하면 둔근을 이완시킬 수 있다.

2) 둔부의 복면 부위(ventrogluteal site) : 왼쪽 측위로 누워 오른쪽 무릎을 구부린 자세에서 둔부를 노출시킨 다음 간호사는 왼손의 손바닥을 대상자의 오른쪽 대전자 위에, 집게손가락은 전상장골극(anterior superior iliac spine) 위에 올려놓고 가운데 손가락은 장골능을 따라 V자로 벌려서 주사부위를 선정한다(그림 10-17~18). 이 부위는 큰 혈관과 신경에서 멀기 때문에 해부학적으로 안전하여 근육주사의 부작용이 가장 적은 부위이다. 또한 실금이 있는 대상자에게도 대소변의 오염이 적다.

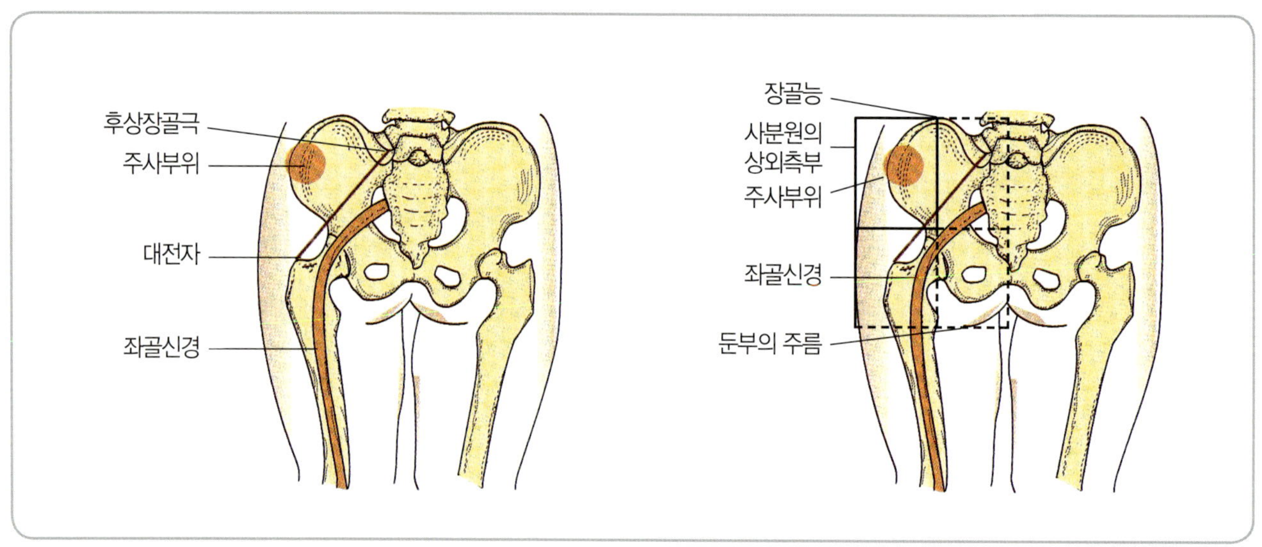


**[그림 10-16]** 배둔근의 위치 확인

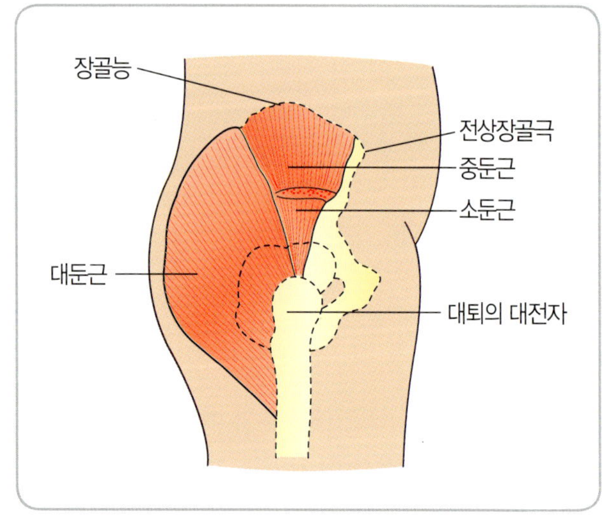


**[그림 10-17]** 둔부근육의 측면도

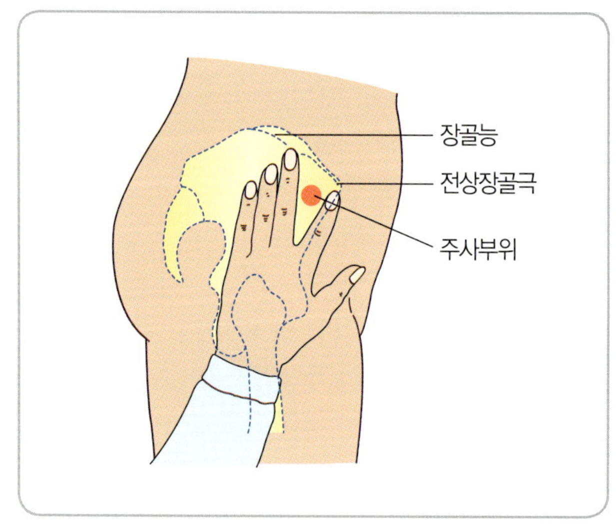


**[그림 10-18]** 측둔근 근육주사부위

3) 대퇴 부위 : 앉거나 누운 자세에서 대퇴 부위를 노출시킨 다음 외측광근을 3등분한 가운데 부분, 또는 대퇴직근을 3등분한 가운데 부분을 주사부위로 선정한다(그림 10-19~20). 외측광근은 둔부 근육의 발달이 덜 된 영유아의 주사부위로 선호되며, 대퇴직근은 자가 주사부위로 사용될 수 있다.
4) 삼각근 중앙 부위 : 앉거나 선 자세 또는 측위에서 어깨를 노출시킨 다음 상박의 외측, 견봉돌기에서 5cm 아래 부위를 주사부위로 선정한다(그림 10-21). 이 부위 주사는 다른 주사부위가 드레싱이나 석고붕대 등으로 사용이 어렵거나 적은 용량의 근육주사일 때 사용된다. 영유아는 삼각근 발달이 미흡하고 신경혈관이 밀집되어 있어 잘 선택되지 않는 근육주사 부위이다.

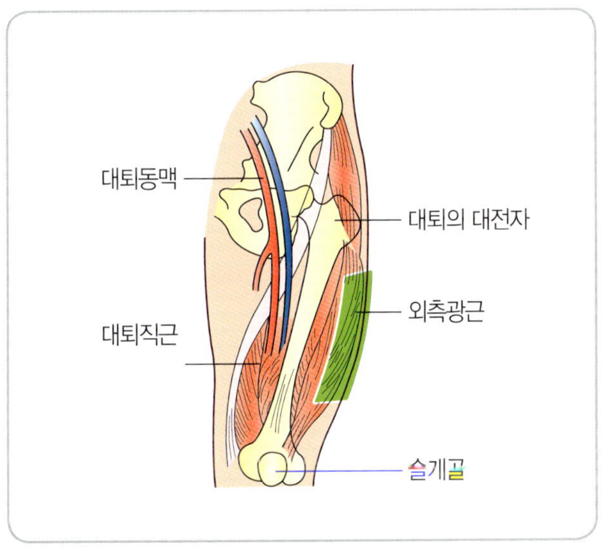


**[그림 10-19]** 외측광근 근육주사부위

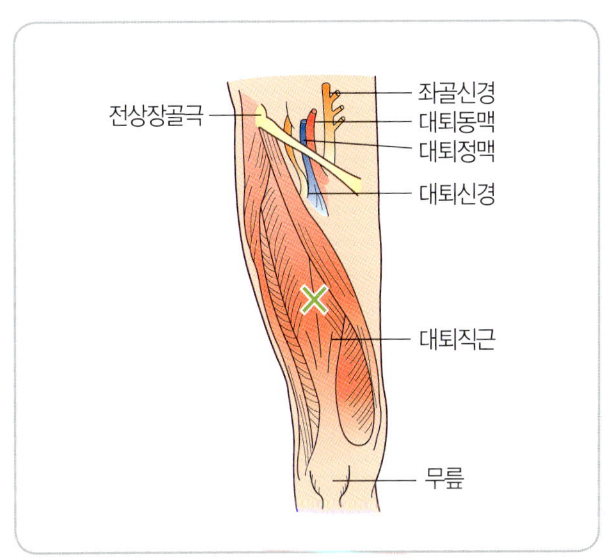


**[그림 10-20]** 대퇴직근

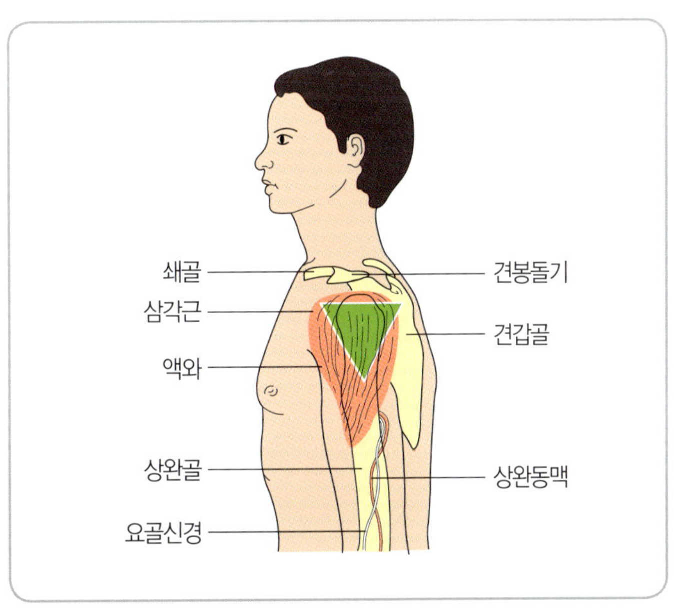


**[그림 10-21]** 삼각근의 주사부위

11. 손소독제로 손위생을 실시한다.
12. 선정된 부위를 소독솜으로 안쪽에서 바깥쪽으로 직경 5~8cm 정도 둥글게 닦아낸다.
13. 소독약이 마르면 투약카드를 보고 약을 확인한 후 우세한 손으로 주사기를 잡고 비우세한 손으로 주사바늘 뚜껑을 제거한다.
14. 비우세한 손으로 주사부위를 팽팽하게 당기면서 눌러준다. 주사기를 들고 있는 우세한 손으로 주사바늘을 90°로 유지한 채 주사부위 근육을 재빨리 찌른다.
15. 피부를 잡았던 손의 엄지와 집게손가락으로 주사기 하단부를 잡고, 주사기를 잡았던 손으로는 주사기의 내관을 살짝 뒤로 당겨 혈액이 나오지 않으면 주사기 내관을 당겨보던 손의 엄지손가락으로 내관을 밀어서 약물을 천천히 주입한다(만약 주사기에 혈액이 보인다면 주사기를 빼내어 버린 다음 주사 준비를 다시 해서 새로운 부위에 주사해야 한다).
16. 약물 주입이 끝나면 소독솜으로 주사부위를 누르면서 주사바늘 삽입할 때와 같은 각도로 주사기를 재빨리 빼서 트레이에 놓고, 소독솜을 댄 채로 주사부위를 마사지한다. 주사바늘 제거 후 출혈이 있을 때는 마사지를 멈추고 주사부위를 1~2분 정도 압박한다.
17. 소독솜을 트레이에 놓고 환의를 입힌 후 대상자의 자세를 편안하게 해준다.
18. 주사 후의 기대효과에 대해 설명한다.
19. 커튼(스크린)을 걷고 사용한 물품을 정리한다(주사바늘은 뚜껑을 되씌우지 않은 채 손상성 폐기물 전용용기에 버리고, 사용했던 소독솜과 주사기는 일반 의료폐기물 전용용기에 버린다).
20. 물과 비누로 손위생을 실시한다.
21. 수행 결과를 투약기록지(간호기록지)에 기록한다.
    1) 5 rights(대상자명, 약명, 용량, 투약경로, 투약시간)
    2) 필요시 투약목적, 대상자의 반응, 투약 사유 또는 못한 이유
22. 투약시간이 어느 정도 경과한 후에 투약에 대한 대상자의 반응을 평가한다.

---

■ **피부와 피하조직의 손상을 최소화하는 방법**

1) Z-track 기법

Z-track 기법 : 피부와 피하조직을 자극하는 약물을 근육주사 할 때 사용한다.

① 약물의 준비 과정은 동일하며 약물준비 후 주사바늘을 교환한다.
주사바늘 끝에 묻어 있는 약물은 조직에 자극을 준다(Z-track).

② 바늘 삽입 시 왼손으로 2~3㎝ 정도 피부와 피하지방을 한쪽으로 잡아당기고 약물이 주입될 동안 피부견인을 유지한다(그림 10-22). 근육조직으로 약물이 흡수되도록 한다.

③ 주사바늘을 제거하면서 피부가 제 위치로 오도록 하고 주사바늘 제거 후 마사지하지 않는다.
주사바늘이 들어갔던 길의 차단 시 약물은 피하조직에 새지 않게 하나 마사지는 약물을 조직에 흡수시킨다.

2) air lock 기법

약물을 주사기에 준비할 때 공기를 0.2cc 정도 남겨두면 근육주사 시 주사기 안의 약물이 모두 근육으로 주입되므로 주사기 안의 남은 약물이 피하조직을 자극하는 것을 막을 수 있다(그림 10-23). 그러나 최근 연구에서는 근육 내에 공기를 주입하는 것이 안전성 측면에서 우려가 있고, 공기주입의 필요성을 입증할 만한 근거도 부족하므로 현재는 air lock 기법을 권장하지 않는다.

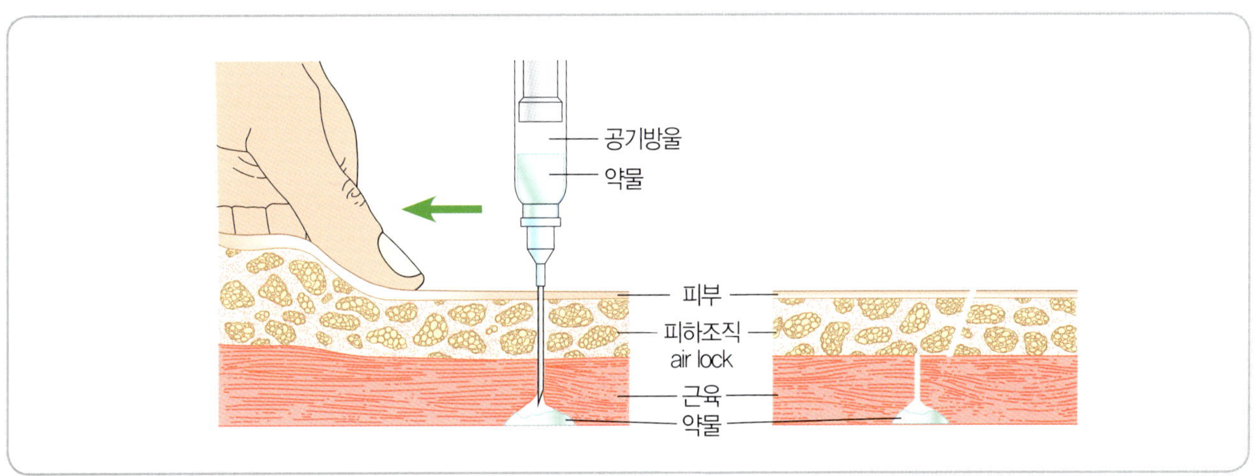


[그림 10-22] Z-track 기법

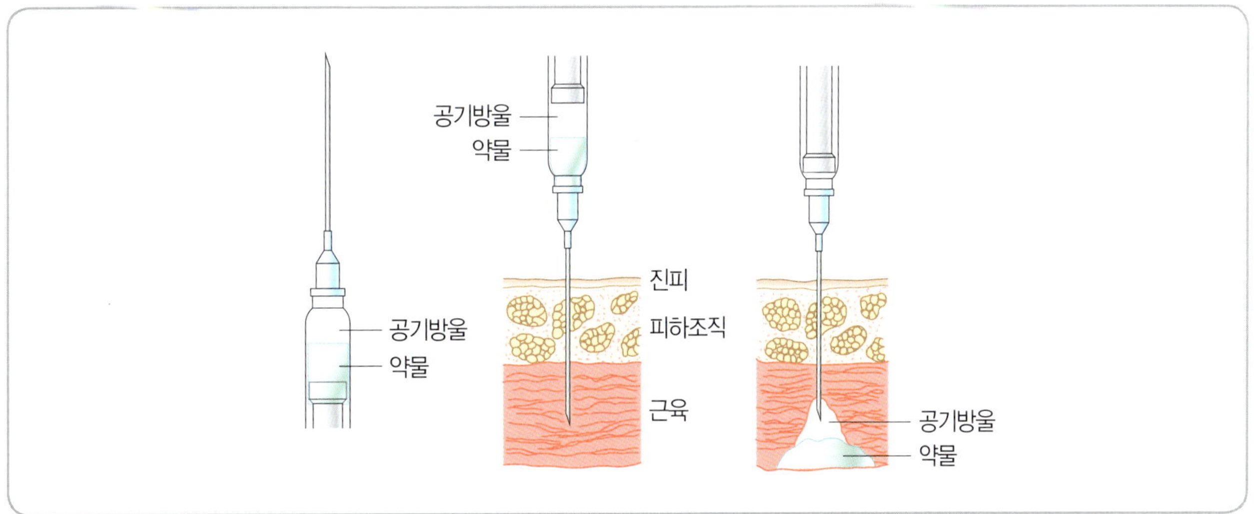


[그림 10-23] air lock 기법

② 피하주사(간이 혈당측정 검사 포함)

준비물

투약카드(또는 컴퓨터 출력물), 주사용 인슐린, 인슐린 주사기, 간이 혈당 측정기, 피하주사 모형, 채혈기(penlet), 채혈침(lancet), 소독솜, 손소독제, 피하주사 부위 순환 그림표, 검사지(strip), 투약카트 또는 쟁반(tray), 투약기록지(간호기록지), 혈당 기록지, 손상성 폐기물 전용용기, 일반 의료폐기물 전용용기

절 차

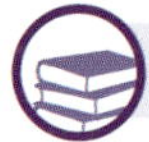

## 절차 및 이론적 근거

1. 물과 비누로 손위생을 실시한다.
2. 간이혈당검사에 필요한 물품을 준비한다.
3. 준비한 물품을 가지고 대상자에게 가서 간호사 자신을 소개한다.
4. 손소독제로 손위생을 실시한다.
5. 대상자의 이름을 개방형으로 질문하여 대상자를 확인하고, 입원팔찌와 환자리스트(또는 처방지)를 대조하여 대상자(이름, 등록번호)를 확인한다.
6. 대상자에게 혈당측정 목적과 절차에 대해 설명한다.
7. 대상자의 손가락 끝을 채혈하기 적절한지 확인한 다음 소독솜으로 닦아 말린다.
8. 채혈기에 채혈침을 끼워 대상자의 피부 상태에 맞도록 삽입 깊이를 조절한다.
9. 혈당측정기와 검사지를 기계에 따라 준비한다.
10. 손가락 끝부분의 측면에 채혈기를 놓고 채혈침이 피부를 순간적으로 천자하도록 버튼을 누른다.
11. 천자부위는 혈액이 자연스럽게 흘러나오게 한 다음 혈액방울을 검사지에 묻히고 천자부위는 소독솜으로 눌러준다.
12. 혈당측정기의 모니터에 나온 수치를 확인하고 메모한 후 대상자에게 설명해 준다.
13. 사용한 물품을 정리한다(채혈침은 손상성 폐기물 전용용기에 버리고, 사용했던 소독솜과 혈액이 묻은 검사지는 일반 의료폐기물 전용용기에 버린다).
14. 손소독제로 손위생을 실시한다.
15. 혈당 기록지에 혈당 측정치를 기록한다.
16. 혈당 측정치에 따라 R-I Scale에 따른 투약할 인슐린 양을 확정한 후, 투약카드를 준비한다.
17. 손소독제로 손위생을 실시한다.
18. 투약처방(투약카드 또는 컴퓨터 출력물 등)과 투약원칙(5 rights; 대상자 등록번호, 대상자명, 약명, 용량, 투여경로, 시간)을 확인하여 정확한 양의 인슐린을 주사기에 준비한 후, 투약카드와 준비한 약을 대조하여 맞게 준비했는지 확인한다.
19. 준비한 약과 필요한 물품을 가지고 대상자에게 가서 간호사 자신을 소개한다.
20. 손소독제로 손위생을 실시한다.
21. 대상자의 이름을 개방형으로 질문하여 대상자를 확인하고, 입원팔찌와 투약카드를 대조하여 대상자(이름, 등록번호)를 확인한다.

22. 준비된 약물의 투여목적과 작용 및 유의사항에 대해 설명한다.
23. 인슐린 주사부위 기록지(그림표)를 보고 주사부위를 선택한 후 대상자에게 편안한 자세를 취하도록 한다(주사부위에 타박상, 부종, 경결, 민감성, 변색 등이 있는지 사정한 다음 이전 주사부위를 확인하고 이번에 교대로 주사해야 할 주사부위를 확인한다)(그림 10-24).
    * 복부는 인슐린 흡수가 가장 빠른 부위로, 속효성 또는 초속효성 인슐린 투여 시 우선적으로 선택된다. 주사는 배꼽으로부터 최소 2.5cm 이상 떨어진 위치에 시행하며, 복부를 여러 구역으로 나누어 이전 주사부위로부터 1-2cm 간격을 두고 순차적으로 회전시키는 부위 순환 원칙을 적용한다. 같은 부위를 반복 주사하면 지방위축과 지방비대를 초래할 수 있다. 지방비대증이 생긴 부위는 인슐린 흡수 불균일로 혈당 불안정을 초래하므로 절대 주사하지 않는다. 인슐린 흡수율의 속도는 복부, 상완부, 대퇴, 둔부 순서이다.

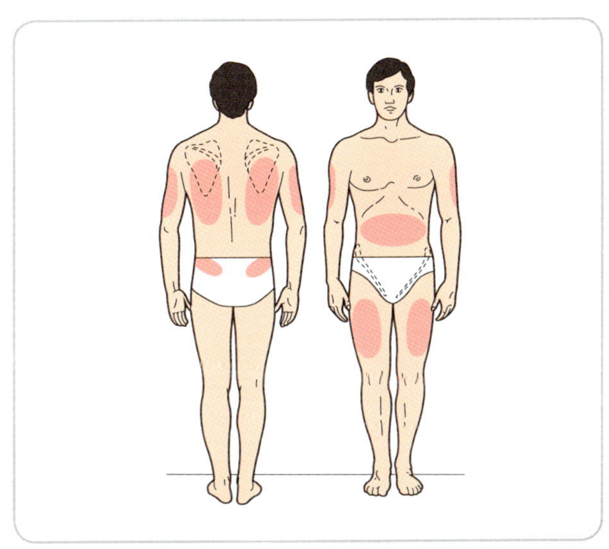

**[그림 10-24]** 피하주사 부위

24. 손소독제로 손위생을 실시한다.
25. 주사 놓을 부위를 소독솜으로 안에서 바깥쪽으로 직경 5-8cm 정도 둥글게 닦는다.
26. 주사바늘 뚜껑을 제거하고, 주사기를 잡지 않은 손으로 주사부위 주변의 피부를 피하조직의 두께에 따라 (크게 또는 작게) 잡는다.
27. 주사기를 잡은 우세한 손으로 주사바늘을 45°~90°로 빠르게 삽입한 후 약물을 주입한다. 주사바늘의 길이와 피하조직 두께에 따라 삽입각도가 결정되는데 피부주름이 크게 잡히면 90°로 주사하고, 피부주름이 2-3cm 정도로 작게 잡히면 45°로 주사한다.
28. 주사바늘을 재빨리 뺀 후 비우세한 손으로 주사기를 빼낸 부위를 소독솜으로 살짝 눌러주되 주사부위는 마사지하지 않는다.
29. 인슐린 주사기록지(그림표)에 주사시행 사항을 기록한다(날짜, 시간, 서명).
30. 사용한 물품을 정리한다(주사바늘은 뚜껑을 되씌우지 않은 채 손상성 폐기물 전용용기에 버리고, 사용했던 소독

솜과 주사기는 일반 의료폐기물 전용용기에 버린다).

31. 물과 비누로 손위생을 실시한다.
32. 수행 결과를 투약기록지(간호기록지)에 기록한다.
    1) 5 rights(대상자명, 약명, 용량, 투약경로, 투약시간)
    2) 필요시 투약목적, 대상자의 반응, 투약 못한 이유, 혈당측정결과

---

### ③ 피내주사

준비물

투약카드(또는 컴퓨터 출력물), 1mL 주사기 2개, 5mL 주사기, 소독솜, 피내주사용 모형, 주사용 바이알, 주사용 증류수(혹은 생리식염수) 앰플, 투약카트 또는 쟁반(tray), 투약기록지(간호기록지), 손상성 폐기물 전용용기, 일반 의료폐기물 전용용기, 손소독제

절 차

#### 절차 및 이론적 근거

1. 물과 비누로 손위생을 실시한다.
2. 투약처방(투약카드 또는 컴퓨터 출력물 등)과 투약원칙(5 rights; 대상자 등록번호, 대상자명, 약명, 용량, 투여 경로, 시간)을 확인한다.
3. 주사기로 주사용 증류수 5mL 앰플에서 빼낸다.
   (바이알에 1g의 약물이 들어있는 경우를 기준으로 한다.)
4. 약물이 든 바이알의 고무마개를 소독솜으로 닦는다.
5. 바이알에 증류수 또는 생리식염수 5mL를 멸균적으로 주입한다(1000mg/5mL).
   (200mg/mL, ※ 참고 0.5g/V-2.5mL, 1g/V-5mL, 2g/V-10mL mix)
6. 바이알에 들어있는 분말이 완전히 녹을 때까지 기포가 생기지 않게 조심스럽게 바이알을 흔든다.
7. 바이알의 고무마개를 소독솜으로 다시 닦는다.
8. 1mL 주사기로 바이알에서 0.1mL의 약물을 빼내고 증류수(혹은 생리식염수) 0.9mL를 더 넣어 총량 1mL로 희석한다(20mg/mL).
9. 주사기 약물 중 0.9mL는 버리고 나머지 0.1mL에 증류수(혹은 생리식염수) 0.9mL를 더 넣어 다시 총량 1mL로 희석한다(2mg/mL).
10. 필요한 물품을 준비한다.
11. 준비한 물품을 가지고 대상자에게 가서 간호사 자신을 소개한다.
12. 손소독제로 손위생을 실시한다.

13. 대상자의 이름을 개방형으로 질문하여 대상자를 확인하고, 입원팔찌와 투약카드(또는 컴퓨터 출력물)를 대조하여 대상자(이름, 등록번호)를 확인한다.
14. 대상자에게 피내주사의 목적과 절차를 설명한다.
15. 적절한 피내주사 부위를 선택한다(전완의 내측면).
16. 대상자의 팔을 침대나 침상 위 탁자(over-bed table)에 전완이 위로 가게 얹은 다음 편안한 자세로 있게 한다.
17. 손소독제로 손위생을 실시한다.
18. 주사 놓을 부위를 소독솜으로 안에서 바깥으로 직경 5-8cm 정도 둥글게 닦은 다음 소독액이 마를 때까지 잠시 기다린다.
19. 한 손으로 주사부위 위쪽 또는 아래쪽으로 2-3cm 떨어진 부위의 피부를 팽팽하게 잡아당긴다.
20. 다른 손으로 주사바늘의 사면이 위로 오도록 하여 주사기가 피부와 10~15°의 각도를 유지하도록 잡은 다음 표피 아래 진피층에 주사바늘의 사면이 들어갈 때까지 피내에 삽입한다(그림 10-25).

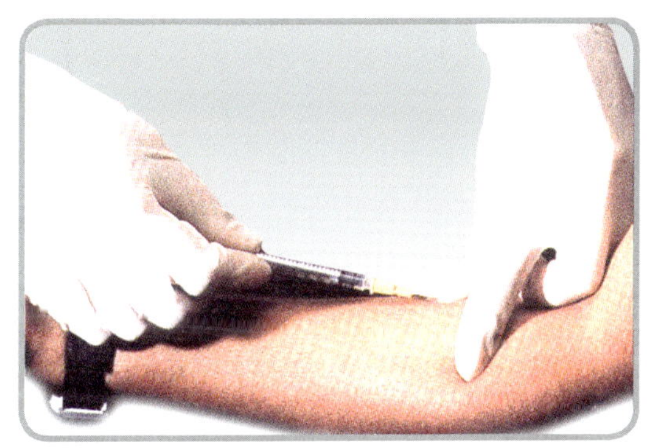

**[그림 10-25] 피내주사시 바늘삽입**

21. 주사바늘의 사면이 피내로 삽입되고 나면 주사기의 내관을 밀어 피부에 직경이 약 5-6mm 정도의 낭포가 생길 때까지 약물을 서서히 주입한다.
22. 주사바늘을 빼낸 후 주사바늘이 빠져나온 부위로 약물이 나와 물기가 생긴 경우는 마른 소독솜으로 살짝 닦아낸다.
    참고) 1mL 주사기에 생리식염수를 준비하여 위의 주사부위의 3~4cm 떨어진 옆 또는 반대쪽 팔의 대칭 부위에 같은 양을 대조액으로 피내주사하여 음성 대조군을 만들어 비교하는 절차가 있으나 보통 의양성(발적지름 10mm 내외, 팽진지름 6~9mm)일 경우에 실시한다.
23. 작은 낭포의 둘레를 볼펜으로 동그랗게 표시한 다음, 주사약명과 투여시간을 적고 주사부위는 마사지하지 않는다.
24. 사용한 물품을 정리한다(주사바늘은 뚜껑을 되씌우지 않은 채 손상성 폐기물 전용용기에 버리고, 사용했던 소독솜과 주사기는 일반 의료폐기물 전용용기에 버린다).
25. 물과 비누로 손위생을 실시한다.
26. 이상의 절차는 항생제 피부반응 검사를 위한 과정으로 15분 후에 주사부위의 피부반응 결과를 판독한다. 투베르쿨린 피부반응 검사를 위해 피내주사를 시행할 때는 Tuberculin PPD (Purified Protein Derivative, PPD) 시약 0.1mL를 같은 방법으로 피내주사하고 48~72시간 후에 결과를 판독한다.

27. 다음의 사항을 투약기록지(간호기록지)에 기록한다.
    1) 5 rights(대상자명, 약명, 용량, 투약경로, 투약시간)
    2) 피부반응결과 : 양성(발적지름 15mm 이상, 팽진지름 10mm 이상, 팽진에 경결이 생김) 혹은 음성(발적지름 5mm 이하, 팽진지름 5mm 이하)
    3) 필요시 투약목적, 대상자의 반응, 투약 못한 이유

---

### (3) 말초정맥주사(Peripheral Intravenous Injection)

**목 적**

1. 신체에 수분과 전해질, 영양을 공급한다.
2. 산-염기 이상을 교정하기 위함이다.
3. 약물을 희석해서 서서히 주입하기 위함이다.
4. 약물의 빠른 효과를 얻고 완전히 흡수되도록 하기 위함이다.
5. 지속적인 정맥내 주입으로 약물의 치료적 혈중농도를 일정하게 유지한다.
6. 한 번의 정맥천자로 여러 차례 약물을 투여하기 위함이다.
7. 진단을 위한 검사 시 조영제를 주입하기 위함이다.
8. 혈액 검사를 위한 채혈을 위함이다.

**[정맥주사부위]**

① 성인

수액을 계속 주입하는 경우 손등이나 전박의 정맥을 선택하는데 중수정맥(metacarpal), 척측피정맥(basilic vein) 및 요측피정맥(cephalic vein)을 흔히 사용한다. 노인은 손등의 표재정맥이 잘 터지기 쉬우므로 가급적 피하도록 한다.

장기적으로 수액을 주입할 계획이 있는 경우 말초부위인 손이나 손목 근처의 팔에서 주사부위를 찾고 팔이 적절하지 못하면 다리의 정맥을 이용할 수 있지만 색전의 가능성이 좀 더 높다.

검사물 채취 시 척측피정맥(basilic vein)과 중척골정맥(median cubital vein)을 이용한다(그림 10-26).

② 영아

장시간 수액을 주입하는 경우 측두골의 두피정맥이나 손, 발의 정맥을 선택하고 검사 시 혈액채취는 외경정맥(external jugular vein)과 대퇴정맥(femoral vein)에서 채취한다.

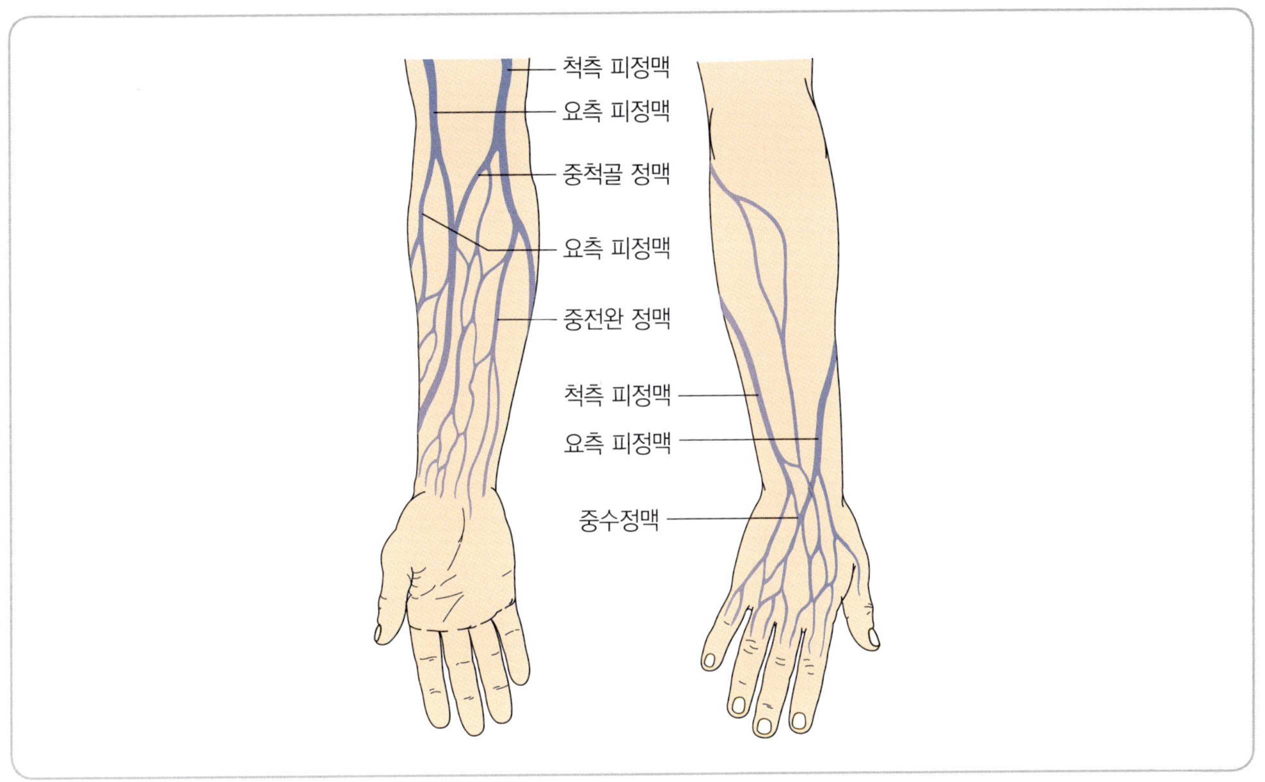


**[그림 10-26]** 팔의 말초정맥 주사부위

※ 정맥주사부위 선정 시 고려해야 할 요인

- **순환 상태** : 순환계 허탈이나 shock의 경우 말초를 통한 정맥투여가 거의 불가능하므로 중심정맥관을 삽입하거나 가능한 상완의 굵은 정맥을 선택한다.
- **정맥의 상태** : 피부표면에 가깝고 잘 촉지되는 정맥을 선택하여 팔의 원위부부터 먼저 사용하고 점차 근위부, 다음에 하지의 순서로 선택한다.
- **약물의 종류와 약물요법의 기간** : 정맥에 자극을 주는 약물이나 고장액은 말초혈관을 자극하여 통증을 유발하고 정맥염의 발생 가능성 때문에 굵은 정맥이나 쇄골하정맥으로 투여된다.
- **대상자의 안위** : 주로 사용하지 않는 쪽의 상지를 먼저 주사부위로 선정하며 손목, 전박 등의 관절부위를 피함으로써 대상자의 불편감을 덜어준다.

※ DIVA (Difficult Intravenous Access) 환자의 정맥 주사

- DIVA 환자는 비만, 탈수, 만성질환, 약물남용, 반복적인 정맥천자 이력 등으로 인해 정맥이 시야 및 촉진에서 잘 확인되지 않거나 천자가 어려운 대상자를 의미한다. 이러한 환자에게는 표준적 2회 이상 시도로 성공률이 낮아지므로 초기 단계부터 체계적 접근이 요구된다.
- 근거에 따르면 혈관확장을 위한 온찜질(3–5분), 중력 이용, 수액 투여 전 촉진 기술과 같은 기본 전략을 우선 적용하고, 실패가 예상되거나 표재정맥 접근이 어려운 경우에는 초음파 유도 정맥천자(ultrasound-guided pe-

ripheral intravenous catheter) 또는 근적외선 정맥 투영 장치(혈관 스캐너) 사용이 성공률을 유의하게 향상시키는 것으로 보고된다.

- 어린이, 노인, 비만, 항암치료 환자에게는 굵은 게이지보다는 적절한 길이와 게이지 선택, 최소 천자 시도, 경험 많은 시술자의 참여가 중요하다. 다수의 근거 기반 가이드라인은 DIVA 환자에서 무리한 반복 천자를 피하고 조기에 전문가나 혈관 접근 전문팀(Vascular Access Team)의 개입을 권고하고 있다.
  따라서 간호사는 위험 요인을 사정하고, 표준화된 DIVA 알고리즘을 활용하여 안전하고 효율적인 말초정맥 확보를 수행해야 한다.

※ Midline IV Catheter(중간 정맥 주사)

- 상완의 큰 말초정맥에 삽입하여 약물이나 수액을 장기간 투여할 수 있는 정맥관으로, 심장에 도달하지 않으면서 말초정맥보다 오래 사용할 수 있다. 주로 1~4주 정도의 중기 정맥요법이 필요하거나 말초 IV 접근이 어려운 환자에게 사용하며, 고삼투성 용액이나 강한 자극성 약물은 제한된다. 중심정맥관에 비해 합병증 위험이 낮다.

준비물

수액, 수액세트, 22~24G 혈관카테터(angio catheter), 지혈대(tourniquet), 소독솜(알코올이 함유된 0.5% 초과 클로르헥시딘 또는 아이오다인 틴처, 포비돈-아이오다인 또는 70% 알코올), 곡반, 멸균투명 필름드레싱, 반창고, 약 카드, 수액걸대(IV pole), 정맥주사 팔 모형, 투약카트 또는 쟁반(tray), 투약기록지(간호기록지), 손 소독제, 손상성 폐기물 전용용기, 일반 의료폐기물 전용용기, 수액백 부착용 라벨, Infusion pump (혹은 syringe pump)

절 차

## 절차 및 이론적 근거

### A. 정맥 수액 주입(Infusion pump 사용)

1. 물과 비누로 손위생을 실시한다.
2. 투약처방(투약카드 또는 컴퓨터 출력물 등)과 투약원칙(5 rights; 대상자 등록번호, 대상자명, 약명, 용량, 투여경로, 시간)을 확인한다.
3. 투약처방을 보고 수액의 유효일자, 이물질 유무 등을 확인한 후, 정확한 수액, 수액주입에 필요한 물품을 준비한다.
4. 날짜, 등록번호, 대상자 이름, 수액명, 용량, 주입속도 등이 적혀 있는 라벨에 서명한 후 수액백에 붙인다.
5. 수액백의 고무마개를 소독솜으로 닦은 후 수액세트를 꽂아 점적통의 1/2 정도를 수액으로 채운다.
6. 수액백을 수액걸대에 걸고 수액을 통과시켜 튜브의 공기를 빼낸 다음 조절기를 잠근다.
7. infusion pump의 전원을 켠 후 작동을 확인한다.
8. IV pole에 Infusion pump가 떨어지지 않게 꽉 조여 고정(또는 고정되어 있음을 확인)한다.
9. 준비한 물품을 가지고 대상자에게 가서 간호사 자신을 소개한다.
10. 손소독제로 손위생을 실시한다.

11. 대상자의 이름을 개방형으로 질문하여 대상자를 확인하고, 입원팔찌와 투약카드(또는 컴퓨터 출력물)를 대조하여 대상자(이름, 등록번호)를 확인한다.
12. 투약의 목적과 약물의 효과, 주의사항, 절차를 설명한다.
13. infusion pump 전원을 연결하고 'on'을 켜 둔다.
14. 수액세트의 끝을 대상자에게 주사할 부위 가까이에 둔다.
15. 대상자에게 편안한 자세를 취하도록 하고 팔을 심장보다 낮게 위치하도록 한 다음 정맥의 상태를 확인한다.
16. 주사할 부위보다 12~15cm 위쪽을 지혈대로 묶어 삽입할 카테터의 길이보다 정맥이 곧고 길게 두드러진 부위를 주사부위로 선정한다.
17. 손소독제로 손위생을 실시한다.
18. 천자할 정맥을 정하고 나면 소독솜으로 주사부위를 안에서 밖으로 5~8cm 정도 둥글게 닦는다.
19. 소독제로 소독한 후 완전히 건조한 후 접근하며 멸균 장갑을 착용하지 않으면 삽입 부위를 만져서는 안 된다.
20. 정맥 천자할 부위의 위쪽이나 아래쪽으로 2~3cm 떨어진 부분의 피부를 한 손 엄지손가락으로 팽팽히 잡아당긴 다음 다른 손으로 카테터의 사면이 위로 오도록 잡고 15°~30°로 혈류 방향을 따라 카테터를 정맥 내로 삽입한다(그림 10-27).

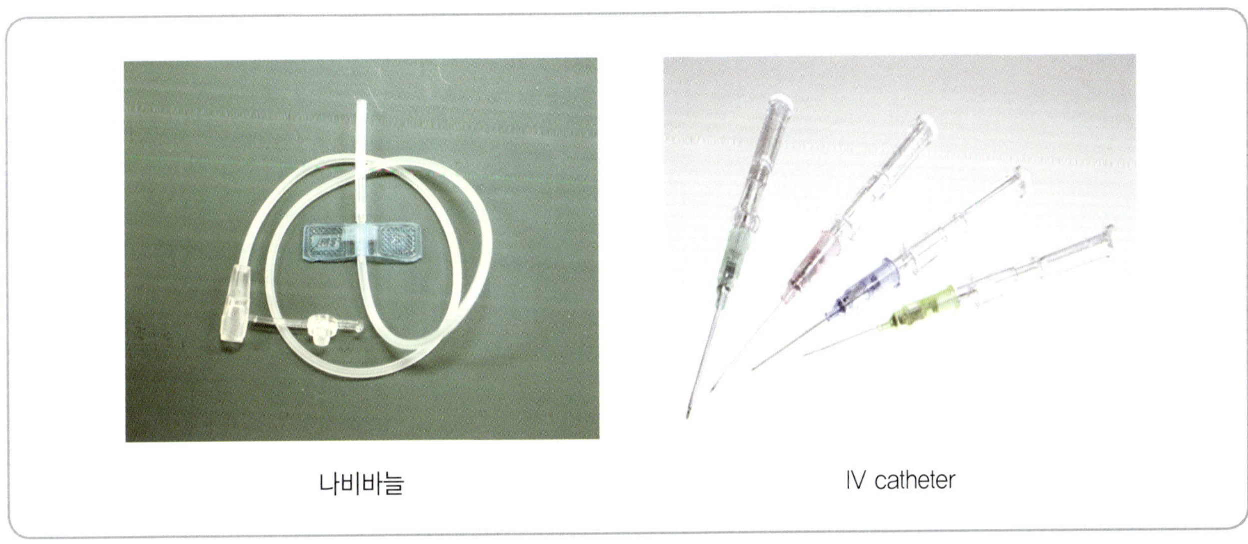


**[그림 10-27]** 나비바늘과 혈관카테터

21. 카테터 내로 혈액이 역류되면 카테터의 중심부를 잡고 카테터의 삽입각도를 약간 낮추면서 카테터를 혈관으로 진입시키면서 카테터 길이만큼 탐침을 조금식 빼낸다.
22. 카테터가 완전히 삽입된 후 카테터를 잡지 않은 손으로 지혈대를 푼다.
23. 한 손으로 혈관 내로 삽입된 카테터의 삽입부위 위 정맥을 눌러 혈류를 차단하면서 다른 손으로 탐침을 재빨리 제거한다.
24. 탐침을 제거한 후 바로 수액세트의 튜브를 카테터의 중심부와 연결하여 혈액이 카테터를 통해 흘러내리지 않도록 한다.

**[표 10-10] 정맥주입용 수액의 종류**

| 용액 | 전해질 | 적응증 |
|---|---|---|
| 5% 포도당수액(D/W) | 전해질 없음<br>포도당 50g | • 170cal/L의 열량을 낸다.<br>• 수분이 부족한 환자에게 수액을 보충시킨다. |
| 0.9% 염화나트륨<br>(생리식염수, N/S) | $Na^+$ 154mEq/L<br>$Cl^-$ 154mEq/L | • 등장성 생리식염수를 공급한다.<br>• $Na^+$, $Cl^-$의 과량 공급의 가능성이 있다. |
| 0.45% 염화나트륨<br>(1/2 희석 생리식염수) | $Na^+$ 77mEq/L<br>$Cl^-$ 77mEq/L | • $Na^+$와 $Cl^-$를 필요한 만큼 공급할 수 있다. |
| Hartmann's Dex solution (H/D) | 100mL 중 NaCl 0.6gm<br>KCl 0.03g, $CaCl_2$ 0.02g,<br>Sodium lactate 0.31g, dextrose 5g | • 전해질 보급제<br>• 대사성 산성증 예방 |
| 5% Dextrose and<br>Sodium chloride(D/S) | 100mL 중 Dextrose 5g,<br>NaCl 0.9g | • 수분과 포도당 및 전해질 보충 |
| 3% 염화나트륨 | $Na^+$ 513mEq/L<br>$Cl^-$ 513mEq/L | • 심한 저나트륨혈증 치료 |
| Hartmann's solution<br>유산염 링거수액 | $Na^+$ 130mEq/L<br>$K^+$ 4mEq/L<br>$Ca^{++}$ 3mEq/L<br>$Cl^-$ 109mEq/L<br>Lactate 28mEq/L | • 혈장과 비슷한 전해질을 포함한 등장성에 가까운 용액<br>• 수액부족, 화상, 설사와 같은 수분손실시 치료에 사용 |
| 10% Aminosyn | 필수아미노산 Isoleucine 7.2%<br>Leucine 9.0%<br>Lysine 9.0%<br>Methionine 5.2%<br>Phenylalanine 5.6%<br>비필수아미노산 Alanine 7.0%<br>Arginine 3.6% | • 비경구적 영양법<br>화상, 간부전, 화학요법을 받는 환자,<br>암환자, 영양불량 환자의 수술전후 영양 지지 |
| 10% Intralipid | 농도 10%<br>지방 (soybean oil 10)<br>지방산 Linoleic acid 50%<br>Oleic acid 26%<br>Palmitic acid 10% | • 필수 지방산 결핍을 예방 또는 치료<br>• 농축된 칼로리 제공 |

25. 한 손으로 카테터 삽입 부분을 고정하듯 잡으면서 다른 손으로는 수액세트의 조절기를 풀어 수액의 주입을 확인한 후 수액세트를 잠근다.
26. 정맥천자 부위에 부종, 통증 등의 침윤 증상이 있는지 관찰한다.
27. 카테터에서 손을 떼어도 카테터 삽입부분이 꺾이지 않도록 수액 주입관을 안정적 위치에 놓은 후 필름 드레싱으

로 카테터 삽입부위를 고정한다.

28. 필름 드레싱 위에 카테터 삽입 날짜와 시간, 카테터의 크기를 기입한다.
29. Infusion pump에 수액세트를 꺾이지 않도록 장착한다.
30. 처방을 정확하게 확인하여 시간당 주입량을 설정한다.
31. 수액세트의 clamp를 열고 '시작' 버튼을 눌러 수액 속도 설정을 다시 확인(특히 소수점 확인)한다.
32. 대상자의 안위(주사부위의 통증, 부종, 발적 등)를 확인한다.
33. 주사부위 통증, 부종 등 문제가 있거나 알람이 울리면 즉각 알리도록 대상자 또는 보호자에게 교육한다.
34. 손소독제로 손위생을 실시한다.
35. 사용한 물품을 정리한다(주사바늘은 뚜껑을 되씌우지 않은 채 손상성 폐기물 전용용기에 버리고, 사용했던 소독솜과 주사기는 일반 의료폐기물 전용용기에 버린다).
36. 물과 비누로 손위생을 실시한다.

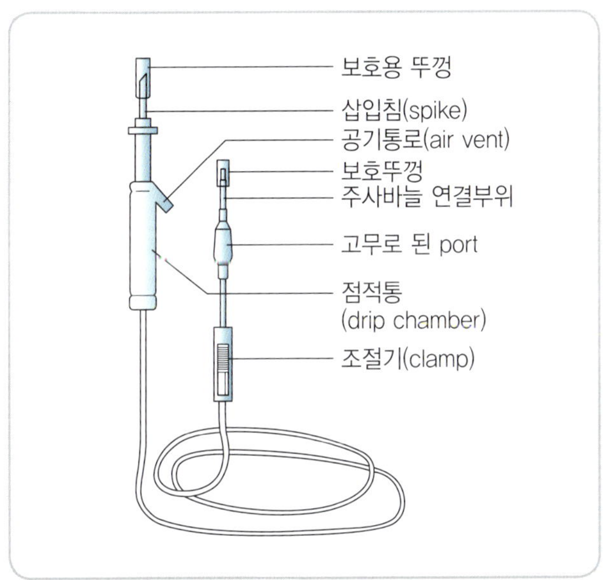


[그림 10-28] 정맥주입용 수액세트

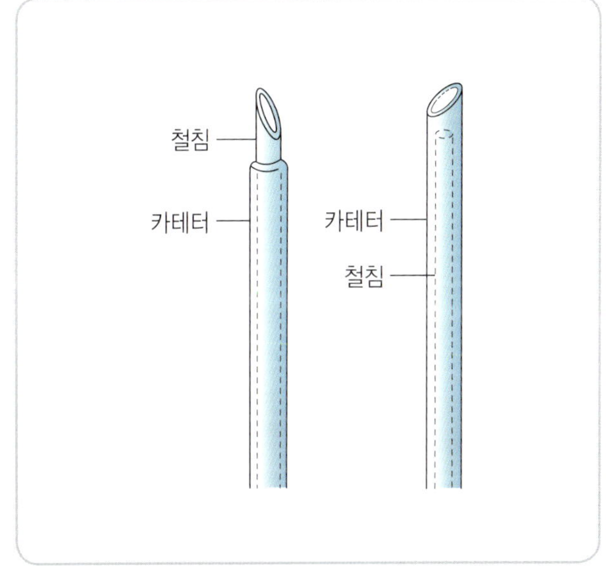


[그림 10-29] 혈관카테터의 내부구조

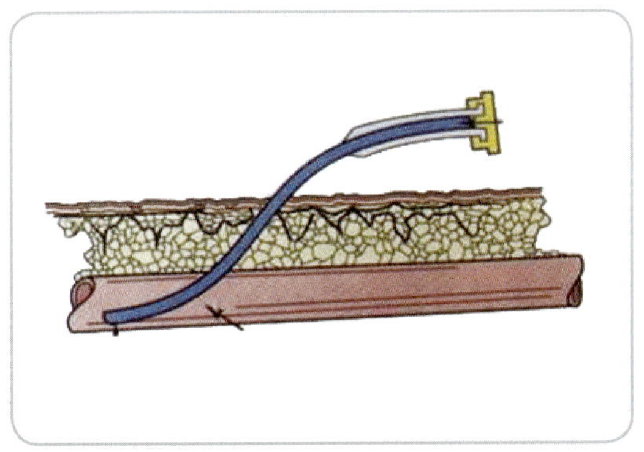

[그림 10-30] 정맥주사

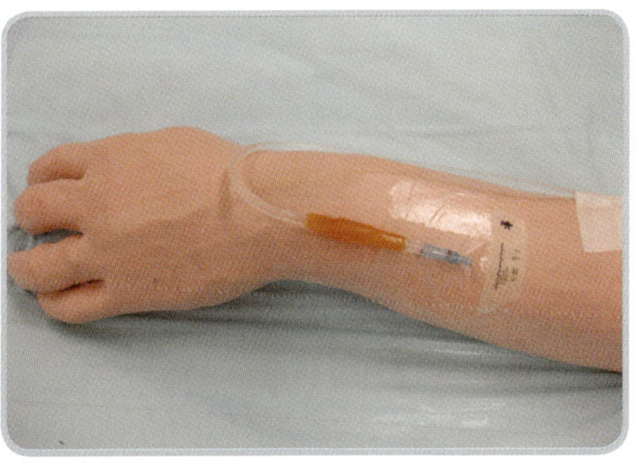

[그림 10-31] 정맥주사부위의 film dressing

37. 수행 결과를 투약기록지(간호기록지)에 기록한다.
   1) 5 rights(대상자명, 약명, 용량, 투약경로, 투약시간)
   2) 필요시 투약목적, 주사부위, 대상자의 반응, 투약 못한 이유

---

**[정맥주사 시 부작용]**

1. **국소감염 또는 전신감염(Local or Systemic infection)** : 정맥주사 부위에 병원미생물이 침입하여 발생하며, 초기에는 카테터 삽입 부위의 발적, 미열, 압통, 삼출물 등의 국소 감염 소견이 나타난다. 감염이 진행되거나 혈류로 확산될 경우에는 오한, 발열, 전신 불쾌감 등 전신감염(혈류감염, bloodstream infection) 증상이 발생할 수 있다. 이러한 감염은 정맥염(Phlebitis)과는 달리 미생물 침입이 주요 원인이라는 점에서 구분된다. 예방을 위해서는 엄격한 무균술 유지, 삽입 전 철저한 손 위생, 피부 소독의 적절한 접촉 시간 확보, 드레싱 청결 유지, 그리고 기관 지침에 따른 수액세트 및 카테터 교환 주기 준수가 필수적이다.
2. **침윤(Infiltration) / 일혈(Extravasation)** : 침윤은 카테터가 정맥 내 위치에서 벗어나거나 혈관벽이 손상되어 비자극성(non-vesicant) 수액 또는 약물이 혈관 외 조직으로 새는 상태를 말한다. 반면, 일혈은 항암제, 고농도 칼륨 · 칼슘제제, 고삼투성 수액 등과 같이 조직손상을 일으킬 수 있는 자극성 또는 혈관독성 약물(vesicant)이 혈관 밖으로 누출된 경우를 의미한다. 두 경우 모두 국소적인 부종, 통증, 불편감, 피부 창백 또는 팽창이 나타나며, 특히 일혈은 조직괴사, 신경손상, 혈류장애로 진행할 수 있어 즉각적 처치가 필요하다. 예방을 위해서는 직경이 충분하고 탄력 있는 정맥 선택, 카테터의 안정적 고정, 수액 주입 부위의 과도한 움직임 제한, 주입 중 주기적인 관찰 및 통증 · 저항 여부 확인이 중요하다. 침윤 또는 일혈이 발생하면 즉시 주입을 중단하고, 카테터를 제거한 후 해당 부위를 상승하여 부종을 완화한다. 침윤은 주로 냉찜질이 도움이 되고, 일혈의 경우 약물 종류에 따라 특정 해독제(antidote) 적용, 냉 · 온요법 선택, 경우에 따라 성형외과적 또는 수술적 중재가 필요할 수 있다.
3. **정맥염(Phlebitis)** : 정맥염은 말초정맥주사 삽입으로 인해 정맥 내막에 염증이 발생한 상태를 말한다. 염증이 진행되면 혈관벽에 섬유소 침착과 미세 혈전 형성이 나타날 수 있다. 임상증상은 삽입부위를 따라 나타나는 발적(erythema), 따뜻함, 압통(tenderness), 경결(induration), 줄 모양의 경화된 정맥이 특징적이며, 특히 작은 말초정맥이나 하지에 삽입된 경우 발생 위험이 높다. 원인으로는 산성($pH < 5$) 또는 알칼리성($pH > 9$) 용액, 고삼투압 용액(고농도 포도당 · 전해질 · TPN 등), 혈관 자극성이 강한 항생제, 고속 주입, 기계적 자극(카테터 크기 부적합, 반복적 움직임) 등이 있다. 고삼투압 또는 자극성 약물은 가능한 큰 정맥으로 주입해야 하며, 정맥염이 발생하면 즉시 주사부위를 교체한다. 형성된 혈전 및 염증 부위는 마사지를 금지하며, 이는 혈전 이동에 따

**[표 10-11] 정맥염 척도(Phlebitis Scale)**

| 등급 | 임상적 특성 |
|---|---|
| 0 | 증상 없음 |
| 1 | 통증을 동반하거나 동반하지 않은 삽입부위의 홍반 |
| 2 | 홍반이나 부종을 동반한 삽입부위 통증 |
| 3 | 홍반을 동반한 삽입부위 통증, 줄무늬(streak) 형성, 촉지 가능한 정맥코드 |
| 4 | 홍반을 동반한 통증, 줄무늬 형성, 2.5cm 이상의 촉지 가능한 정맥코드, 화농성 배액 |

른 색전 위험을 줄이기 위함이다.

병원간호사회(2013)는 정맥염의 평가와 관리를 표준화하기 위해 정맥염 사정 도구(Phlebitis Scale)를 제시하고 있으며, 삽입 부위 상태를 체계적으로 평가하여 조기 발견과 적절한 중재를 가능하게 한다.

4. **순환과잉(fluid overload)** : 급속한 쇼크(shock)는 약물이 순환계에 너무 빠른 속도로 주입되었을 경우 생길 수 있는데 두통, 불안, 현기증, 요통, 오한, 호흡곤란, 빈맥 등의 증상을 나타낸다. 그러므로 빠른 정맥주입으로 인한 부작용을 가져오지 않도록 주입속도를 조절하는 것이 필수적이다.
5. **색전증(embolism)** : 색전증은 심장, 혈관 내로 이물질이나 공기가 들어가서 혈관강을 차단한 상태로 막힌 혈관의 위치에 따라 증상이 다르게 나타난다. 주로 호흡기계 곤란, 흉통, 청색증, 혈압하강 등의 증상을 나타낸다. 예방하기 위해서 수액주입 전에 수액세트 내에 공기를 완전히 제거하고, 공기제거가 되는 필터를 사용한다. 색전증이 의심되면 머리 부분을 낮추고 좌측위를 취하게 하여 공기색전이 심장으로 이동하는 것을 최소화한다. 이후 의료진은 산소 투여 및 활력징후 모니터링 등 적절한 응급처치를 시행한다.

### B. 정맥주입 속도 조절

주입속도는 시간당 cc와 분당 방울수를 계산하는 두 가지 방법이 있다.

#### ① 시간당 주입량

총 주입량을 총 주입시간으로 나누어 계산한다.

예를 들어 24시간 동안 3,000cc를 주입 시 시간당 cc는

$$\frac{3{,}000\text{cc(총 주입량)}}{24\text{시간(총 주입시간)}} = 125\text{cc/시간}$$

간호사는 시간당 cc가 제대로 주입되는지 확인하기 위하여 주입조절세트(dosi flow set), 정량수액세트(volume set), 정맥주입 펌프(infusion pump), syringe pump 등을 연결하여 주입속도를 정확히 맞춘 후 수시로 점검하도록 한다.

#### ② 분당 방울수(drops)

전체 주입량을 주입되는 시간으로 나누어 1cc당 방울수를 곱한다.

1cc당 방울수는 세트에 따라 다르다.

| | |
|---|---|
| Microdrip | 60 gtt/cc |
| Marcrodrip | 20 gtt/cc |

$$\text{분당 방울수} = \frac{\text{전체 주입량(cc)} \times \text{방울수/cc}}{\text{전체 주입되는 시간(분)}}$$

예를 들어, 600cc를 8시간 동안 주입할 때 분당 방울수는

$$\frac{600cc \times 20방울/cc}{480(분)} = 25방울/분이다. \text{ (세트 : 20 gtt/cc 사용시)}$$

③ 주입속도에 영향을 미치는 요소

- **주사부위의 위치** : 주사부위의 위치와 움직임은 주입속도를 변화시킨다.
- **수액세트의 위치나 개방성** : 수액세트가 대상자에 의해 눌리거나 수액세트가 주사부위보다 아래에 늘어져서 속도가 감소된다.
- **수액병의 위치** : 수액병의 위치를 높이면 압력이 높아져 주입속도가 증가한다.
- **조직의 침윤이나 수액이 새는 경우** : 주사부위의 부종, 냉감, 조여드는 느낌, 통증, 불편감 등이 있으면 조직으로 침윤되고 있음을 의미하는데 이때 주입속도가 감소된다.
- 이 외에도 카테터의 굵기(게이지), 수액의 점도, 카테터 말단의 피막(fibrin sheath) 형성이나 혈전, 혈압 등 대상자의 순환상태, 미세필터 사용 여부, 압박 · 체위 변화, 그리고 주입펌프 설정값 등도 주입속도에 영향을 미친다.

④ 정맥주입 속도 조절 장치

- 정맥주입 펌프(infusion pump)는 정맥 수액 라인에 일정한 양압을 가하여 정확하고 일정한 주입속도를 유지하는 장치로, 신생아, 심부전 환자, 신질환 환자, 화상 환자 등 정밀한 수액 조절이 필요한 환자에게 주로 사용한다. 이 장치는 공기유입, 폐색(occlusion), 주입 완료, 배터리 저하와 같은 상황을 경보(alarm)로 알려주어 안전한 주입을 돕는다. 다만, 혈관의 변화나 카테터의 위치 이동, 튜브의 꼬임 등으로 인해 실제 주입이 방해될 경우, 표시된 속도와 달리 정확한 양이 주입되지 못할 수 있으므로 주기적으로 주입상태와 주사부위를 직접 확인해야 한다.
- 실린지 펌프(syringe pump)는 주사기(syringe)에 장착된 약물을 모터로 밀어 매우 미세한 속도로 정밀하게 주입할 수 있는 장치이다. 소아 · 신생아 환자, 혈관수축제나 진정제, 항부정맥제 등 소량 · 고위험 약물의 정확한 지속 주입이 필요한 경우에 적합하다. 실린지 펌프 역시 폐색, 배터리 문제, 설정 오류 시 경보 기능을 제공하지만, 실제 혈관 내 주입 여부는 직접 감지하지 못하므로 실린지 펌프 사용 시에도 정기적인 주사부위 사정과 라인의 개방성 확인이 필수적이다.
- 도시플로 세트(dosi-flow set)는 정맥주입 시 주입속도를 보다 정확하게 조절하기 위해 고안된 조절형 수액세트로, 일반 드립 세트와 달리 정확한 유량(flow rate)을 눈금으로 설정할 수 있는 장치가 포함되어 있다. 주입속도 조절기가 내장되어 있어 분당 방울수 계산 없이 원하는 주입량(mL/h)을 설정할 수 있으며, 설정한 속도를 일정하게 유지하는 것이 장점이다. 그러나 Dosi-flow set 역시 혈관상태 변화나 튜브 압박, 수액백 위치 변화 등에 의해 실제 주입속도가 변할 수 있어 주기적 사정과 라인 확인이 반드시 필요하다.

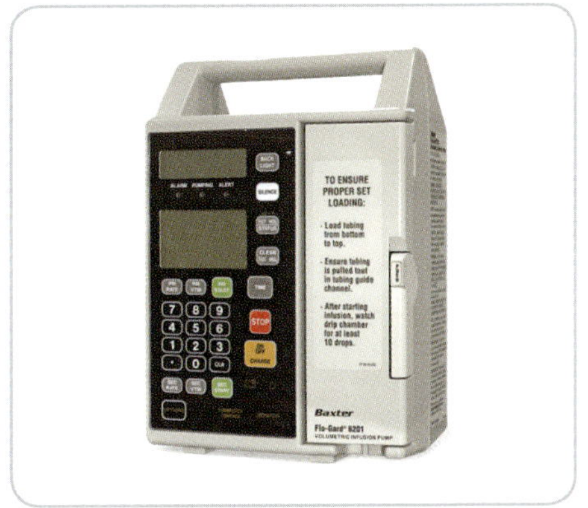

[그림 10-32] 정맥주입 펌프

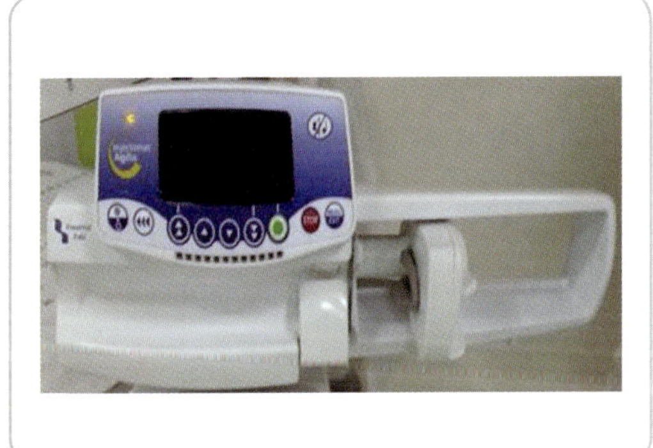

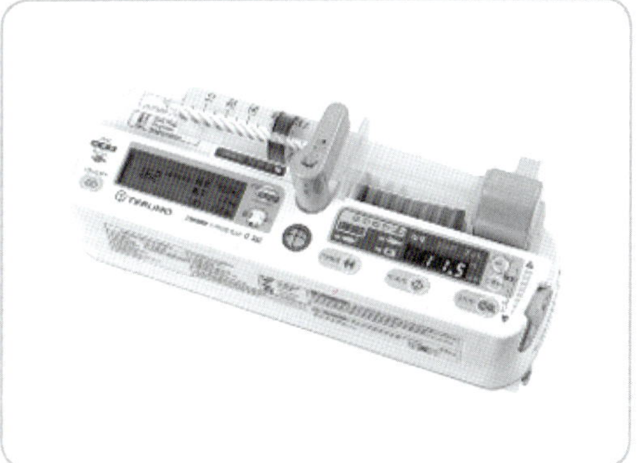

[그림 10-33] syringe pump

⑤ 약물 용량 및 주입 속도 계산

- **포장단위 약의 용량(mg)** : 희석액 용액의 양(ml) = 처방된 용량(mg): 뽑을 용량(ml)

예제 1) Vancomycin 1.0g/1vial을 200㎎만 투여하고자 한다. 몇 cc를 뽑아야 하는가?

→ 1vial에 생리식염수 4cc 이상 혼합 (500㎎ 당 생리식염수 2cc 이상 혼합)

생리식염수 5cc를 혼합한 경우

1cc = 200㎎

X = 1cc, 즉 1개의 vial에 5cc를 혼합한 후 주사기로 1cc를 뽑으면 된다.

예제 2) Heparin을 100단위(u)/ml로 희석된 수액을 계속해서 주입하고자 한다. N/S 100ml에 heparin을 몇 ml를 mix 하여야 하나? (heparin 1vial = 5,000단위(u) = 1ml)

→ 1ml : 100u = 100ml : X

X = 10,000u 필요한데

1ml : 5,000u = X : 10,000u

$5,000X = 10,000$

$X = 2ml$

- **분당 방울수 계산 공식 활용**

예제 3) 1,000cc fluid를 10gtt로 투여하고자 한다. 몇 시간이 지나면 1,000cc를 모두 투여할 수 있는가? (1cc = 20gtt)

$$\text{분당 방울수} = \frac{\text{전체 주입량(cc)} \times \text{방울수/cc}}{\text{전체 주입되는 시간(분)}}$$

$$10gtt = \frac{1000cc \times 20}{X \times 60}$$

$X = 1000/30 = 33.3$시간

예제 4) 1,000cc fluid를 24시간 동안 투여하고자 한다. 몇 gtt로 투여해야 하는가? (1cc = 20gtt)

$$X = \frac{1000cc \times 20}{X \times 60}$$

$X = 13.9gtt/min$

예제 5) N/S 500cc를 Micro IV set을 이용하여 2세 소아에게 10시간에 걸쳐서 정맥주입 하려면 몇 μgtt/min으로 주어야 하는가? (1cc = 60μgtt)

$$X = \frac{500cc \times 60}{10 \times 60}$$

$X = 50\mu gtt/min$

- **퍼센트(%) 이해**

1%의 의미는? 100cc에 1g(1,000mg)이 들어 있다는 뜻

예제 6) Normal Saline을 30gtt/min의 속도로 5시간 동안 주입했다면 몇 g의 NaCl을 주입한 셈인가? (1cc = 20gtt)

→ 5시간 동안 들어간 수액 총량

$$30 = \frac{X \times 20}{5 \times 60}$$

$X = 450cc$

→ N/S은 0.9% 즉 100cc에 0.9g 이므로

100 : 0.9 = 450 : X

X = 4.05g

C. 정맥수액 주입속도 점검 및 유지, 종결

① 수액 속도 점검과 유지

목 적

1. 주입체계가 완전한지 점검한다.
2. 수액이 계획대로 주입되고 있는지 속도를 점검하고 수액 흐름을 방해하는 요소를 제거한다.

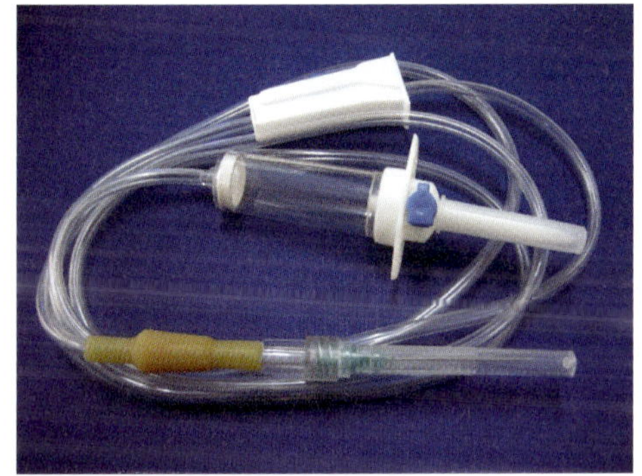

수액세트

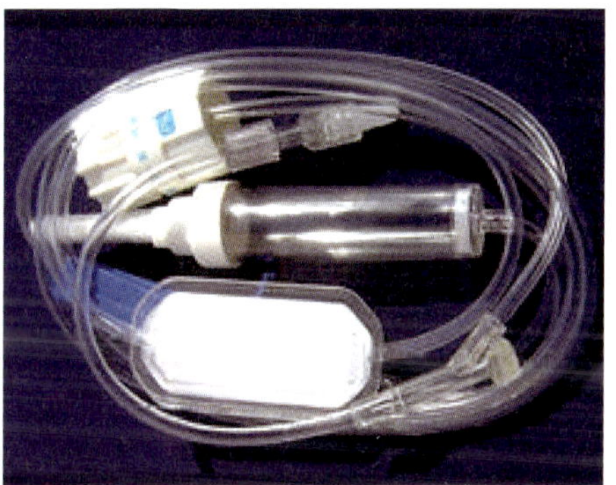

필터와 속도조절기가 달린 수액세트

[그림 10-34] 정맥주입 세트

절 차

**절차 및 이론적 근거**

1. 손을 씻는다.
2. 주입속도, 주입계획에 따른 간호계획을 점검한다.
3. 대상자에게 간호사 자신을 소개한 후 대상자의 이름, 등록번호 등을 개방형으로 질문하여 대상자를 확인하고, 입원팔찌와 대조하여 대상자를 확인한다.
4. 주사부위에서 수액침윤을 확인한다.
   1) 주위 조직에 부종이 있는지 촉진한다.

2) 주위 피부온도를 촉진한다. 냉감이 있다면 침윤을 의심하게 한다.
3) 수액세트의 고무부분을 눌러보거나 주사부위보다 낮게 수액병을 내려 피가 역류되는지 확인한다.
4) 생리식염수를 담은 멸균주사기를 주사부위 가까이에 있는 수액세트 고무에 삽입하여 수액을 뽑아 보아 혈액이 나오면 주사바늘은 정맥 내에 있는 것이다.

5. 정맥염 여부를 관찰한다. 발적, 온감, 주사부위의 부종 및 작열감 등을 확인한다. 정맥염이 발생되면 손상 받은 정맥으로 더 이상 수액을 공급하지 않도록 한다.
6. 정맥치료로 인한 부작용에 주의한다.
   1) 순환계 과잉증상
   정맥수액이 너무 빨리 들어갈 때 흔히 발생하며, 폐부종과 심부전을 일으킨다. 심부전의 임상증상은 호흡곤란, 소변량 감소, 부종, 약하고 빠른 맥박, 빠르고 약한 호흡이다. 폐부종의 임상증상은 호흡곤란, 기침, 거품 섞인 객담이다.
   2) 주사부위 출혈
   바늘이나 카테터가 삽입되었던 자리의 출혈 여부를 관찰해야 한다. 특히 출혈성 경향이 있는 환자나 헤파린이 주입되는 환자는 더욱 주의 깊게 관찰해야 한다.
7. 주기적으로 주입속도를 점검한다.
8. 수액흐름의 장애요인이 있는지 점검한다.
   1) 수액세트가 환자의 팔이나 의복에 눌려 압력이 가해졌는지 또는 꼬였는지 살핀다.
   2) 주사바늘이 정맥벽에 접촉되어 있는 경우 바늘을 천천히 뒤로 당겼다 다시 넣는다. 나비바늘인 경우에는 바늘 각도를 조금 들어주거나 낮춰 준다.
   3) 수액병의 위치를 확인하여 정맥주사부위에서 1m 이내에 위치하고 있으면 정맥걸대의 높이를 높게 조절한다.
   용액병이 정맥주사부위에 너무 가까우면 정맥압을 극복할 수 있는 중력이 부족하기 때문에 용액이 정맥 내로 흘러 들어가지 못한다.
   4) 정맥수액세트의 위치가 주사부위보다 아래로 늘어져 있으면 침대 위로 올려놓고 세트의 길이를 적절하게 조정해준다.
   5) drip chamber를 점검하여 반 이하로 채워져 있으면 chamber를 짜주어서 수액을 반 정도로 채운다.
9. 주사부위의 불편감, 주입속도의 갑작스런 변화, 수액이 거의 비어갈 경우 도움을 요청하도록 환자에게 교육한다.

---

### ② 정맥수액주입 종결

**목 적**

대상자의 정맥수액주입을 안전하게 제거한다.

절 차

## 절차 및 이론적 근거

1. 손을 씻는다.
2. 수액세트를 잠금장치로 잠근다.
   수액세트를 잠금으로써 주사바늘 제거로 인해 수액이 환의나 침구를 적시지 않게 한다.
3. 주사바늘을 단단히 잡고 피부에 긴장감을 유지하면서 주사부위의 테이프를 떼어 낸다.
   테이프를 뗄 때 주사바늘의 움직임은 정맥을 손상시키고 불편감을 유발한다.
   피부긴장도 유지는 피부가 밀려서 일어나는 불편감을 방지한다.
4. 주사부위 위에 소독솜을 대고 주사바늘을 제거한다.
5. 소독솜으로 주사부위를 약 2~3분간 즉시 압박하고 출혈이 멈추면 거즈와 테이프 또는 일회용 밴드로 청결 드레싱을 한다.
6. 물품을 정리한 후 손을 씻는다.
7. 투약기록지(간호기록지)와 수분섭취 배설량 기록지에 주입된 양, 수액의 종류, 주입을 멈춘 시간, 대상자반응 등을 포함하여 기록한다.

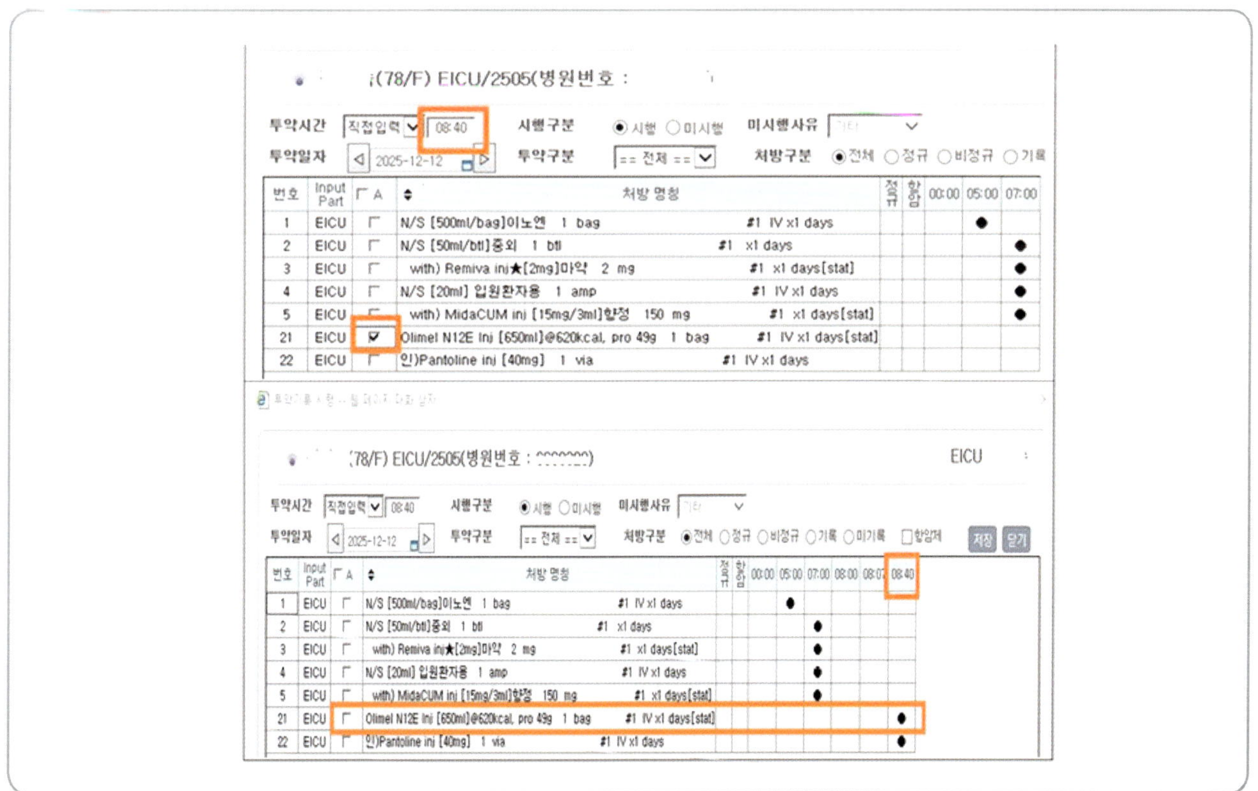

(78/F) EICU/2505(병원번호 :

투약시간 직접입력 08:40 시행구분 ◉시행 ○미시행 미시행사유 기타
투약일자 2025-12-12 투약구분 == 전체 == 처방구분 ◉전체 ○정규 ○비정규 ○기록

| 번호 | Input Part | A | 처방 명칭 | 정규 | 항암 | 00:00 | 05:00 | 07:00 |
|---|---|---|---|---|---|---|---|---|
| 1 | EICU | ☐ | N/S [500ml/bag]이노엔 1 bag #1 IV x1 days | | | | ● | |
| 2 | EICU | ☐ | N/S [50ml/btl]중외 1 btl #1 x1 days | | | | | ● |
| 3 | EICU | ☐ | with) Remiva inj★[2mg]마약 2 mg #1 x1 days[stat] | | | | | ● |
| 4 | EICU | ☐ | N/S [20ml] 입원환자용 1 amp #1 IV x1 days | | | | | ● |
| 5 | EICU | ☐ | with) MidaCUM inj [15mg/3ml]향정 150 mg #1 x1 days[stat] | | | | | ● |
| 21 | EICU | ☑ | Olimel N12E Inj [650ml]@620kcal, pro 49g 1 bag #1 IV x1 days[stat] | | | | | |
| 22 | EICU | ☐ | 인)Pantoline inj [40mg] 1 via #1 IV x1 days | | | | | |

(78/F) EICU/2505(병원번호 : ) EICU

투약시간 직접입력 08:40 시행구분 ◉시행 ○미시행 미시행사유 기타
투약일자 2025-12-12 투약구분 == 전체 == 처방구분 ◉전체 ○정규 ○비정규 ○기록 ○미기록 ☐항암제 저장 닫기

| 번호 | Input Part | A | 처방 명칭 | 정규 | 항암 | 00:00 | 05:00 | 07:00 | 08:00 | 08:07 | 08:40 |
|---|---|---|---|---|---|---|---|---|---|---|---|
| 1 | EICU | ☐ | N/S [500ml/bag]이노엔 1 bag #1 IV x1 days | | | | ● | | | | |
| 2 | EICU | ☐ | N/S [50ml/btl]중외 1 btl #1 x1 days | | | | | ● | | | |
| 3 | EICU | ☐ | with) Remiva inj★[2mg]마약 2 mg #1 x1 days[stat] | | | | | ● | | | |
| 4 | EICU | ☐ | N/S [20ml] 입원환자용 1 amp #1 IV x1 days | | | | | ● | | | |
| 5 | EICU | ☐ | with) MidaCUM inj [15mg/3ml]향정 150 mg #1 x1 days[stat] | | | | | ● | | | |
| 21 | EICU | ☐ | Olimel N12E Inj [650ml]@620kcal, pro 49g 1 bag #1 IV x1 days[stat] | | | | | | | | ● |
| 22 | EICU | ☐ | 인)Pantoline inj [40mg] 1 via #1 IV x1 days | | | | | | | | ● |

[그림 10-35] 정맥주입 EMR 기록지

③ 정맥수액과 수액세트 교환

목 적

1. 환자에게 수액공급이 적절하게 유지되고 새로운 용액을 연결하여 수액이 계속되도록 한다.
2. 수액세트는 기관의 지침에 따라 일반적으로 연속 주입은 72~96시간마다, TPN 또는 지질 함유 수액은 24시간마다 교환하여 감염을 예방한다.

준비물

적절한 수액병, 점적통(drip chamber)이 있는 멸균수액세트, 소독솜, 반창고나 투명 필름 드레싱(tegaderm)

절 차

## 절차 및 이론적 근거

**[수액병 교환]**

1. 손을 씻는다.
2. 현재 주입되는 수액과 수액세트를 교환한 날짜와 시간을 확인한다.
3. 새로운 수액의 뚜껑을 떼고 수액 입구의 멸균상태를 유지한다.
4. 수액세트의 잠금장치를 잠그고 용액주입을 멈춘다.
5. 수액을 정맥걸대에서 내려 거꾸로 세운다.
6. 수액에서 삽입침을 오염되지 않도록 주의하여 뽑는다.
7. 새로운 수액을 한 손에 잡고 주입 입구를 소독솜으로 닦은 후 미끄러지지 않게 주의하면서 삽입침을 꽂는다. 이때 수액세트가 꼬이지 않게 한다.
   수액세트가 꼬이면 수액세트 연결이 방해된다.
8. 수액을 수액걸대에 걸고 잠금장치를 이용하여 계획대로 용액이 주입되도록 속도를 조절한다.
9. 교환 날짜와 시간을 기록한다.

**[수액, 정맥수액세트 교환하기]**

1. 손을 씻는다.
2. 새 수액세트를 열고 조절기를 잠근 후 삽입침의 보호마개를 벗긴다. 소독솜으로 닦은 후 새로운 용기에 꽂는다.
3. 새 수액세트의 점적통(drip chamber)을 짜서 점적통(drip chamber)을 반으로 채운다.
4. 수액세트의 조절기를 풀고 모든 공기가 없어질 때까지 용액이 튜브를 통해 흐르게 한다. 조절기를 잠그고 기구의 멸균성을 유지하기 위해 세트 끝에 마개를 씌운다.
5. 정맥주사 삽입부위의 반창고를 느슨하게 한다.
6. 바늘 중심부(hub) 아래에 네모난 멸균거즈를 댄다.

거즈는 튜브가 바늘에 연결되어 있지 않을 때 흘러나오는 혈액을 흡수한다.

7. 새로운 수액백과 수액세트를 준비하여 적절한 위치(대상자의 손이나 팔이 움직일 때 당겨지지 않는 곳)에 고정하고, 보호마개를 약간 느슨하게 풀어 연결 준비를 한다.
8. 이전의 수액세트의 조절기를 잠근다. 왼손으로 바늘 중심부를 고정하고 오른손으로 이전 수액세트를 비틀어 뽑는다.
   이것은 바늘을 안전하게 하고 부주의하게 바늘이 빠지는 것을 예방한다.
9. 이전의 수액세트를 옆에 치우고 새로 준비한 수액세트를 바늘 중심부에 삽입시킨다.
10. 조절기를 연다.
11. 기관규칙에 따라 멸균 드레싱을 다시 한다.
12. 용액의 주입속도를 조절한다.
13. 가능하면 수액 교환 시 수액세트를 함께 교환하도록 한다. 수액을 교환할 때 수액세트를 교환할 시간이 몇 시간 남았더라도 수액세트를 함께 교환하는 것이 감염의 위험을 줄인다.
14. 일반수액(지질용액, 혈액이나 혈액성분이외)을 지속적으로 주입하는 경우
    일차수액세트(primary IV set)와 이차수액세트(secondary IV set)가 일체형으로 된 수액세트의 교환주기는 96시간으로 권장한다(병원간호사회, 정맥주입요법 간호실무지침, 2017년 개정).

| | 일반수액 교환주기 | TPN 교환주기 |
|---|---|---|
| 수액병 | 가능한 24시간 이내 | 가능한 24시간 이내 |
| IV site | 임상적 징후 기반<br>72~96시간까지 유지 가능 | PPN : 임상적 징후 기반, 72~96시간까지 유지 가능<br>TPN은 대부분 central line으로 투여 : 24시간 |
| IV set | IV site 교환 시 | 10% 이상, 고농도, lipid 계열 섞여 있음 : 24시간 |

* CDC 2011 가이드라인은 말초정맥 카테터를 임상적 징후 발생 시 교체하도록 권장하며, 기관 정책에 따라 72~96시간 이내 교체를 허용함

### D. 정맥투약(Intravenous medication)

정맥으로 약물을 주입하는 방법으로는 ① 지속 수액 주입, ② 용량조절세트, ③ piggy back, ④ 1회 정맥주사(IV push/bolus), ⑤ heparin lock(또는 saline lock), ⑥ 3-way stopcock을 이용한 정맥주사 방법이 있다.

#### ① 지속 수액 주입

**목 적**

1. 약물을 희석해서 서서히 주입하기 위함이다.
2. 약물의 빠른 효과를 얻기 위함이다.

준비물

정맥수액, 주사기와 바늘, 소독솜, 반창고, 처방된 약물, 수액걸대

절 차

## 절차 및 이론적 근거

**[주입되고 있지 않은 수액용기에 약물첨가]**

1. 손을 씻는다.
2. 환자 이름과 투약카드를 확인하고 처방된 수액과 첨가 약물, 주사기와 주사바늘을 준비한다(5 rights에 근거).
   정확한 수액인지 확인하고 수액백의 제조 일자와 수액의 이상 여부를 확인한다.
3. 새 수액의 뚜껑을 제거하고 고무마개의 주사바늘 주입구를 소독솜으로 닦는다.
   수액의 주입구로 주사바늘을 삽입할 때 감염을 예방하기 위함이다.
4. 정맥수액에 혼합되는 약물로 흔히 비타민제, 전해질, 항생제 등이 사용된다. 비타민제와 전해질은 대부분 앰플 형태로 처방되어진 용량을 잘 계산해서 주사기에 채운 후 수액에 혼합한다. 바이알의 경우 용매로 가루약을 녹인 후 정확한 용량을 주사기에 채운다. 주사기에 준비된 약물을 수액의 약물 투약구를 소독솜으로 닦은 후 주입한다.
5. 첨가 약물을 잘 혼합하기 위해 수액백을 앞뒤로 기울이며 흔들어 준다.
6. 새 수액에 첨가 약물의 종류, 용량, 날짜와 시간, 약물을 첨가한 간호사의 서명을 적은 라벨을 부착한다.
7. 새 수액을 수액걸대에 걸고 정맥주입을 준비하고 유지시킨다.
8. 주입속도를 조절한다.

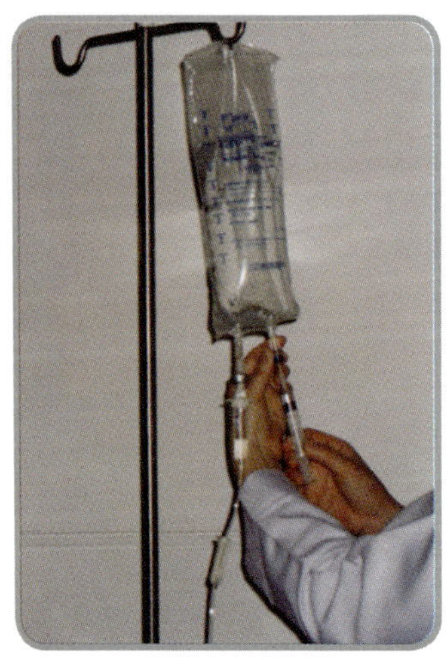

**[그림 10-36]** 주입 중인 수액에 약물혼합하기

**[주입 중인 수액백에 처방된 약물첨가]**

1. 의사의 투약지시를 확인한 후, 혼합할 약물을 준비하여 대상자의 침상가로 가져간다(5R 확인).
2. 손을 씻는다.
3. 대상자에게 간호사 자신을 소개한 후 대상자의 이름, 등록번호 등을 개방형으로 질문하여 대상자를 확인하고, 입원팔찌를 대조하여 대상자를 확인한다.
4. 대상자에게 투약목적, 약물의 효과, 주의사항, 절차를 설명한다.
5. 주입 중인 정맥수액의 양이 약물이 희석될 수 있는 충분한 양인지 확인한다.
6. 정맥수액의 흐름을 차단한다.
   높은 농도의 약물이 대상자에게 역류하지 않도록 조절기를 잠근다.
7. 소독솜으로 수액의 투약 주입구를 닦고 주입구에 바늘을 찔러 약물을 주사한다.
8. 수액걸대에서 수액을 내려 부드럽게 용액을 흔들어 준다.
9. 수액을 다시 걸대에 걸고, 잠금장치를 연 후 주입속도를 다시 조절한다.
10. 정맥수액백에 혼합한 투약라벨을 붙인다.

**[정맥주입 중에 고무관에 약물주사]**

1. 의사의 투약지시를 확인한 후, 23~26gauge 주사바늘을 끼운 주사기에 준비한 약물을 대상자의 침상가로 가져간다.
2. 손을 씻는다.
3. 대상자를 확인하고 정맥주사부위에 침윤이나 염증이 있는지 확인한다.
4. 정맥 천자부위에서 가장 가까운 튜브의 마개(injection port)를 투약부위로 선정한다. 선성된 port를 소독솜으로 닦는다.
   천자부위에 가장 가까운 마개를 사용하는 것은 투약되는 약물의 희석을 최소화한다.
5. 수액세트의 조절기를 잠그거나 마개(injection port) 윗부분의 튜브를 꺾어 수액주입을 중단시킨다.
6. 투약주입구를 단단히 잡고 주사바늘을 찌른다.
7. 주사기의 내관을 뒤로 잡아당겨 수액세트 내로 혈액이 흘러나오는가를 확인한다.
   튜브 내로의 혈액 역류는 정맥으로 약물이 주입되는지 확인시켜 준다.
8. 정맥 내로 약물을 천천히 주입한다.
9. 바늘을 제거하고 조절기를 풀어 수액주입 속도를 조절한다.
10. 주사한 약물이 정맥에 자극적인 경우에는 약물을 희석시키기 위해 수액이 빨리 주입되도록 한 다음에 주입속도를 다시 맞춘다.

② piggyback을 이용한 정맥주입

목 적

간헐적 약물을 안전하고 정확하게 투여하면서, 1차 라인을 유지하고, 추가 IV 삽입을 줄여 환자 안전과 편안함을 높이기 위함이다.

준비물

처방된 약물, piggyback set, 주사바늘(21~23G), 소독솜

절 차

### 절차 및 이론적 근거

1. 손을 씻는다.
2. 대상자에게 투약의 목적, 약의 효과, 주의사항, 절차를 설명한다.
3. 정맥주입 부위의 상태(발적, 부종, 누출, 통증, 경결 등)를 사정한다.
4. 처방된 약물을 섞은 수액백에 piggyback 세트를 연결시키고 조절기를 열어 세트 전체에 수액을 채워 공기를 제거한다.
5. piggyback 용기(2차 용기)를 1차 정맥주입 용기보다 약 20-30cm 높게 수액걸대에 건다.
   주입용액의 높이가 주입속도에 영향을 미친다.

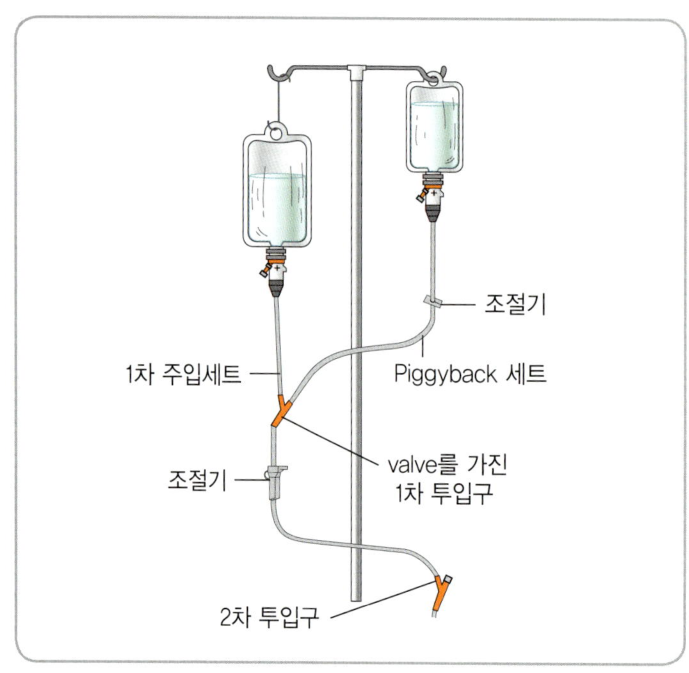


[그림 10-37] piggyback 정맥주입

6. 1차 수액세트의 주입 포트(injection port 또는 primary Y-site)를 소독솜으로 닦아 소독한다.
7. Piggyback 세트의 spike 또는 연결기를 1차 라인의 주입 포트(Y-site)에 멸균적으로 연결한다.
8. piggyback 세트의 조절기를 열고 처방된 주입속도를 맞춘다.
9. 2차 용기의 약물이 주입된 후 piggyback의 조절기를 잠근다.
10. 1차 정맥주입의 속도로 맞춘다. 일차 용액은 piggyback이 비게 되면 자동적으로 주입되기 시작한다.
    piggyback 투약은 1차 용액의 주입속도를 방해할 수 있으므로 속도를 재조정하는 것이 필요하다.
11. 간호기록지(투약기록지)에 투약 내용, 용량, 시간, 대상자의 반응을 기록한다.

---

### ③ 1회 정맥주사

**목 적**

정맥을 천자해 1회 약물을 주사한다.

**준비물**

투약카드, 주사기와 주사바늘, 처방된 약물, 지혈대, 소독솜

**절 차**

**절차 및 이론적 근거**

1. 손을 씻는다.
2. 주사기에 처방된 약물을 준비한다(5R 확인).
3. 대상자에게 간호사 자신을 소개한 후, 대상자의 이름, 등록번호 등을 개방형으로 질문하여 대상자를 확인한 다음 입원팔찌와 대조한다.
4. 대상자에게 투약목적과 약물의 효과, 주의사항, 절차를 설명한다.
5. 적절한 정맥천자 부위를 선택한다.
6. 정맥의 혈류를 막고 팽창시키기 위해 정맥천자 부위 위 12~15cm에 지혈대를 묶는다.
7. 스테인리스 주사바늘이나 나비바늘을 사용하여 정맥을 천자한 후 혈액이 역류되는 것을 확인한다.
8. 지혈대를 푼 다음 약물을 천천히 주입한다.
9. 주사바늘을 빼고 출혈이나 혈종을 예방하기 위해 주사부위를 압박한다.

---

### ④ 말초정맥관의 간헐적 주입로(saline lock)

간헐적 정맥주입이 필요한 대상자에게는 말초정맥 카테터를 유지한 후, 생리식염수로 정맥관을 개방 상태로 유지하는 'saline lock(간헐적 정맥주입 세트)'을 사용한다. 이는 정맥로를 유지하면서 연속적인 수액 투여가 필요

없는 대상자에게 적합하며, 채혈이나 약물 투여 시 신속하게 접근할 수 있다. 과거에는 희석된 헤파린을 주입해 정맥관 폐색을 예방하는 'heparin lock' 방식이 사용되었으나, 현재는 안전성과 근거에 따라 일반적인 말초정맥관에서는 생리식염수 유지가 표준으로 권장된다.

목 적

정맥을 통한 채혈이나 약물투여를 간헐적으로 하기 위함이다.

준비물

투약카드, 주사기와 주사바늘, 주사약물, 생리식염수, 소독솜

절 차

## 절차 및 이론적 근거

1. 손을 씻는다.
2. 투약 처방을 확인하고 물품을 준비한다(5R 확인).
3. 약물을 주사기에 준비한다.
4. 다른 주사기에 생리식염수를 준비하고 라벨을 붙인다.
5. 대상자에게 간호사 자신을 소개한 후, 대상자의 이름, 등록번호 등을 개방형으로 질문하여 대상자를 확인하고 입원팔찌를 대조하여 대상자를 확인한다.
6. 대상자에게 투약목적과 약물의 효과, 주의사항, 절차 등을 설명한다.
7. saline lock의 마개(injection port)를 소독솜으로 닦아내고 마를 때까지 기다린다.
8. 생리식염수(2~4cc)가 담긴 주사기의 바늘을 마개에 삽입하고 주사기의 내관을 뒤로 당겨 혈액의 역류 여부를 확인한 후 생리식염수 0.5~2cc를 주입한다. 주입 시 저항이 느껴지면 강제로 밀어 넣지 않는다.
9. 생리식염수 주입 후 주사기를 빼고 약물이 든 주사기의 바늘을 삽입한 후 약물을 천천히 주입한다.

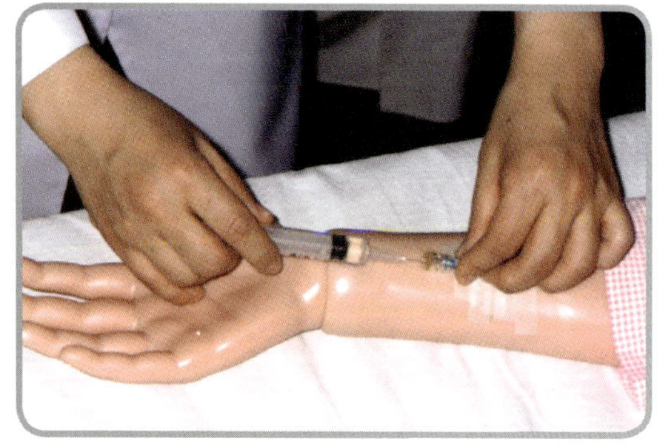

**[그림 10-38A]** saline lock에 주사하기

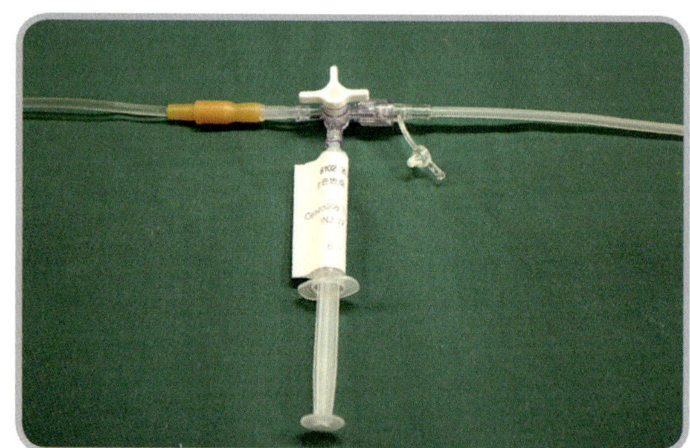

**[그림 10-38B]** 3-way stopcock 주사

10. 약물 주입이 끝나면 생리식염수가 든 주사기를 다시 연결하여 지시된 양(0.5~2cc)대로 주입한다.
    카테터 내에 있는 약물을 혈관 내로 밀어 넣는다.
11. 마개를 다시 소독솜으로 소독한다.
12. saline lock은 최소 4~8시간마다 주입 부위와 개존 상태를 평가한다.
    현대 가이드라인에서는 정기적인 카테터 교체를 권장하지 않으며, 발적 · 통증 · 누출 · 감염의심 등 합병증이 있을 때만 교체한다.

---

### ⑤ 3-way stopcock을 사용한 약물주입

3-way stopcock은 수액세트 중간에 연결되어 수액세트의 고무관을 주사침으로 찌르지 않고 주사기를 연결해서 약물을 주입할 때 사용된다.

**목 적**

정맥을 통해 2가지 이상의 약물투여를 지속적 또는 간헐적으로 하기 위함이다.

**준비물**

투약카드, 주사기와 주사바늘, 약물, 3-way stopcock

**절 자**

#### 절차 및 이론적 근거

1. 손을 씻는다.
2. 투약카드를 확인하고 5R에 근거하여 약을 준비한다.
3. 투약카드와 준비된 약을 재확인하고 소독솜을 투약쟁반에 준비한다.
4. 대상자에게 간호사 자신을 소개한 후 대상자의 이름, 등록번호 등을 개방형으로 질문하여 대상자를 확인하고, 입원팔찌를 대조하여 대상자를 확인한다.
5. 투약목적과 효과, 주의사항, 방법을 설명한다.
6. 3-way를 수액세트와 연결할 경우 엄지와 검지로 핸들콕의 중앙 부위만 만져 방향을 조절한다.
   수액이 연결되는 부위의 무균상태를 유지한다.
7. 핸들콕의 화살표 방향을 수액이 흐르는 반대쪽으로 돌리고 캡을 연 후 캡을 무균적으로 놓는다(한 예로 소독솜 위에 둘 수 있다).
   핸들콕의 화살표의 방향으로 향할 경우 약물주입이 가능하고 화살표 방향으로 향하지 않으면 환자의 정맥으로 약물주입이 가능하지 않다.
8. 주사기를 연결하고 화살표 방향을 주사기에서 정맥으로 약물이 흐르는 방향으로 돌리고 정맥의 개존 상태 및 공기제거를 위해 주사기의 내관을 당겨본 후 약물을 천천히 주입한다.

9. 주입 후에는 화살표 방향을 수액주입 방향으로 돌리고 무균적으로 보관된 캡을 다시 끼운다.
10. 사용한 물품을 분리수거한다.
11. 수행결과를 대상자의 간호기록지(투약기록지)에 기록한다.
    (약명, 용량, 경로, 시간, 서명, 필요시 투약목적, 주사부위, 환자의 반응, 투약 못한 이유)

---

### (4) 중심정맥주사(central venous injection)

중심정맥 카테터는 쇄골하정맥, 경정맥, 대퇴정맥 등 큰 정맥을 통해 카테터 끝이 상대정맥이나 상대정맥과 우심방의 연결부위 또는 하대정맥에 위치하게 하는 정맥관이다.

#### A. 중심정맥 카테터 삽입

**목 적**

1. TPN(Total Parenteral Nutrition) 등의 영양제를 주입하기 위함이다.
2. 필요시 중심정맥압(CVP)을 측정하기 위함이다.
3. 말초혈관에 비해 정맥의 자극이 적어 정맥염의 가능성이 낮으므로 단기간 많은 양 또는 장기간의 항생제, 항암제 등의 약물을 투여하기 위해 선택한다.

**준비물**

마스크, 멸균장갑, 멸균가운(Full barrier precautions), 대형 멸균 소독포(large sterile drape), 알코올이 함유된 0.5% 초과 클로르헥시딘, 초음파 기기 및 멸균 프로브 커버(내경정맥 삽입 시 필수적), 국소마취제(Lidocaine 등), 5mL 주사기와 25G 또는 23-25G 주사바늘, 10mL 주사기와 10mL 생리식염수(NS), 4×4 멸균 거즈, 중심정맥 카테터 세트(적절한 lumen 수), 카테터 고정용 항목(봉합 세트 또는 sutureless securement device), 투명 필름 드레싱, 접착테이프(보조 고정용)

**절 차**

**절차 및 이론적 근거**

1. 손을 씻는다.
2. 필요한 물품과 기구를 준비한다.
3. 대상자를 확인한다.
4. 대상자에게 중심정맥관 삽입의 목적과 절차를 설명한다.
5. 사용할 탁자 위에 멸균포를 방포하고 그 위에 멸균 기구를 놓는다.
6. 멸균장갑을 착용한 후 카테터 삽입부위(주로 쇄골하정맥을 사용) 피부를 알코올이 함유된 0.5% 초과 클로르헥시딘을 30초 이상 소독 후 건조시킨다. 비터널형 중심정맥관 삽입부위는 정맥관 관련감염을 감소시키기 위해서 경

정맥보다 쇄골하정맥이 추천되지만 만성신질환자나 혈액투석환자에게 중심정맥관 삽입 시 쇄골하정맥은 협착가능성이 높으므로 피한다. PICC (peripheral inserted central catheter) 삽입부위는 정중와피(median cubital), 요측피(cephalic), 척측피(basilic), 상완(brachial) 정맥을 선택하고, 초음파 가이드를 사용하여 삽입 안전성과 성공률을 높인다.

피부에 있는 병원균은 바늘을 통해 대상자의 정맥계로 직접 전파될 수 있다.

7. 대상자가 Trendelenburg 체위를 취하도록 도와주고 이 체위가 주의를 요하거나 어려우면 앙와위를 취해준다.
   이 체위는 정맥이 확장되고 중심정맥 내에 양압이 형성되어 주사바늘 삽입 시 공기색전의 위험이 감소된다.
8. 필요시 대상자의 머리를 카테터 삽입부위와 반대로 약간 돌린다.
   삽입부위의 노출을 돕고 대상자의 호흡기로부터 미생물의 감염을 방지한다.
9. 카테터가 삽입되는 동안에 대상자가 valsalva maneuver(발살바 수기)를 하도록 교육한다.
   혈관의 말초저항을 증가시키고 흉곽내압을 상승시키는 것은 카테터를 통해 공기가 심장으로 들어갈 가능성을 감소시켜 공기색전증의 위험을 예방한다.
10. 카테터가 삽입되면 카테터를 clamp한 후 즉시 흉부 X-ray를 촬영한다.
11. 카테터 삽입부위의 안전성을 X-ray로 확인한 후 수액을 연결하여 주입속도를 정확히 조절한다.
    흉부 X-ray 사진은 기흉이나 카테터의 위치를 확인해준다.
12. 사용한 물품을 기관의 정책에 따라 처리한다.
13. 투약기록지(간호기록지)에 삽입 시간, 크기, 주입액의 종류, 속도, 대상자의 반응 등을 기록한다.

---

## B. 중심정맥관의 종류

### ① 비터널형 카테터

응급 상황에서 쇄골하정맥이나 경정맥을 천자하여 삽입하는 것으로 정맥을 빨리 확보할 수 있다. 그러나 바로 혈관으로 삽입되므로 감염 위험이 높아 단기간 사용된다.

### ② 터널형 카테터

쇄골하정맥을 천자하여 카테터를 쇄골하정맥에서 흉골과 유두까지 터널을 만들고 흉벽으로 출구를 만들기 때문에 감염의 위험이 상대적으로 적다. 장기간 TPN · 항암제 · 반복 주입 등 장기 정맥 접근이 필요한 경우에 주로 사용되며, Hickman · Broviac · Groshong catheter가 이에 속한다.

### ③ 말초주입 중심정맥 카테터(peripheral inserted central catheter, PICC)

보통 전완의 척측 피정맥을 천자하여 상대정맥으로 카테터를 삽입하며, 필요시 요측피정맥(cephalic) 또는 상완정맥(brachial vein)을 선택한다. 시술이 간단하고 기흉, 혈흉과 같은 합병증의 가능성이 적다. 삽입 후 3~6개월간 유지할 수 있어 만성기와 가정간호에서 사용된다. 카테터가 삽입된 팔에서 혈압측정이나 과도한 압박을 피해야 한다.

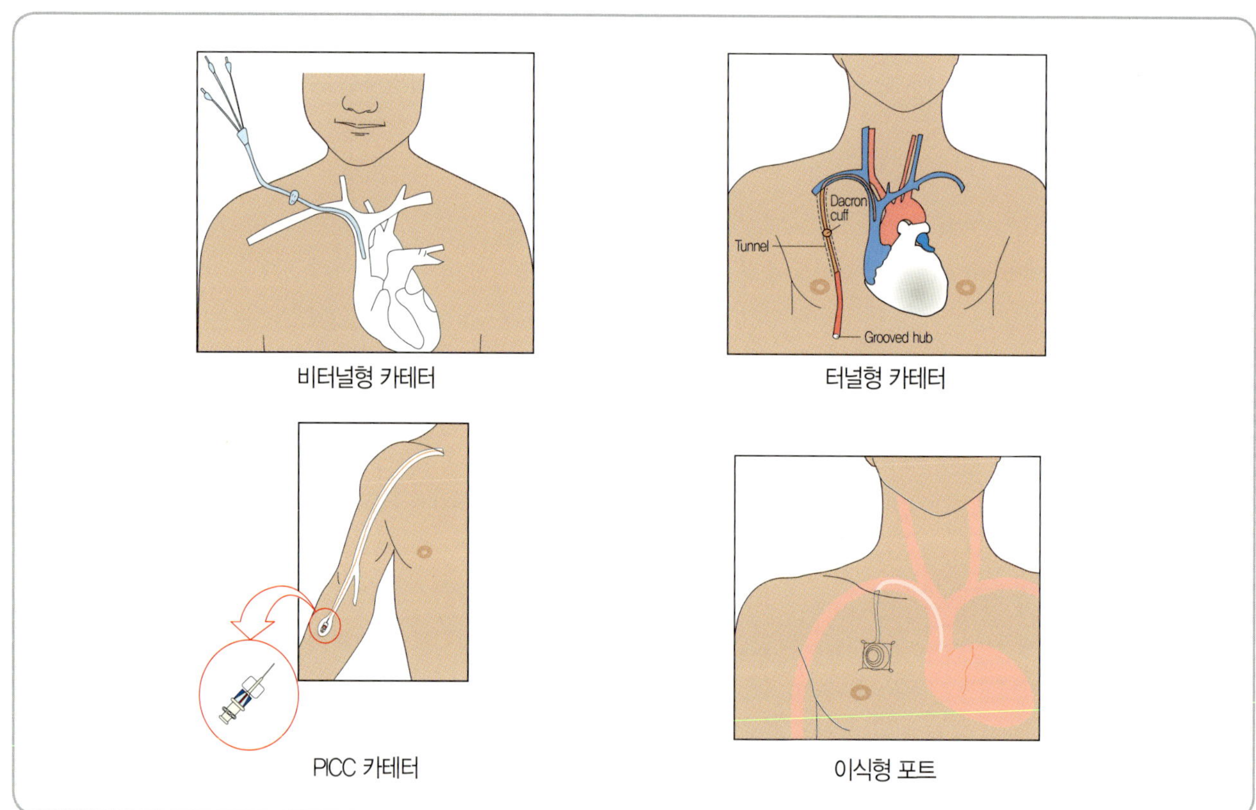


**[그림 10-39] 중심정맥관삽입 위치와 카테터의 종류**

④ 이식형 포트

피하조직에 터널을 만들어 약물 저장고인 포트를 이식한 후 봉합한다. 피부에서 포트를 촉지하여 포트에 주사바늘을 삽입하여 채혈하거나 수액, 약물을 공급한다. 관이 몸 밖으로 노출되지 않아 미관상 좋고 감염이 적어 장기간(수개월~수년) 사용 가능하다. 외부 카테터가 없어 일상생활에서 관리 부담이 적지만, 사용 시에는 무균적 Huber needle 삽입과 주기적 드레싱 및 flushing 등 적절한 유지관리가 필요하다.

### C. 중심정맥 카테터의 드레싱 교환

**목 적**

중심정맥 카테터 삽입 부위의 국소감염 및 카테터 관련 혈류감염을 예방한다.

**준비물**

드레싱 세트, 알코올이 함유된 0.5% 초과 클로르헥시딘, 투명 필름 드레싱 또는 멸균 거즈 드레싱, 멸균장갑, 일회용 장갑, 반창고

절 차

## 절차 및 이론적 근거

1. 대상자에게 절차를 설명한다.
2. 손을 씻고 시술자와 환자 모두 마스크를 착용한다.
   삽입부위의 오염을 막기 위함이다.
3. 가능하다면 대상자의 얼굴이 카테터 삽입 부분의 반대편으로 향하게 한 상태로 앙와위를 취하게 한다.
4. 멸균처리된 포를 방포하고 멸균드레싱 세트를 열어서 오염되지 않게 펼쳐 놓는다.
5. 일회용 장갑을 끼고 삽입부위의 드레싱을 떼어내 버린다.
   위생장갑은 상처로부터 나오는 삼출물과의 접촉 가능성으로부터 손을 보호해 준다.
6. 중심정맥관 삽입부위의 부종 또는 삼출물이 있는지 확인하고 기록한다.
7. 멸균장갑을 착용한다.
8. 삽입 부분과 주변부위를 닦아내기 위해서 알코올이 함유된 0.5% 초과 클로르헥시딘 소독솜을 사용하여 카테터에서 시작하여 밖으로 원을 그리면서 3회 이상 모든 방향으로 5~8cm 정도를 닦아내고 마를 때까지 기다린다.
9. 필요시 면봉으로 항세균성 연고를 삽입부위에 도포한다.
10. 거즈 한 장은 카테터 아래에 두고 한 장은 삽입 부분 위에 둔다. 또는 필름드레싱(tegaderm)을 사용하여 드레싱을 교환한다. 중심정맥관 삽입 대상자의 경우 클로르헥시딘에 알러지가 없다면, 클로르헥시딘이 함유된 멸균드레싱 사용을 고려한다.
    필름드레싱은 부위를 쉽게 관찰할 수 있고 드레싱을 오래 유지할 수 있다. 필름드레싱의 경우 5~7일마다, 거즈드레싱의 경우 2일마다 드레싱을 교환한다.
12. 멸균장갑을 벗고 모든 부분을 테이프로 고정한다.
13. 카테터와 정맥관 사이 연결부위에 있는 접착테이프를 교환한다.
14. 드레싱 위에 드레싱 교환 날짜를 기록한다.
    드레싱 교환 주기는 드레싱 유형에 따라 멸균투명드레싱은 적어도 5-7일마다, 멸균거즈드레싱은 적어도 2일마다 교환한다.
15. 물품을 정리하고 손을 씻은 다음 투약기록지(간호기록지)에 피부상태, 드레싱의 종류 및 방법을 기록한다.

---

### D. 중심정맥 카테터를 이용한 혈액 채취

준비물

10cc 주사기 2개, 0.9% 생리식염수 주사기(Flush용), 생리식염수, 70% 알코올 솜 또는 알코올 함유 chlorhexidine 솜, 검사용 튜브, 접착테이프, 장갑, 마스크

절 차

## 절차 및 이론적 근거

1. 손을 씻고 대상자에게 목적과 절차를 설명한다.
2. 장갑을 착용하고 필요시 마스크를 착용한다.
3. 주입 중인 수액은 조절기를 잠가 흐름을 멈춘다.
4. 가장 큰 관강을 선택하고 투약 주입구를 알코올 솜 또는 알코올 함유 chlorhexidine 솜으로 닦고 마르도록 둔다.
   가장 큰 관강은 혈류가 충분하여 용혈 및 혈액응고 위험을 감소시킨다.
5. 주사기를 투약 주입구 중앙에 삽입하고 카테터의 조절기를 연 다음, 혈액(10cc 주사기 사용하여, 5mL 흡인)을 뽑은 후 조절기를 잠근다. 이 혈액은 수액 또는 관강 내 잔존 혈액이므로 폐기한다.
6. 새 주사기를 투약 주입의 중앙에 삽입하고 카테터의 조절기를 연 후, 필요한 양의 혈액을 채취하고 조절기를 잠근다.
7. 채취되어진 혈액은 즉시 검사용 튜브에 넣는다.
8. 생리식염수가 든 주사기를 투약 주입구에 삽입하고 카테터의 조절기를 연다.
9. 10mL 생리식염수를 관류한 후 조절기를 잠근다.
10. 사용했던 물품을 처리하고 손을 씻는다.
11. 검사용기를 검사실로 보낸다.
12. 투약기록지(간호기록지)에 채혈량, 환자 반응 및 절차를 기록한다.

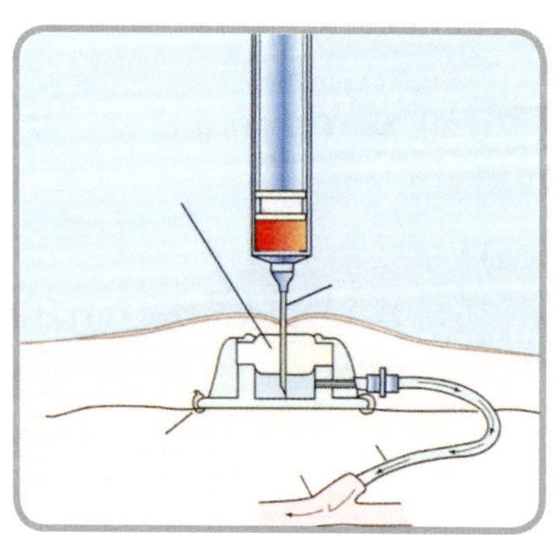

**[그림 10-40]** 이식형 포트의 혈액채취부위

---

E. 중심정맥주사 삽입 후 합병증

① 기흉(pneumothorax), 혈흉(hemothorax)

바늘 삽입 시 늑막이나 혈관 손상으로 기흉 또는 혈흉이 발생할 수 있다. 주요 증상으로는 호흡곤란, 흉통, 기침, 산소포화도 감소 등이 있으며, 삽입 후에는 흉부 X-ray를 통해 카테터 위치 및 합병증 발생 여부를 확인한다.

② 감염

중심정맥관은 침습적 기구로 중심정맥관 관련 혈류감염(Central Line-Associated Bloodstream Infection, CLABSI)의 위험이 있다. 이를 예방하기 위해 삽입 시 최대 무균 차단술(maximal barrier precautions)을 적용하고, 알코올 함유 클로르헥시딘을 사용하여 피부 소독을 실시한다. 최대 무균 차단술이란 시술자가 멸균 가운 · 장갑 · 마스크 · 모자를 착용하고, 대상자의 전신을 대형 멸균 포(덮개)로 덮어 미생물 전파를 최소화하는 무균술이다.

③ 공기색전증

카테터 삽입 또는 제거 시 공기 유입으로 공기색전증이 발생할 수 있다. 예방을 위해 삽입 · 제거 시 Trendelenburg position을 취하고 필요시 Valsalva maneuver를 시행하여 중심정맥압을 높인다. 증상으로는 흉통, 호흡곤란, 저산소증, 빈맥, 저혈압 등이 나타날 수 있다. 발생 시 즉시 카테터를 잠그고, 좌측 측와위 및 Trendelenburg 자세를 취하며, 산소를 투여하고 즉시 의료진에게 보고한다.

④ 혈전 형성 및 카테터 폐색

중심정맥 카테터 삽입 후 카테터로 인한 혈관 내벽 자극과 혈류 정체로 혈전이 형성될 수 있다. 증상으로는 삽입 부위의 부종, 통증, 발적이 나타나거나 정맥 환류가 감소할 수 있으며, 심한 경우 폐색전증으로 진행될 위험이 있다. 카테터 내부에 혈전이 형성되거나 약물 침전물이 축적되면 카테터 폐색이 발생할 수 있나. 폐색이 발생하면 수액 주입이나 혈액 흡인이 어려워지며, 무리한 압력으로 관류할 경우 카테터 파열이나 혈전 이동의 위험이 있으므로 주의가 필요하다.

⑤ 카테터 위치 이상

중심정맥 카테터가 삽입 후 이동하거나 부적절한 위치에 놓일 경우 카테터 위치 이상이 발생할 수 있다. 이로 인해 수액 주입 시 통증이나 부종이 나타나고, 약물 주입 효과가 감소하거나 합병증이 발생할 수 있으므로 삽입 후 영상 검사를 통해 위치를 확인해야 한다.

### (5) 완전 비경구영양(TPN : Total parenteral nutrition)

목 적

경장영양이 불가능하거나 충분하지 않은 환자(암, 외상, 과잉대사 상태 등)에게 필요한 영양소를 비경구적으로 공급한다. 고농도의 영양수액을 중심정맥을 통해 투여하여 대상자의 영양 요구량을 충족한다.

준비물

TPN 수액, 전용 IV set, Infusion pump (또는 Dosi flow set), 멸균장갑과 마스크

절 차

## 절차 및 이론적 근거

1. 중심정맥 카테터 부위로 지시된 대로 주입되도록 Infusion pump(또는 Dosi flow set)를 사용해서 주입속도를 감시한다.
   주입속도 감시는 수분 과잉이나 고혈당증을 예방한다.
2. 침윤, 혈전성 정맥염 혹은 배액을 확인하기 위해 주입부위를 시진하고 만약 이상이 있으면 보고한다.
3. 필요시 활력징후를 측정한다.
   체온의 상승은 감염의 초기 증상이다.
4. 공기색전증의 증상을 사정한다.
   의식의 변화, 빈맥, 호흡곤란, 불안, 흉통, 청색증, 저혈압 등이다.
5. TPN line은 원칙적으로 TPN 용액의 주입으로만 사용한다.
   TPN은 감염 및 약물 비호환 위험을 줄이기 위해 전용 정맥관 또는 전용 관강을 통해 단독으로 주입하며, 다른 약물과 동일 관강을 공유하지 않는다.
6. 필요시 혈당, 요비중 및 요케톤을 검사하고, 비정상일 때 의사에게 보고한다.
   고혈당증은 당대사를 돕는 인슐린 투여의 필요성을 확인시킨다.
7. 간호기록지에 섭취량과 배설량을 정확하게 기록하고, 대상자의 체중 변화를 정기적으로 사정하여 기록한다.

---

### (6) 수혈(Blood transfusion)

#### A. 혈액 적합성

① 혈액 그룹(blood group)

사람의 혈액은 적혈구 표면에 존재하는 A 및 B 항원의 유무에 따라 A형, B형, AB형, O형으로 구분된다. 이 항원은 주로 당단백 또는 당지질 성분이다. A형 혈액은 혈장 내에 항-B 항체(β응집소)를, B형 혈액은 항-A 항체(α응집소)를 가진다. O형 혈액은 A 및 B 항원을 모두 가지고 있지 않아 적혈구 수혈 시 대부분의 혈액형에 수혈이 가능하며, 특히 Rh 음성 O형은 적혈구 수혈에서 만능공혈자로 간주된다. 반면 AB형 혈액은 혈장 내에 항-A 또는 항-B 항체가 없어 적혈구 수혈에서 만능수혈자로 간주된다.

② Rh(Rhesus)집단

적혈구 표면에는 Rh항원이 약 85% 정도 있는데, 이는 부적합이 있을 때 혈구 파괴 반응의 주요 원인이 된다. Rh 항원의 유무에 따라 $Rh^+$와 $Rh^-$로 분류한다.

[표 10-12] 혈액형에 따른 응집소

| 혈액형(적혈구 응집원) | 혈장응집소 | 가능한 공혈자 |
|---|---|---|
| A | Anti B(β) | A, O형 |
| B | Anti A(α) | B, O형 |
| AB | none | AB, A, B, O형 |
| O | Anti A & Anti B | O형 |

B. 수혈부작용

수혈부작용은 수혈 중, 수혈 직후 또는 수 시간 이내에 주로 발생하나, 드물게 수일에서 수개월 후 지연성으로 나타날 수 있다.

수혈부작용의 원인에는 적혈구 항원-항체 반응, 공혈자 혈액 내 백혈구 잔여물, 혈장 단백질, 세균 오염 등이 포함된다.

수혈부작용은 임상적으로 용혈성 반응, 발열성 비용혈성 반응, 알레르기 반응 등을 포함한 여러 형태로 분류된다.

급성 용혈성 수혈반응은 ABO 혈액형 부적합으로 발생하는 치명적인 반응으로, 공혈자의 적혈구 항원과 수혈자의 혈장 내 항체가 결합하여 용혈을 일으킨다. 이를 예방하기 위해 수혈 전 반드시 혈액형 검사와 교차시험(cross-matching)을 시행한다.

알레르기성 반응은 비교적 흔하며, 공혈자 혈장 단백질 등에 대한 과민반응으로 나타난다.

수혈 중 대상자에게 부작용이 발생하면 즉시 수혈을 중단하고 정맥로는 생리식염수로 유지하며, 활력징후를 확인한 후 의사에게 보고한다. 처방에 따라 항히스타민제(예: Peniramin)나 필요 시 스테로이드 제제(Solu-cortef 등)를 투여한다. 또한 혈액백과 수혈세트는 보관하여 검사실로 보내며, 병원 지침에 따라 보고 절차를 따른다.

C. 수혈

목 적

1. 심한 출혈 후 순환혈액량을 보충한다.
2. 혈액의 성분(응고인자, 혈소판, 혈장 등)을 구분해서 보충한다.
3. 만성빈혈 시 적혈구를 보충하고 혈색소를 유지한다.

준비물

정맥주사 팔모형, 스티커(라벨) 부착된 혈액제제 백, 혈액 종류에 따른 수혈세트, 소독솜 또는 포비돈 스틱, 수액걸대(IV pole), 일회용 장갑, 3-way stopcock, 투약카트 또는 쟁반(tray), 초침시계, 곡반, 청진기, 혈압계, 전자/고막체온계, 손소독제, 손상성 폐기물 전용용기, 일반 의료폐기물 전용용기, 투약기록지(간호기록지), 수혈 sign할 기록지, 수혈동의서

**[표 10-13] 수혈부작용과 간호중재**

| 반응 | 임상증상 | 간호중재 |
|---|---|---|
| 용혈반응 | 오한, 열, 두통, 요통, 핍뇨, 황달, 호흡곤란, 청색증, 흉통, 빈맥, 저혈압 | 1. 급속히 나타나므로 수혈 후 첫 15분 동안 환자를 자세히 관찰한다.<br>2. 반응이 나타나면 즉시 수혈을 중단한다.<br>3. 대상자의 증상과 활력징후를 의사에게 알린다.<br>4. 공혈자의 혈액을 검사실로 보내 수혈자의 혈액을 다시 검사한다.<br>5. 포도당용액이나 식염수로 정맥 주입을 유지한다.<br>6. 15분마다 활력징후를 측정한다.<br>7. 수분 섭취량 및 배설량을 측정하여 신기능을 확인한다.<br>8. 첫 소변 검사물을 채취해 검사한다.<br>9. 의사의 처방에 따라 처치를 수행한다. |
| 발열반응 | 열, 떨림, 오한, 피부홍조, 두통, 요통, 오심, 토혈, 설사, shock, 착란 또는 섬망 | 경한 반응시<br>1. 수혈 첫 30분 동안 자세히 관찰한다.<br><br>심한 반응시<br>1. 수혈을 중지한다.<br>2. 식염수 또는 포도당 용액으로 정맥 주입을 유지한다.<br>3. 30분마다 환자의 활력증상을 측정한다.<br>4. 대상자의 상태를 의사에게 보고한다.<br>5. 대상자와 공혈자의 혈액 배양검사가 요구된다.<br>6. 의사 처방에 따라 처치를 수행한다.<br>7. 미온수 또는 냉찜질 또는 알코올 마사지 등을 제공한다. |
| 알러지반응 | 두드러기, 때때로 천식음, 관절통, 전신 가려움증, 비충혈, 기관지경련, 심한 호흡곤란, 순환허탈 | 경한 반응시<br>1. 천천히 수혈한다.<br>2. 의사 처방에 따라 처치를 수행한다.<br><br>심한 반응시<br>1. 수혈을 중지한다.<br>2. 즉시 의사에게 알린다.<br>3. 식염수나 포도당 용액으로 주입을 유지한다.<br>4. 활력증상을 측정한다. |

절 차

## 절차 및 이론적 근거

1. 수혈 처방을 확인한 후 수혈동의서를 확인한다.
2. 혈액 불출 전 활력징후를 체크한다.
3. 혈액은행에서 수령해 온 혈액을 의료인 2인이 직접 적십자 혈액원 스티커와 후면의 병원 혈액부착 스티커에 기재된 대상자 이름, 성별, 나이, 등록번호, 혈액제제, 혈액고유번호, 혈액형, irradiation 유무, 교차검사 결과, 유통기한, 혈액의 상태(공기방울, 혼탁도, 색깔 이상 등)를 확인하고 확인란에 서명한다. 수령해 온 혈액은 가능한

곧바로 수혈을 시작한다. 지연될 상황이라면 혈액의 종류(표 10-14)에 따라 적절하게 보관한다.

4. 물과 비누로 손위생을 실시한다.
5. 수혈에 필요한 물품을 준비하여 대상자에게 가서 간호사 자신을 소개한다.
6. 손소독제로 손위생을 실시한다.
7. 대상자의 이름을 개방형으로 질문하여 대상자를 확인하고, 입원팔찌와 환자리스트(또는 처방지)를 대조하여 대상자(이름, 등록번호)를 확인한 후 혈액형을 말하도록 하여 준비한 혈액과 동일한지 확인한다(의료인 2인이 직접 실시).
8. 대상자에게 수혈의 필요성을 설명한 후, 과거 수혈경험과 부작용 경험 유무를 확인하고, 수혈의 목적, 부작용, 절차를 설명한다.
9. 수혈 전 활력징후 측정과 피부상태 관찰, 가려움증과 같은 대상자 상태를 확인한다.
10. 손소독제로 손위생을 실시한다.
11. 일회용 장갑을 착용한다.
12. 수혈세트를 꺼내어 조절기(clamp)를 완전히 잠근다.
13. 삽입침을 혈액백에 정확하게 삽입하여 수혈세트와 혈액백을 연결한다(그림 10-41).
14. drip chamber에 2/3~3/4 이상 혈액을 채운 후, 수혈세트의 조절기를 열고 공기를 완전히 제거한다.
15. 생리식염수 주입 line에 있는 3-way stopcock의 보호덮개를 열고 소독솜으로 연결부위를 소독한 후 수혈세트를 연결한다.
16. 3-way의 조절기를 돌려서 혈액제제가 주입되도록 하고, 다른 수액이 주입되지 않도록 한다.
17. 수혈세트 조절기(clamp)를 열어서 수혈을 시작하고 잘 들어가는지, 팔이 붓지 않는지를 확인한다.
18. 첫 15분 동안 15~20gtts/분으로 주입속도를 맞춘다.
19. 일회용 장갑을 벗는다.
20. 수혈 직후 15분간 주의 깊게 관찰하고, 다음 사항을 대상자에게 설명한다.
    1) 주사부위에 부종, 통증이 있거나, 혈액이 잘 들어가지 않거나, 오심/구토, 피부 가려움, 발적, 발열, 오한이 생기면 바로 이야기 할 것
    2) 혈액제제에 따른 주입시간
    3) 수혈 시작 후 15분에 활력징후를 측정한다는 것

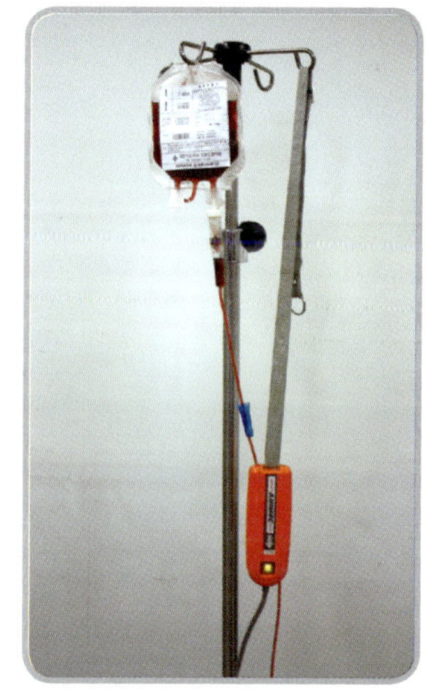

**[그림 10-41]** 혈액 가온장치

21. 사용한 물품을 정리 및 분리수거한다.
22. 물과 비누로 손을 씻는다.
23. 투약기록지(간호기록지)에 기록한다.
    (혈액제제의 종류, 혈액형, irradiation 유무, 수혈 양, 주입 시작시간과 주입 속도, 수혈 전·중·후 활력징후, 수혈 부작용 발생 유무)

[참고] irradiation(방사선 조사) 유무 확인을 하는 이유 : 방사선 조사 혈액은 공혈자 림프구의 증식을 억제하여 수혈 관련 이식편대숙주병(transfusion-associated graft-versus-host disease, TA-GVHD)을 예방하기

위해 사용한다. 따라서 면역저하 환자, 골수이식 환자, 선천성 면역결핍 환자 등에서는 수혈 전 반드시 혈액의 irradiation 여부를 확인해야 한다.

**[표 10-14] 혈액 산출물과 적응증**

| 종류 | | 성분 | 보관 · 유효기간 | 적응증 |
|---|---|---|---|---|
| 전혈<br>(Whole blood)<br>양 : 400cc/pint | | RBC, plasma,<br>WBC, platelet | 1~6℃에서 보관<br>35일간 보존<br>CPDA-1항응고제 | 산소운반능력 증가 및 혈액량 증가<br>(급성출혈, 저혈량 쇽, 교환수혈)<br>현재는 대부분 성분수혈로 대체되어 제한적으로 사용됨 |
| 적혈구 | 농축적혈구<br>(Packed RBCs)<br>양 : 180~200cc/pint | 혈장의 80% 제거<br>(Hct : 80%) | 1~6℃에서 보관<br>35일 보존<br>CPDA-1항응고제 | 정상혈액량을 가진 빈혈 대상자<br>(Hgb 7~8.0 이하) |
| | 세척적혈구<br>(Washed RBCs)<br>양 : 180~200cc/pint | 혈장의 99.9% 제거 | 1~6℃에서 보관<br>조제후 24시간 | 면역억제환자, 알러지환자 |
| | 백혈구 제거 혈액<br>(leukoreduced)<br>양 : 180~200cc/pint | 백혈구의 99% 이상 제거 | 1~6℃에서 보관<br>조제후 24시간 | 심한 반복적 발열성 비용혈성 수혈반응(FNHTR)을 보인 환자 |
| 혈소판 | 혈소판 농축액<br>(Platelet concentrate)<br>양 : 50cc/pint | 혈장내에 $5.5\times10^{10}$개의 혈소판이 들어 있음 | 20-24℃,<br>5일 (일부 7일) | 혈소판 2만 이하<br>소아 투여용량 : 1unit/10kg |
| | 혈소판 페레시스<br>(Platelet pheresis)<br>양 : 300~400cc/pint | 혈소판분리반출법을 통해 한사람의 공혈자로부터 90~120 분에 걸쳐 혈소판을 모아 만듦 (3×10개) | | |
| 혈장 | 신선냉동혈장<br>(Fresh frozen plasma)<br>양 : 10~180cc/pint | 전혈 채혈후 6시간 이내에 분리하여 냉동된 혈액의 액체 성분임<br>혈장단백과 혈액응고 인자가 포함되어 있음 | - 18℃ 이하에서 1년.<br>37℃ 정도의 물에 녹이고 해동 후에는 3~4시간 이내 사용 | 응고인자결핍 보충<br>특히 V와 Ⅷ인자,<br>Liver disease, DIC.<br>투여량 10mL/kg of BW로 시작 |
| | 냉동침강물<br>(Cryoprecipitate)<br>양 : 10~15cc/pint | Ⅷ80UNIT,<br>fibrinogen 150mg<br>Ⅻ인자 20~30%<br>fibronectin 15mL | - 18℃ 이하에서 1년.<br>해동 후에는 6시간 | 혈우병, 폰빌레브란드병, 섬유소 원결핍환자 |
| 백혈구농축액<br>(Granulocyte concentrate)<br>양 : 200~300cc/pint | | 백혈구분리반출법을 이용하여 한사람의 공혈자로부터 3시간에 걸쳐 모아 만듦<br>$1.0\times10^{10}$개의 백혈구 포함 | 20~24℃,<br>저장기간 :<br>채혈 후 24시간 | 감염의 우려가 있고 백혈구가 500 이하인 종양환자<br>소아나 신생아의 경우 선택적으로 사용되나 성인의 경우 치료효과 의문임 |

### (7) 국소적 약물투여

① 비강 약물투여(administering nasal instillations)

[비점적]

목 적

1. 비울혈(nasal congestion)을 경감한다.
2. 비강과 부비동의 감염을 감소한다.

준비물

깨끗한 약물 점적기 혹은 스프레이 용기, 휴지, 작은 쿠션, 수건, 장갑, 투약기록지(간호기록지)

절 차

**절차 및 이론적 근거**

1. 손을 씻는다.
2. 의료기록을 통해 비점적을 실시할 비공이 어느 쪽인지 확인한다.
   침범된 부위에 따라 약물 주입시의 체위가 달라진다.
3. 처방에 따라 약물을 준비한다(5R 확인).
4. 대상자에게 간호사 자신을 소개하고 대상자의 이름, 등록번호 등을 개방형으로 질문하여 대상자를 확인하고, 입원팔찌와 대조하여 대상자를 확인한다.
5. 비충혈 완화제는 교감신경 자극 작용으로 전신 부작용을 유발할 수 있으므로 고혈압, 심장 질환, 당뇨, 갑상선 항진증 병력을 사정한다.
6. 코나 비공의 상태를 점검한다. 압통이 있는지 손으로 만져 본다.
   약물의 효과를 점검할 수 있는 기초자료를 제공한다. 약물흡수를 방해하는 요인을 사정한다.
7. 대상자에게 약물주입 시 취할 자세와 약물이 인후로 떨어질 때 느낄 수 있는 작열감, 점막을 찌르는 느낌, 숨을 못 쉬는 느낌에 대해 설명한다.
   대상자에게 절차나 겪을 수 있는 느낌에 대해 미리 설명해 줌으로써 불안감을 줄여준다.
8. 대상자에게 금기시되지 않는다면 부드럽게 코를 풀도록 지시한다(예 : 뇌압상승, 혹은 코피 날 위험이 있는 대상자는 피한다).
   약물의 흐름을 방해하는 점액이나 분비물을 제거해 준다.
9. 비점적 준비
   1) 대상자가 똑바로 누울 수 있도록 돕는다.
      이 체위는 약물이 비강 점막에 고르게 접촉하도록 돕는다.

2) 알맞은 머리 체위

비점적 시 대상자는 누운 자세에서 머리를 약간 뒤로 젖히고, 약물을 투여할 쪽으로 머리를 돌리도록 한다. 이는 약물이 비강 점막에 머물러 효과적으로 작용하도록 돕는다.

3) 손으로 목을 받쳐 준다.

목 근육이 긴장되지 않게 한다.

4) 대상자에게 입으로 숨 쉬도록 지시한다.

입으로 숨을 쉬게 하여 비강 내 압력 증가와 재채기를 예방하고, 약물이 인두로 흘러가는 것을 줄인다.

10. 비점적을 시행한다.

1) 점적기구를 비공 1cm 위에서 잡고 상비갑개 중앙선을 향하게 처방된 용액을 서서히 떨어뜨린다.

점적기가 오염되는 것을 막는다. 상비갑개 쪽으로 용액을 주입하면 비점막에 약이 잘 분포된다.

2) 대상자에게 2~5분 동안 그 자세를 유지하도록 한다.

비공을 통해 너무 일찍 약물이 누출되는 것을 막는다.

3) 코에 점액이 흐르는 것이 멈추면 휴지를 제공한다. 그러나 몇 분간은 대상자가 코를 풀지 않도록 주의시킨다.

약물이 최대한 흡수되도록 하기 위함이다.

11. 약물이 흡수된 후에는 대상자가 편한 자세를 취할 수 있도록 돕는다.

12. 비충혈완화제 사용 후 코로 편안히 숨 쉴 수 있는지 대상자에게 물어본다. 필요시 한쪽 비공을 번갈아 막고 깊게 숨 쉬도록 한다.

비충혈완화제의 효과를 측정하기 위함이다.

13. 수행결과를 투약기록지(간호기록지)에 기록한다.

(약 이름, 농도, 점적수, 약물을 어느 비공에 점적했는지, 투여시간, 대상자 반응 등)

---

**[비강 흡입]**

소형 분무기를 이용하여 비강 점막에 약물을 분무할 수 있으며, 대상자가 스스로 쉽게 시행할 수 있다. 분무기 끝을 비공 입구에 위치시키고 비중격을 피하여 비강 외측 벽 방향으로 향하게 한 후, 가볍게 숨을 들이쉬거나 정상 호흡 상태에서 약물을 분무한다. 과도한 압력이나 강한 흡기는 약물이 인두나 부비강으로 역류하거나 점막 자극을 유발할 수 있으므로 피하도록 한다.

### ② 안 점적 투여(instillation of ophthalmic medication)

**목 적**

1. 결막 및 각막의 자극, 염증, 건조 증상을 완화한다.
2. 눈의 감염을 치료하거나 예방한다.
3. 안저검사를 위해 동공을 산대시킨다.

준비물

처방된 점안약 또는 안연고, 멸균거즈, 깨끗한 장갑, 투약기록지(필요 시 세면기, 안대 포함)

절 차

### 절차 및 이론적 근거

1. 손을 씻는다.
2. 처방지에서 약물을 점적할 눈(right=O.D left=O.S both=O.U)과 점적수(액체인 경우)를 확인한다.
3. 대상자에게 간호사 자신을 소개하고, 대상자의 이름과 등록번호 등을 개방형으로 질문하여 대상자를 확인하고, 입원팔찌를 대조하여 대상자를 확인한다.
4. 눈 상태를 사정한다.
   약물투여 후 국소적 반응을 측정할 수 있는 기초자료를 제공한다. 또한 약을 투여하기 전에 눈을 깨끗하게 할 필요가 있다.
5. 대상자에게 어떤 안약에 알레르기가 있는지 알아본다. 더불어 대상자에게 장갑이나 의료기구 사용과 관련하여 라텍스 알레르기가 있는지도 물어본다.
   알레르기 반응의 위험으로부터 대상자를 보호한다.
6. 대상자에게 시력 변화가 있는지 살펴본다.
   어떤 안약은 이러한 증상을 증가 혹은 감소시킨다.
7. 대상자의 의식 수준과 대상자가 지시를 따를 수 있는지를 사정한다.
   만약 대상자가 투약 중에 불안해하거나 불안정한 상태가 되면 사고로 인한 상처가 눈에 생길 위험이 커진다.
8. 대상자가 똑바로 눕거나 혹은 의자에 앉아 머리를 과신전하도록 한다.
   이러한 자세는 약물투여를 쉽게 하며 비루관으로 약이 들어가는 것을 최소화한다.
   경추 손상 대상자는 목을 과신전하지 않도록 한다.
9. 안검 가장자리나 안각에 가피나 배액물이 있을 경우, 멸균 거즈에 생리식염수(또는 처방된 세척액)를 적셔 부드럽게 닦아낸다. 말라 있어 제거가 어려운 경우에는 온습포를 몇 분간 적용하여 가피를 부드럽게 한 후 제거한다. 이때 항상 내안각에서 외안각 방향으로 닦아내며, 한 번 닦을 때마다 새로운 거즈를 사용한다.
   가피와 배액물은 미생물의 서식처가 될 수 있으며, 온습포는 가피를 연화시켜 눈 점막에 가해지는 마찰과 압력을 줄인다. 내안각에서 외안각으로 닦는 것은 비루관을 통한 미생물 유입을 예방하기 위함이다.
10. 솜이나 깨끗한 거즈를 대상자의 하안검 밑의 뺨 위에다 놓는다.
    cotton ball이나 거즈는 눈에서 흐르는 약물을 흡수한다.
11. 하안검 밑에 있는 거즈(또는 솜) 위에 엄지와 검지를 놓고 안와위 피부를 아래 방향으로 당긴다.
    이러한 방법은 하결막낭을 노출시킨다. 안와뼈 쪽으로 누르는 것은 안구의 외상과 압력을 막고 손가락이 눈에 닿는 것을 예방한다.
12. 대상자가 천장을 바라보도록 한다.
    위를 바라보고 있을 때 대상자는 눈을 덜 깜빡거리고, 특히 각막이 상안검에 의해 보호된다.

13. 절차를 대상자에게 설명하면서 안약을 점적한다.
   1) 왼손을 대상자의 이마에 대고 오른손으로 눈점적기나 용액을 결막낭 외측 1/3 지점의 약 1~2cm 위로 오도록 들고 있는다.
      눈에 점적기가 닿는 것을 막으며, 눈외상을 줄이고 점적기가 눈에 닿아 오염되는 것을 예방한다. 안약은 무균적이어야 한다.
   2) 처방된 점적수대로 결막낭에 약을 떨어뜨린다.
      보통 결막낭에 1~2방울 떨어뜨린다. 눈 전체에 약이 퍼지도록 한다.
   3) 만약 대상자가 눈을 깜빡거리거나 혹은 감거나 해서 약이 안검 위에 떨어졌다면 다시 약을 점적한다.
      약의 치료적 효과는 약이 결막낭 안으로 점적될 때 나타난다.
   4) 약 점적 후에는 눈을 감도록 대상자에게 지시한다.
      약이 골고루 분포되도록 돕는다. 눈을 가늘게 뜨거나 눈꺼풀에 압력을 가하면 결막낭으로부터 약이 빠져 나온다.
   5) 전신적인 효과를 유발시키는 약물을 투여할 때는 손가락이나 깨끗한 가제로 대상자의 비루관을 30~60초간 가볍게 누른다.
      약물이 코나 인두로 흘러 들어가는 것을 예방한다. 체순환계로 흡수되는 것을 막는다.
14. 안연고 투여
   1) 대상자가 천장을 보도록 한다.
   2) 하결막낭을 노출시키고 내안각에서 외안각으로 연고를 짜 넣는다.
      약이 눈과 눈꺼풀 전체에 골고루 퍼지게 한다.
   3) 대상자의 눈을 감게 한다.
      좀 더 약이 잘 분포되게 한다.
15. 약이 넘치면 내안각에서 외안각 쪽으로 닦아낸다.
16. 만약 대상자에게 안대가 필요하다면 약을 넣은 눈 전체를 덮을 수 있는 깨끗한 안대를 제공한다.
17. 투약기록지(간호기록지)에 대상자의 투여 반응, 약 이름, 농도, 점적수, 투여시간, 투여부위를 기록한다. 대상자에게 어떤 불편감을 느꼈는지 물어본다.
    절차가 안전하고 올바르게 수행되었는지를 알게 된다.

---

### ③ 귀점적 투여

**목 적**

1. 귀지를 부드럽게 하여 제거를 용이하게 한다.
2. 귀통증과 염증을 완화한다.

**준비물**

점적약과 점적기구, 약 카드나 처치기록표, 솜, 투약기록지(간호기록지), 필요시 이경

절 차

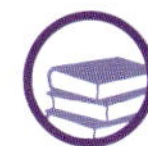

### 절차 및 이론적 근거

1. 손을 씻는다.
2. 처방된 약을 확인한다(5R 확인).
3. 대상자에게 간호사 자신을 소개하고, 대상자의 이름과 등록번호는 개방형으로 질문하여 대상자를 확인하고, 입원팔찌와 대조하여 대상자를 확인한다.
4. 치료받을 귀를 위쪽으로 하여 눕도록 환자를 돕는다.
5. 영유아의 경우 보호자나 보조 인력의 도움을 받아 안전하게 체위를 유지한다.
6. 외이에 분비물이 있을 경우 멸균거즈로 귓바퀴와 외이 입구를 부드럽게 닦아낸다.
7. 귀점적기구에 약을 조금 넣는다.
8. 환자의 이관을 곧게 당긴다. 성인은 이개를 후상방으로 영아는 후하방으로 잡아당긴다.
9. 이도 옆으로 정확한 수만큼 용액을 점적한다.
10. 귀의 이주(tragus)를 잠시 눌러준다.
11. 약 5분 동안 그대로 측위를 취하도록 한다.
    약물이 새어 나오지 않고 내부에까지 골고루 들어가도록 도와준다.
12. 약물 점적 후 외이 입구에 솜을 느슨하게 대어 일어설 때 약물이 즉시 흘러나오는 것을 방지한다. 솜을 외이도 안으로 밀어 넣지 않으며, 이는 약물 작용을 방해하고 분비물 배액을 저해할 수 있다.
13. 분비물의 양과 특징, 외이도의 상태, 통증이나 불쾌감 등의 대상자 반응을 점적 직후와 약 15분 후에 사정한다.
14. 투약기록지(간호기록지)에 투약시간, 양, 환자의 불편감, 관찰 내용 등 점적 내용을 적절한 형식으로 기록한다.
15. 15분 후에 솜에 흡수된 배액을 관찰한다. 배액이 완전히 끝나면 솜을 제거한다. 환자가 편안한 자세를 취하도록 돕는다.

---

#### ④ 피부약물의 투여

목 적

1. 피부를 보호하고 국소 자극이나 손상을 완화한다.
2. 항생제나 항균제를 적용하여 감염부위를 치료한다.
3. 상처나 피부 손상 부위에 적용하여 감염을 예방한다.

준비물

깨끗한 수건이나 멸균거즈, 지시된 약물, 설압자, 필요한 경우에 1회용 장갑 또는 멸균장갑, 약을 놓을 멸균거즈(또는 청결 거즈), 필요한 경우에 깨끗한 환의, 투약기록지(간호기록지)

절 차

## 절차 및 이론적 근거

1. 손을 씻는다.
2. 대상자에게 간호사 자신을 소개하고, 대상자의 이름, 등록번호 등을 개방형으로 질문하여 대상자를 확인하고, 입원팔찌와 대조하여 대상자를 확인한다.
3. 치료할 부위가 청결한지 확인해서 만일 불결하다면 따뜻한 물로 씻거나 지시된 용액으로 씻어 깨끗한 수건이나 (필요시) 멸균거즈로 완전히 건조시킨다.
4. 피부보호제로 사용하는 분말의 경우 대퇴 사이, 가슴 아래 또는 발가락 사이의 마찰을 감소시키며 살짝 두드리듯이 바른다. 분말의 단점은 건조한 피부에는 잘 도포되지 않으며, 수분이 많은 곳에서는 뭉쳐져서 덩어리가 되므로 수분을 완전히 건조시킨 후 바른다.
5. 크림은 설압자에 조금 떠서 피부에 고르게 바른다.
6. 불용성의 분말을 포함하고 있는 로션 형태 약물의 경우 사용 전에 흔들고 거즈에 약간 묻혀 피부에 가볍게 두드리듯이 바른다.
7. 도고제(찰제)는 처방된 경우에 한하여 약물이 흡수되도록 부드럽게 문질러 바른다. 피부 자극이나 염증이 있는 경우에는 문지르지 않는다.
8. 피부약물은 처방에 따라 얇게 고르게 도포한다. 과도한 양을 반복해서 바르지 않도록 한다.
9. 필요하다면 멸균드레싱을 한다.
10. 환자의 옷에 약물이 묻지 않도록 환의나 가운을 제공한다.
11. 약물도포 후 15~30분에 환자 반응, 즉 발적, 가려움증, 화끈거림, 종창이나 불편감이 있는지 사정한다.
12. 투약기록지(간호기록지)에 약물의 형태, 적용부위, 시간, 적용부위의 피부상태, 불편감, 가려움증 등을 포함한 대상자의 반응을 기록한다.

---

### ⑤ 질내 약물투여

목 적

1. 질의 국소염증을 치료한다.
2. 질의 가려움증, 작열감, 통증 등 불편감을 완화한다.

준비물

질약(크림, 젤리, 포말, 좌약), 목욕담요(또는 침상 시트), 필요시 수용성 윤활제, 청결장갑 (필요시 멸균장갑과 방포), 투약기록지(간호기록지)

절 차

## 절차 및 이론적 근거

1. 손을 씻는다.
2. 처방된 약물의 형태, 투약 방법, 작용, 부작용을 확인한다(5R 확인).
3. 대상자에게 간호사 자신을 소개하고, 대상자의 이름, 등록번호 등을 개방형으로 질문하여 대상자를 확인하고, 입원팔찌를 대조하여 대상자를 확인한다.
4. 약물을 삽입하기 전 대상자가 소변을 보게 한다.
   방광이 팽만되면 치료 시 대상자의 불편감이 증가된다.
5. 대상자는 바로 누운 자세에서 무릎을 굽히고 다리를 벌리게 한다.
6. 회음부를 노출시키고 나머지 부분은 가려준다.
7. 멸균 확보가 필요하다면, 소독세트를 개방하고 좌약의 포장을 벗긴 후 소독장갑을 착용하고, 방포를 덮어 회음부의 멸균영역을 확보한다.
8. 멸균 확보가 필요하지 않다면, 청결장갑을 착용한다.
9. 필요시 좌약 끝에 수용성 윤활제를 바르고 시지에도 윤활제를 바른다.
10. 다른 한 손으로 음순을 벌려 질구를 노출시킨다.
11. 질 후벽을 따라 8~10cm 정도 좌약을 밀어 넣는다(그림 10-42).
12. 손을 빼고 장갑의 안쪽 면이 바깥으로 나오도록 뒤집어 벗는다.
13. 좌약 삽입 후 5~10분 동안 앙와위로 누워 있도록 대상자에게 설명한다. 둔부 밑에 베개를 대주어 둔부를 상승시킨다.
    용해된 약물이 후원개(posterior fornix) 속으로 흘러 들어가려면 계속 누운 자세를 취해야 한다.
14. 투약기록지(간호기록지)에 약물의 형태, 삽입시간, 보유시간 및 효과, 대상자의 반응을 기록한다.

---

### ⑥ 직장내 약물투여

목 적

1. 국소적인 약물효과를 제공한다. 하제는 대변을 부드럽게 하여 배변을 자극하고, 항생제는 장내 세균수를 감소시킨다.
2. 전신 약물투여 효과를 제공한다. 예로, aminophylline은 기관지를 확장시키고 호흡을 증진한다.

준비물

좌약형태의 약물, 1회용 장갑, 방수포, 필요시 수용성 윤활제, 투약기록지(간호기록지)

절 차

## 절차 및 이론적 근거

1. 손을 씻는다.
2. 처방된 약물의 용량, 시간 및 약물투여 이유를 확인한다(5R 확인).
3. 대상자에게 간호사 자신을 소개하고, 대상자의 이름, 등록번호 등을 개방형으로 질문하여 대상자를 확인하고, 입원팔찌를 대조하여 대상자를 확인한다.
4. 대상자가 우측 다리를 굴곡시키고 좌측위를 취하도록 한다.
   S상 결장이 직장보다 낮아지므로 좌약이 잘 들어간다.
5. 둔부만 나오도록 홑이불을 내린다.
6. 치질이나 출혈이 있는지 항문부위를 검사한다.
7. 좌약을 벗겨 놓는다.
8. 좌약 넣을 손에 장갑을 낀다.
   항문의 미생물과 대변으로 간호사의 손이 오염되는 것을 막기 위함이다.
9. 좌약 끝과 간호사의 장갑 낀 검지에 윤활제를 바른다.
10. 환자에게 입으로 숨을 쉬도록 하면서 항문으로 좌약을 부드럽게 밀어 넣는다. 뾰족한 끝이 처음 들어가도록 해서 장갑 낀 검지가 직장벽을 따라가도록 한다.
    입으로 호흡하면 항문 괄약근이 이완된다. 좌약이 직장벽에 위치되어야 효과적으로 흡수된다.
11. 성인의 경우 10cm 정도 삽입하고, 어린이는 5cm 또는 그보다 조금 더 넣는다(그림 10-43).
    직장은 성인의 경우 길이가 10~15cm이다.

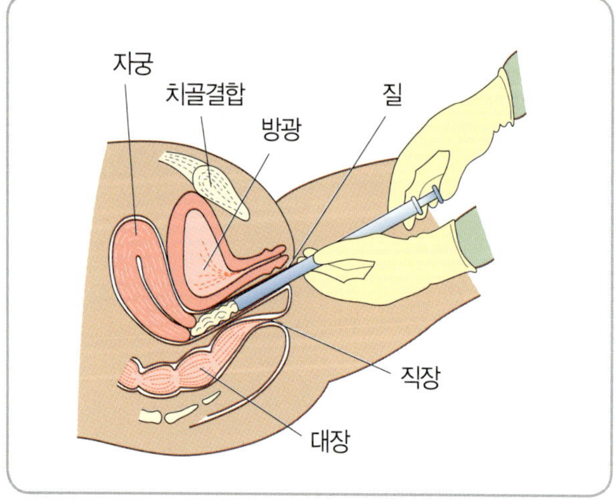


**[그림 10-42]** 질내 약물투여

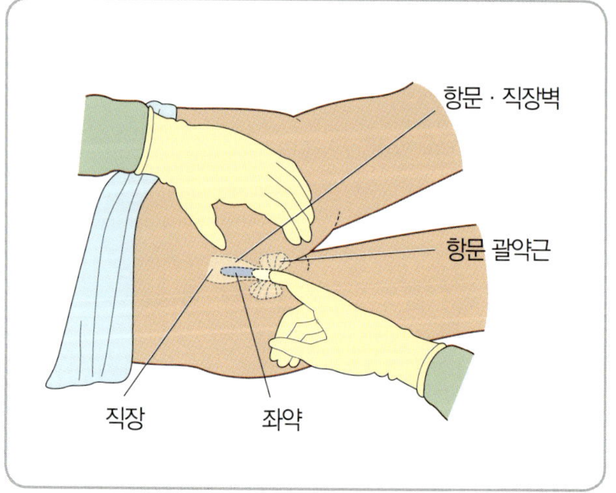


**[그림 10-43]** 직장내 좌약삽입

12. 손가락을 빼고 장갑의 안쪽이 바깥쪽으로 나오도록 벗는다.
    장갑 안쪽이 바깥쪽으로 나오도록 돌려 벗는 것은 미생물의 전파를 예방한다.
13. 수 분간 대상자의 항문을 누른다.
    좌약이 항문 밖으로 빠져나오는 것을 막는다.
14. 가능한 한 오래 좌약이 직장 내에 있도록 한다. 만일 하제좌약을 사용한 경우에는 대상자 옆에 콜 벨을 제공하여 변기나 화장실 사용 시에 도움을 청하도록 한다.
15. 투약기록지(간호기록지)에 좌약의 형태, 삽입시간, 좌약 보유시간 및 효과, 대상자의 반응을 기록한다.

---

### ⑦ 저용량 분무기(Nebulizer)를 통한 약물제공

**목 적**

1. 약물을 폐에 직접 투여하며, 기도에 습도를 제공하기 위함이다.

**준비물**

Nebulizer, Nebulizer kit, 처방된 약물, 주사기, 투약기록지(간호기록지)

**절 차**

#### 절차 및 이론적 근거

1. 손을 씻는다.
2. 처방된 약물의 용량, 시간 및 약물투여 이유를 확인한다(5R 확인).
3. 필요한 물품을 준비한다.
4. 대상자에게 간호사 자신을 소개하고, 대상자의 이름, 등록번호 등을 개방형으로 질문하여 대상자를 확인하고, 입원팔찌를 대조하여 대상자를 확인한다.
5. 대상자에게 Nebulizer 사용하는 목적과 절차를 설명한다.
6. 적절한 체위를 취해준다(좌위 또는 반좌위).
7. 손소독제로 손위생을 실시한다.
8. Nebulizer chamber에 처방된 약품을 채운다.
9. Nebulizer 기계를 켜고 분무되는지 확인한다.
10. Mouse piece를 대상자 입에 물게 한 뒤 입으로 깊게 흡입하도록 한다.
    대상자가 mouth piece를 사용하지 못할 경우 마스크로 적용한다.
11. 필요시 약물에 따라 흡입이 끝난 뒤 물로 입안을 헹구도록 한다.
    스테로이드제제 사용시 부작용을 예방하기 위해 입안을 헹구어야 한다.

12. 대상자를 편안하게 해주고 물품을 정리한다.
13. Nebulizer kit를 분리하여 온수로 헹군 후 종이타월 위에서 건조시킨다.
14. 손을 씻는다
15. 투약기록지(간호기록지)에 약명, 용량, 경로, 시간, 서명, 대상자의 반응을 기록한다.

## 5 평 가

대상자의 투약간호 후 대상자의 투약관련 간호 문제의 효율성을 평가하기 위하여 간호사는 간호 평가를 시행하는데, 다음은 투약간호의 효과를 평가하기 위한 예이다.

① 대상자는 인슐린 자가 투여 방법을 알고 수행할 수 있다.
② 대상자의 주사부위 피부는 부드럽고, 발적, 농양, 출혈의 징후를 나타내지 않는다.
③ 대상자는 투약지시 사항을 잘 이행한다.
④ 대상자의 약물투여 후 부작용의 징후가 관찰되지 않는다.

# Ⅲ. 사례적용

김 ○○ 대상자는 45세 남자 환자로서 당뇨병성 혼수로 응급실을 통하여 입원하였고 입원 후 1주일 동안 인슐린 요법을 통한 혈당조절을 하였으며, 지금은 하루 1회 NPH 투여와 2회의 R-I 인슐린 투여가 시행되고 있다. 이틀 후 퇴원이 예정되어 있으며 퇴원 후 계속적인 인슐린 요법을 통한 혈당조절이 필요한 상황이다.

그러나 김 ○○ 씨는 퇴원을 두려워하며 계속 병원에서 치료받기를 원하였고, 퇴원계획에 대하여 이야기할 때 땀을 흘리고 얼굴이 붉어졌으며 말을 더듬는 양상을 나타내었다.

이러한 상황에서 김 ○○ 씨에게 간호과정을 적용하여 대상자의 문제를 해결하려고 할 때 가능한 간호진단을 생각해 보시오.

## 관련용어

absorption 흡수
allergy 알레르기
ampule 앰플
anaphylactic reaction 아나필락시스 반응, 급성 전신성 초과민반응
antagonistic effect 대항효과
chemical name 화학명
cumulative effect 누적효과, 축적효과
distribution 분포
drug abuse 약물남용
drug dependence 약물의존
drug misuse 약물오용
excretion 배설
generic name 속명, 일반명
idiosyncratic reaction 특이체질 반응
inhalation 흡입
injection 주사
instillation 점적주입, 점안
intradermal injection 피내주사
intramuscular injection 근육주사
intravenous injection 정맥주사
irrigation 세척
medication 투약
medication order 투약처방
metabolism 대사
parenteral 비경구
pharmacology 약리학
prescription 처방
saline lock 간헐적 정맥주입세트
subcutaneous injection 피하주사
synergistic effect 상승효과
transfusion 수혈
tolerance 내성
trade name 상품명
vial 바이알
Z-track technique Z-track 주사 방법

제11장

# 상처간호

11

FUNDAMENTALS OF NURSING

## 제1절 | 상 처

### 학습목표

1. 상처 유형을 설명한다.
2. 상처치유에 영향을 미치는 요인을 설명한다.
3. 상처상태를 사정한다.
4. 상처와 관련된 간호과정을 적용한다.
5. 상처에 적절한 드레싱을 적용한다.
6. 상처상태에 적절한 방법으로 상처를 세척한다.
7. 상처에 따른 배액관을 관리한다.
8. 상처치유를 위한 지지적 방법(붕대, 바인더 등)을 적용한다.
9. 상처간호의 결과를 평가한다.
10. 상처에 열과 냉요법을 적용한다.

# I. 과학적 근거

## 1 상처분류

상처의 정의는 피부통합성의 파괴로 신체조직의 내적 및 외적 연속성이 물리적인 방법에 의하여 파괴된 상태를 의미한다.

상처는 피부표면의 파열유무, 원인, 손상 정도, 청결 정도, 상처의 모양에 따라서 [표 11-1]과 같이 분류된다.

## 2 상처의 치유 과정

피부는 상처를 입게 되면 스스로 복구하고자 하는 치유 기전에 의해 재생되는데, 다음과 같은 3단계로 상처 치유 기전을 나눌 수 있다.

① 응고 및 염증기(coagulation and inflammation)
② 조직 형성기(tissue formation)
③ 조직 성숙기(tissue remodeling)

### 1) 응고 및 염증기(coagulation and inflammation)

상처치유의 첫 단계는 응고기와 염증기로, 혈관 손상 직후 응고가 시작되고 곧 염증반응으로 이행된다.

이 시기의 가장 특징적인 현상은 섬유소 응괴(fibrin clot) 형성과 혈소판 응집(platelet aggregation)이며, 염증세포의 침윤이 일어나는 시기이다.

피부가 조직손상을 받게 되면 혈관 손상으로 인해 혈소판의 응집과 혈액응고가 일어나 섬유소 응괴를 형성한다. 이 섬유소 응괴는 매우 중요한 기능을 하는 것으로 상처를 지지하고 안정시키면서 지혈하고 향후 섬유아세포의 이동이나 상피재생(reepithelialization)의 구조적 기초 골격을 제공한다.

혈소판은 지혈과 fibronectin, chemotactic factor(염증세포 유인인자), 성장인자를 분비한다. 이중 fibronectin은 섬유소와 함께 섬유아세포 및 염증세포의 이동을 위한 임시 가교역할을 한다.

호중구는 손상 초기 상처부위로 유입되어 상처부위의 세균이나 이물질, 괴사조직을 탐식하고 이후 대식세포가 침윤하여 탐식 작용을 지속한다. 대식세포는 혈관, 섬유아세포, 상피세포의 증식을 촉진하는 성장인자를 분비하여 상처치유와 피부재생에 중요한 역할을 담당한다. 이 시기에 임상적으로 열감, 발적, 부종, 통증, 기능 저하와 같은 염증 징후가 나타난다.

### 2) 조직 형성기(tissue formation)

이 시기는 손상 부위에 육아조직이 형성되어 결손 공간을 채우고 상피재생이 진행되는 시기이다. 육아조직은 혈관이 풍부하여 붉은색을 띠고 유연한 조직으로, 그 표면을 따라 상피세포가 증식 · 이동하면서 상처가 덮이기 시작한다. 상처의 크기와 깊이에 따라 육아조직은 점차 콜라겐이 풍부한 반흔조직으로 이행할 수 있다.

성장인자의 자극에 의해 상처 가장자리에 있는 상피세포가 섬유소와 fibronectin matrix를 통해 이동하여 상피재생이 일어난다. 또한 모낭의 줄기세포도 이동하여 상피재생에 동참한다.

진피에서는 대식세포에서 분비된 혈관형성 인자와 섬유아세포 성장인자에 의해 혈관형성과 섬유아세포의 증식이 일어나고 섬유아세포에 의해 교원섬유(콜라겐), 탄력섬유 등이 합성되어 육아조직을 형성하고 상처의 구조적 강도를 증가시킨다.

### 3) 조직 성숙기(tissue remodeling)

상처치유 후 약 2주부터 시작되어 수개월 이상 지속되는 단계로, 이 시기에는 상처의 수축과 교원섬유의 재형성이 주로 일어난다. 혈소판 유래 성장인자(platelet

**[표 11-1] 상처분류**

| 상처분류 | 종류 | 설명 | 원인 | 치유시 유의점 |
|---|---|---|---|---|
| 피부표면 파열 유무 | 개방성 상처 | 피부나 점막에 손상을 입은 상처 | 외과적 절개나 정맥 천자, 총상과 같은 날카로운 물건에 의한 상처 | 피부손상으로 인한 감염위험성 증가 |
| | 폐쇄성 상처 | 피부표면은 상하지 않은 상처 | 강타, 충격 또는 추락이나 공격, 자동차 사고와 같은 외상 | 연조직의 파괴, 내부조직의 손상 출혈이 있을 수 있음 |
| 원인 | 의도적 상처 | 치료나 처방 목적의 상처 | 외과적 절개, 천자, 정맥요법, 요추천자, 흉부천자, 복부천자 | 무균상태에서 시행되므로 감염의 기회가 최소화되고 치유가 빠름 |
| | 비의도적 상처 | 불의의 손상에 의한 상처 | 사고로 인한 상처 즉, 화상이나 칼에 의한 상처 | 균이 존재하는 상황에서 일어나며 감염위험이 높음 |
| 손상의 정도 | 표재성 상처 | 피부의 표피층에만 국한된 상처 | 찰과상, 1도, 2도 화상 등의 피부 표면 마찰에 의한 상처 | 피부손상으로 감염률이 높으나 손상 부위 밑에 있는 조직이나 기관에는 손상이 없으며 혈액공급도 완전한 상태 |
| | 심부성 상처 | 표피, 진피 및 피하조직에 손상을 입은 상처 | 이물질인 기구로 신체조직이 찔린 상처 | 감염률이 매우 높고 외출혈뿐만 아니라 내출혈의 위험이 있으며 내장기관의 손상 가능성 |
| | | 표피, 진피층과 깊은 조직 또는 기관까지 손상된 상처 | 이물질이 내장기관을 뚫어 생긴 상처 | 감염위험이 매우 높음<br>천공된 기관에 따라 기능손상이 다름<br>폐 → 산소공급 결손,<br>대혈관 → 심각한 출혈,<br>소화기관 → 배설물에 의한 복강내 감염(복막염) |
| 청결정도 | 청결한 상처 | 병원체가 없는 상처 | 소화기관, 호흡기관, 비뇨생식기 이외의 외과적 절개 상처 | 감염률이 낮음 |
| | 잠재적 오염 상처 | 멸균상태로 시행됐으나 신체 강 내에 정상 균주가 있으므로 병원체가 존재하게 된 상처 | 소화기관 및 호흡기관, 비뇨생식기관의 외과적 상처 | 청결 상처보다 감염의 위험이 큼 |
| | 오염된 상처 | 미생물이 소규모로 존재하는 상황에서 일어난 상처 | 개방 상처 : 오염된 상황에서 이루어진 수술상처 | 염증이 생기며 감염률이 매우 높음 |
| | 감염된 상처 | 병원균이 존재하는 상처 | 오래된 사고 상처나 장관 파열과 같이 감염된 곳을 절개한 외과적 상처 | 염증, 고름, 피부 박리와 같은 감염의 징후가 상처에 나타남 |

**[표 11-1] 상처분류(계속)**

| 상처분류 | 종류 | 설명 | 원인 | 치유시 유의점 |
|---|---|---|---|---|
| 상처의 모양 | 열상 (laceration) | 상처 가장자리가 불규칙하게 찢겨진 상태 | 칼이나 기계, 유리, 조각에 의한 산업재해 등으로 심한 손상을 받은 상처 | 오염 물질에 의한 상처로서 상처의 깊이가 합병증 유무를 결정함 |
| | 찰과상 (abrasion) | 마찰로 인해서 피부 표면이 긁히거나 벗겨지는 손상 또는 의도적 피부과적 치료 | 주로 넘어지게 되는 경우 생기며 무릎, 팔꿈치 부분에 많이 발생 | 노출된 피부표면이 오염되기 쉬워 감염의 위험이 높음 |
| | 타박상 (Contusion) | 둔탁한 물건에 부딪힘으로써 생기는 폐쇄성 상처. 특징적인 증상은 부종, 피부색의 변화, 통증 | 신체에 둔탁한 물체가 가해져 압력이 전달되면서 피부 손상 없이 조직 내에 출혈이 발생한 상처 | 조직 내의 국소출혈은 혈종을 형성할 수 있음<br>내부 장기의 경우 심각한 결과를 초래할 수 있음 |
| | 절상 (incised wound) | 날카로운 기구에 베어 가장 자리가 매끈한 상처 | 외과적 절개<br>칼, 면도날, 유리조각, 톱 등 날카로운 물체에 의해 절단된 상처 | |
| 상처 치유의 형태 | 1차 유합 상처 | 조직 손실이 없거나 적은 곳에서 피부가 닫히는 상처 | 의도적인 무균상처, 수술 절개창 등 | |
| | 2차 유합 상처 | 조직 손실이 광범위하여 상처의 가장자리가 잘 붙지 않는 경우로 오염 가능성이 높아 1차 유합을 기대하기가 어려움 | 깊은 열상, 화상, 욕창 등 | 치유기간 길고 반흔 크며 감염 위험 높음 |
| | 3차 유합 (지연된 1차 유합) | 1차 유합 과정과 2차 유합의 중간 형태 | 배액이 많은 경우 | 초기에는 상처를 개방된 상태로 두었다가 감염·부종이 조절된 후 지연 봉합을 하는 것 |

derived growth factor, PDGF)와 transforming growth factor-β (TGF-β) 등의 자극에 의해 섬유아세포가 액틴(actin)이 풍부한 근섬유아세포(myofibroblast)로 전환되고, 이들 세포의 수축 작용으로 상처 크기가 감소한다. 상처의 수축이 진행되면서 초기의 무질서하게 배열된 교원섬유는 점차 제거되고 교원섬유의 교차결합이 일어나 진피가 원래의 장력을 회복하게 된다.

또한 성숙 과정이 계속됨에 따라 반흔은 점차 납작해지고 혈관 밀도가 감소하면서 붉은 빛을 잃고 원래의 피부색에 가까워진다. 교원질이 주성분인 반흔조직의 강도 증가는 수개월에 걸쳐 서서히 진행되며, 이는 상처의 깊이와 범위에 따라 달라진다.

## 3 상처의 합병증

### 1) 출혈

상처 입은 즉시 나타나는 출혈은 정상이나 수술 후 초기 지혈이 이루어진 이후에도 출혈이 지속되는 것은 외과적 봉합이 풀렸거나 수술 부위의 응고부전, 감염, 이물질에 의한(배액관 같은) 혈관 미란(erosion) 등을 의심할 수 있다.

#### (1) 내출혈

간호사는 수술 후 내출혈이 있는지 세심하게 살펴 조기에 발견하여야 한다. 환부 주위의 팽창이나 부종, 배액량의 증가, 저혈량으로 인한 쇼크의 징후(혈압 강하, 빈맥, 호흡수 증가, 불안정, 과도발한) 등은 내출혈이 있음을 암시할 수 있다.

#### (2) 외출혈

외출혈은 보다 명백한 경우로 간호사는 상처 드레싱에 혈액성 삼출액을 관찰할 수 있다. 수술 후 24~48시간 내에는 출혈의 위험이 제일 크므로 특히 수술상처를 자세히 관찰해야 한다.

### 2) 감염

상처 감염(infection)은 수술이나 외상 후 발생할 수 있는 가장 흔한 상처 합병증 중 하나이다. 상처 내에 죽은 조직이나 괴사조직이 있을 때, 이물질이 상처 안 혹은 상처 주위에 존재할 때, 혈액 공급과 국소적 조직 방어기전이 저하된 경우, 감염의 위험이 증가한다. 감염 증상은 국소적으로 발적, 부종, 통증, 농성 배액이 나타날 수 있으며, 전신적으로는 체온상승과 백혈구수 증가 등이 동반될 수 있다.

### 3) 열개(dehiscence)

열개는 상처가 적절히 치유되지 못하여 피부와 하부조직이 분리되는 것이다(그림 11-1). 이는 상처 입은 후 조직의 장력이 충분히 회복되기 전인 5~10일경에 가장 흔히 발생하며, 특히 비만, 복부 수술 환자에서 기침이나, 구토, 침상에서 일어나는 등 복압이 증가하는 상황에서 잘 발생한다. 열개가 발생하기 전에는 장액성 또는 혈액성 상처 배액이 갑자기 증가하는 경우가 많다.

상처치유가 완료된 이후에도 조직의 장력은 정상조직의 약 70~80% 정도만 회복되므로, 치유 과정 중에

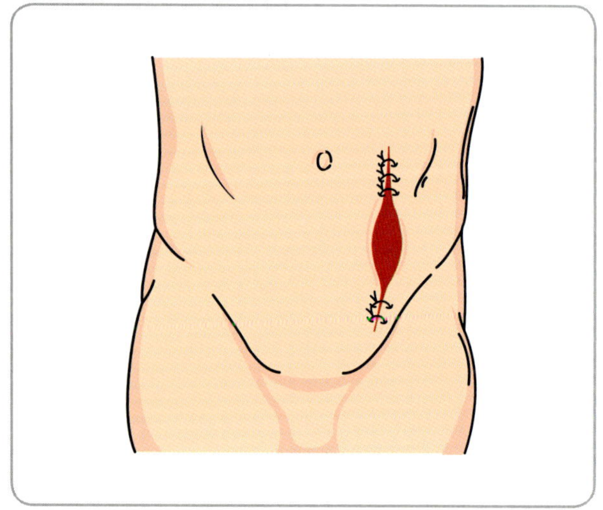

**[그림 11-1]** 열개

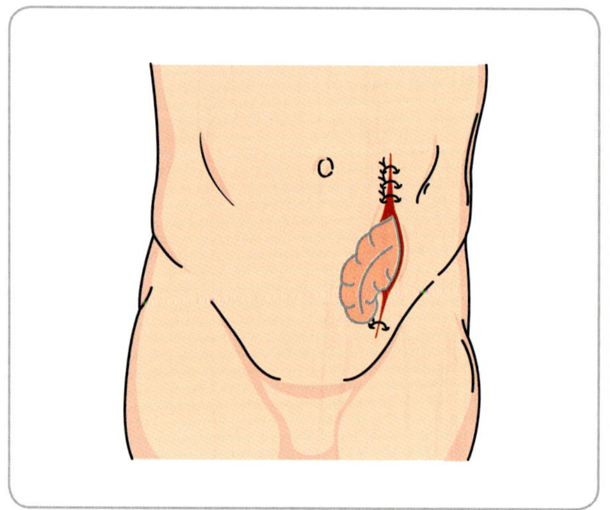

**[그림 11-2]** 내장적출

는 상처 부위가 외부 자극에 취약하다.

### 4) 내장적출(evisceration)

상처층이 분리되면서 내부 장기들이 열려진 상처 밖으로 돌출되어 나오는 것을 내장적출이라고 한다(그림 11-2). 이는 가장 심각한 수술 후 합병증이며 외과적 수술을 요하는 응급 상태이다. 내장적출이 발생되면 간호사는 돌출된 조직에 세균의 침입과 조직의 건조를 감소시키기 위한 목적으로 생리식염수에 적신 멸균 거즈를 덮어주고 즉시 의사에게 보고하여야 한다. 상처 밖으로 장기가 돌출된 시간이 길어질수록 조직의 혈액 공급 감소로 인한 손상이 심해진다.

### 5) 누공(fistula)

누공이란 두 기관 사이에 혹은 신체 외부와 기관 사이에 형성된 비정상적인 통로를 의미한다. 누공이 생기면 감염률도 높아지고 체액손실로 인한 수분-전해질 불균형이 초래될 수 있다. 또한 누공을 통해 지속적으로 배액이 발생하면 피부가 장기간 습윤상태에 노출되어 피부 손상이나 미란이 발생할 수 있다.

**[표 11-2] 상처치유에 영향을 미치는 요인**

| 요인 | 이론적 근거 |
|---|---|
| 연령 | • 아동기엔 성인보다 상처의 수축이 빠르며 나이가 들수록 세포의 변성이 심함<br>• 노인의 경우, 콜라겐 섬유와 섬유아세포의 감소, 탄력섬유의 파괴와 대식세포 수가 감소 |
| 산소 포화도 | • 산소가 콜라겐 합성과 섬유아세포 분화에 중요하므로 상처에 충분한 산소가 공급되어야 함<br>• 산소 포화도의 결핍은 백혈구의 활동을 감소시킴 |
| 영양상태 | • 단백질 : 상처치유와 면역작용, 육아조직 형성 작용<br>• 탄수화물과 지방 : 에너지와 단백질 여분 작용<br>• 비타민 C : 모세혈관의 강도유지, 콜라겐 합성, 백혈구 활성<br>• 비타민 A : 대식세포의 상처이동, 표피재생 촉진, 콜라겐 합성<br>• 철 : RBC 생산, 콜라겐 합성<br>• 아연 : 상처치유과정 지지 |
| 감염 | • 세포 내 박테리아의 대사산물은 상처치유에 방해 |
| 과도한 압력 | • 허혈과 세포괴사를 유발할 수 있음 |
| 정신 · 신체적인 스트레스 | • 스트레스 반응시 나타나는 카테콜라민, 에피네프린 등이 혈관수축을 유발하여 말초조직에 산소 부족 |
| 흡연 | • 저산소혈증(hypoxemia)과 저산소증(hypoxia) 유발 |
| 당뇨병 | • 미세혈관 순환장애로 인해 국소조직에 허혈<br>• 고혈당으로 인해 면역 기능이 저하되어 감염에 취약하며, 세포 내 에너지 이용 장애와 섬유아세포 기능 저하로 육아조직 형성과 콜라겐 합성이 감소하여 상처치유 지연 |
| 방사선 치료 | • 방사선요법시 고에너지의 작용으로 DNA가 파괴되고 섬유조직형성과 혈관신생이 저하되어 상처치유 지연 |

## 4 상처치유에 영향을 미치는 요인

연령, 산소 포화도, 영양상태, 감염, 과도한 압력, 정신 · 신체적인 스트레스, 흡연, 당뇨병, 방사선 치료 등이 상처치유에 영향을 미칠 수 있는데 각 요인에 대한 이론적 근거가 [표 11-2]에 제시되어 있다.

# Ⅱ. 간호과정

## 1 사 정

상처간호와 관련된 과학적 근거를 바탕으로 간호사는 대상자의 피부상태를 사정해야 한다.

[표 11-3] 상처 직후의 간호사정 및 중재

| 상처유형 | 사정내용 | 중 재 |
|---|---|---|
| 열상 | 상처의 길이, 깊이, 위치, 상처의 오염 여부, 출혈 정도 | 멸균 생리식염수로 상처세척, 지혈, 필요시 봉합 및 멸균 드레싱 |
| 찰과상 | 상처의 범위, 깊이, 이물질 존재 여부, 배액의 양상, 출혈 정도 | 비누와 물 또는 생리식염수로 상처세척, 이물질 제거, 필요 시 국소 항생제 도포 및 드레싱 |
| 자상 | 상처의 원인, 깊이, 출혈 정도, 파상풍 면역 상태, 감염징후 | 표면 세척 후 심부 손상 여부 평가, 파상풍 예방접종 확인, 감염 위험 설명 및 필요시 의료진 의뢰 |
| 절상 | 혈액손실 정도, 쇼크 징후(혈압 · 맥박 · 의식 상태) | 압박을 통한 지혈, 환부 거상, 대량 출혈 또는 쇼크 시 즉시 의료진 보고 |

[표 11-4] 안정된 상황에서의 간호사정

| 사정 | 사정내용 |
|---|---|
| 배액 | 배액의 특성(색, 양, 냄새), 삼출물의 배양<br>① 장액성 배액 : 투명한 물 같은 혈장, 호박색(수분, 혈액세포, 탈락조직 포함)<br>② 혈액성 배액 : 출혈, 붉은색<br>③ 장액 혈액성 배액 : 혈장과 적혈구가 섞여 있음<br>④ 농성 배액 : 진하고 황색, 녹색 또는 갈색<br>살아 있거나 죽은 세균, 백혈구가 존재, 불쾌한 냄새 |
| 상처 상태 | 상처의 가장자리 모양, 삼출물 유무, 상처 안 조직의 상태, 감염징후 등 |
| 피부 | 색 변화, 부종 |
| 배액관 | 배액관의 위치, 안정성, 개방성, 배액의 특성과 양 |
| 수술상처 | 봉합 부위의 견고성, 봉합의 종류 |
| 통증 유무 | 심한 불편감은 잠재적인 감염이 있음을 의미 |

**[표 11-5] 상처간호와 관련된 간호진단**

| 간호진단 | 관련요인 |
|---|---|
| Impaired skin integrity<br>피부 통합성 장애 | • 외과적 절개, 화학적 손상, 압력, 소양감, 상처 배액 |
| Risk for impaired skin integrity<br>피부 통합성 장애의 위험 | • 신체적 부동, 상처배액 |
| Risk for infection<br>감염의 위험 | • 영양부족, 상처 오염, 면역기능 저하, 침습적 처치 |
| Acute pain<br>급성 통증 | • 절개 상처, 조직손상 |
| Risk for inadequate fluid volume<br>불충분한 체액량의 위험 | • 모세혈관 투과성 증가, 출혈, 상처 삼출액 증가, 피부장벽 손상에 따른 수분 증발 증가 |
| Disrupted body image<br>신체상 혼란 | • 복합열상 |

상처가 생긴 직후 간호사정을 하여 응급으로 간호중재를 해야 한다(표 11-3). 이후 안정된 상황에서의 간호사정이 이루어져야 한다(표 11-4).

## 2 진 단

간호사정 자료를 근거로 간호사는 간호진단을 내리게 된다. 상처간호와 관련한 간호진단과 그에 따른 관련요인의 예는 [표 11-5]와 같다.

## 3 계 획

간호진단에 따른 간호계획은 대상자가 현재 응급상황인지, 안정상태인지에 따라 우선순위를 정한다. 상처간호와 관련된 기대되는 결과의 예는 다음과 같다.

① 상처치유 증진의 증상 및 징후가 나타날 것이다.
(상처부위의 통증감소, 발적 및 부종감소, 배액량 감소 등)
② 감염의 증상 및 징후가 호전될 것이다.
③ 상처부위의 피부가 정상으로 회복할 것이다.
④ 상처에 적절한 드레싱을 시범 보일 것이다.

## 4 수 행

### 1) 상처 드레싱(Wound Dressing)

드레싱이란 상처를 덮고 보호하기 위해 사용되는 여러 종류의 재료를 말하는데 전통적인 거즈 드레싱에서부터 최근에 개발된 외과적 드레싱까지 수많은 종류가 있다.

과거 전통적인 거즈 드레싱은 단순히 멸균된 거즈로 피부 상처를 덮어 보호하고 삼출물을 흡수하는 역할을 하였으나, 공기에 노출되어 상처가 건조해지기 쉬웠다. 최근 개발된 여러 종류의 폐쇄성 드레싱(Occlusive Dressing)은 상처를 보호할 뿐 아니라 상처의 공기 노출을 막아 상처에 적절한 습도를 유지함으로써 상피세포 이동과 상처치유를 촉진하는 기능을 수행하기 때문에 요즘의 폐쇄성 드레싱(Occlusive Dressing)은 습윤 유지 드레싱(Moisture retentive dressing)으로 분류될 수 있다.

### (1) 드레싱의 목적

드레싱의 목적은 상처에 적절한 습도를 유지하여 다음과 같은 효과를 얻을 수 있다.

① 괴사조직제거(debridement)와 상피재생(reepithelialization)을 촉진시킨다.
상처가 공기에 노출된 경우에 비해 폐쇄되어 습도가 유지되면 상처치유 속도를 유의하게 증가시킨다. 또한 습윤 환경은 괴사된 조직을 분해, 제거하는 효소의 활동에도 좋은 여건을 마련하게 된다.

② 진피 재생을 촉진시킨다.
대식세포의 침윤을 촉진하고 조직 성숙(wound remodeling)을 가속화시켜 뛰어난 상처치유 효과를 가져온다.

③ 상처액(wound fluid)의 손실을 막아 상처치유를 촉진시킨다.
급성 상처액에는 성장인자가 많이 포함되어 피부세포의 재생을 촉진시킨다.

④ 상처부위의 감염을 예방한다.
외부 미생물과 공기의 침입을 차단하고 미생물 증식에 불리한 환경을 형성하여 감염을 예방한다. 또한 상처에 적절한 습도는 감염원으로 작용할 수 있는 건조된 괴사조직의 발생을 막을 뿐 아니라 염증세포의 이동을 촉진하여 감염을 예방해준다.

⑤ 압박드레싱은 출혈부위에 대한 압력을 국소화시키므로 지혈을 돕는다.

⑥ 조직 내에서 사강(dead space)을 제거하여 상처치유과정을 돕는다.

⑦ 상처부위를 지지하고 미적인 효과를 제공한다.
상처부위가 움직이지 않도록 하여 상처유합을 돕고 미적 보호 효과를 제공한다.

### (2) 드레싱의 종류

드레싱의 종류별 특징과 장단점은 [표 11-6]과 같고, 상처에 적용된 예는 [그림 11-3]과 같다. 이외에도 최근에는 감염상처나 악취제거에 효과적인 은 드레싱(silver dressing)과 숯 드레싱(charcoal dressing) 제품이 있고, 폼(foam) 드레싱에 속하는 중증 상처 전문 치료 드레싱 제품으로 폴리멤(PolyMem)이라는 제품이 있는데 이는 상처 세정, 습윤 유지 및 삼출물 흡수 기능을 동시에 제공하여 욕창, 화상, 당뇨성 궤양 치료에 효과적인 제품으로 소개되고 있다. 또한 삼출물 흡수를 못하는 필름 드레싱과 상처관찰이 어려운 폼 드레싱의 단점을 보완한 Opsite post-op visible 제품, 하이드로화이버와 폼이 결합된 드레싱제도 있다.

### (3) 드레싱 교환 및 대상자교육

간호사는 드레싱 교환을 준비하기 위해서 드레싱의 종류와 배액관의 유무, 상처간호에 필요한 물품의 종류를 파악하여야 한다. 간호사는 상처부위에서 배액량이나 배액 특성의 변화 또는 상처가 더 깊어지고 있다고 판단되면 즉시 그 변화를 의사에게 보고해야 한다.

드레싱 교환시 가장 중요한 것은 철저하게 외과적 무균술을 지키는 것이다. 간호사는 드레싱을 교환하기 전, 후에 손을 씻어야 한다. 드레싱 교환 전에는 대상자의 불안 감소를 위하여 절차를 설명한다. 드레싱의 교환 시기는 상처의 특성이나 배액량, 사용된 드레싱 종류에 따라 달라질 수 있으나 대개 수술 후 첫 드레싱 교환은 수술 후 24~48시간 이내에 한다.

드레싱 대상자의 교육은 첫째, 드레싱 교환 전후의 손 씻기, 둘째, 상처 청결 유지 방법, 셋째, 침연(maceration) 예방을 위한 피부 건조의 중요성, 넷째, 드레싱 재료를 건조하게 보관해야 하는 이유, 마지막으로 상처 감염의 징후, 절개 부위 염증, 상처 배액(녹색, 노란 또는 갈색), 압통, 발열 등은 의사에게 반드시 알려야 함을 설명한다.

### (4) 드레싱 고정 방법

간호사는 상처 드레싱을 고정하기 위하여 의료용 테이프, 붕대, 바인더 등을 사용하며, 상처의 크기와 위치, 배액 상태, 드레싱 교환 빈도, 대상자의 활동 수준과 피부 상태를 고려하여 적절한 방법을 선택한다. 이때 상처치유에 필요한 습윤 환경을 유지하고 피부 손상이나 혈류 장애가 발생하지 않도록 주의한다.

### (5) 드레싱 용액의 특성

피부소독에 흔히 사용되는 소독제로는 chlorhexidine과 povidone-iodine(Betadine)이 있으며, 이는 피부 표면의 세균을 감소시키는 데 효과적이다. 그러나 개방성 상처의 반복적 세척에는 조직 독성으로 인해 사용을 제한한다. 70% 알코올은 살균 작용이 빠르나 증발이 빨라 지속 효과가 없고 조직 자극이 심하므로 상처 세척에는 사용하지 않는다. 과산화수소는 거품 작용을 통해 이물질이나 괴사조직 제거에 일시적으로 사용할 수 있으나, 육아조직을 손상시키고 상처치유를 지연시킬 수 있어 지속적인 사용은 금기이다. 특히 깊은 상

**[표 11-6] 드레싱의 종류**

| 종류 | 특징 | 장단점 | 적응증 | 제 품 |
|---|---|---|---|---|
| Gauze Dressing | 가장 흔한 침투성 드레싱으로 상처에 자극이 적으므로 생리식염수 등에 적셔서 사용해도 안전하게 드레싱을 보존할 수 있다. | • 다른 재료보다 짜임이 고와 배출액을 흡수하는데 좋다.<br>– iodine 같은 물질을 거즈에 적시면 상처주위의 정상조직을 자극할 수 있다. | • 건포 드레싱 : 배액이 적은 상처<br>• 습포 드레싱 : 조직제거가 필요한 상처<br>• 건습포 드레싱 : 감염으로 괴사된 상처 | |
| Trans-parent (Film) Dressing | 반 침투성 드레싱으로 드레싱 자체에 접착력을 가진 얇고 투명한 탄력막이 있는데, 이것은 인공투과막으로 일시적으로 피부기능을 대행하기도 한다. | • 손상되지 않은 피부가 상처로부터 오염되지 않도록 방지한다.<br>• 외부의 액체나 세균의 침입을 막아주나 피부가 호흡할 수 있다.<br>• 상피세포가 성장할 수 있도록 적절한 습도를 유지해 준다.<br>• 드레싱 제거시 들러붙지 않아 주위조직의 손상이 없다.<br>• 상처사정이 용이하다.<br>– 감염되었거나 괴사된 조직을 제거시키지 못 한다.<br>– 삼출물이 있는 상처에는 부적합하다. | • 욕창의 예방, 표재성 욕창<br>• 경미한 화상이나 열탕상<br>• 장루 주변의 피부 보호<br>• 피부이식 공여 부위<br>• 1차 드레싱 지지<br>• 찰과상 및 열상 | Tegaderm<br>Opsite<br>Bio-occlusive |
| Hydro-colloid Dressing | 삼출물과 반응하여 겔 상태로 변함으로써 습윤 환경을 유지하는 밀폐성 드레싱으로, 수일간 부착이 가능하며 육아조직 형성과 상피재생을 촉진한다. | • 삼출물을 흡수하고, 습도를 유지하며 쿠션으로 상처를 보호한다.<br>– 드레싱을 한 상태로는 상처를 사정할 수 없다. | • 적당량의 삼출물이 있는 상처<br>• 욕창, 족부궤양, 찰괴상<br>• 일반외상, 경미한 화상<br>• 피부이식 공여 부위 | DuoDerm<br>Comfeel<br>IntraSite<br>Replicare<br>Ultra |

[표 11-6] 드레싱의 종류(계속)

| 종류 | 특징 | 장단점 | 적응증 | 제 품 |
|---|---|---|---|---|
| Hydrogel Dressing | 수분 함량이 높은 겔 또는 시트 형태의 드레싱으로, 상처에 수분을 공급하여 진정 및 통증 완화 효과를 제공한다. | • 세포의 이동을 위해 장기간 촉촉한 상처환경을 유지한다.<br>• 삼출물을 흡수한다.<br>• 괴사조직을 수화하여 육아와 상피세포에 손상 없이 괴사조직의 자연분해를 촉진한다.<br>• 신경말단을 촉촉하게 유지하여 통증을 감소한다.<br>• 깊은 상처의 사강을 감소시켜 주며 세척이 용이하다.<br>• 상처의 치료단계에 따라 적절히 사용할 수 있다.<br>- 2차 드레싱이 필요하다.<br>- 과다 사용은 연화를 유발한다. | • 괴사나 부육조직이 있는 상처<br>• 화상 부위, 욕창, 다리궤양<br>• 외과 및 균상으로 발생한 상처 | Duoderm Gel<br>Intrasite Gel<br>Intrasite Gel Conformable |
| Calcium alginate Dressing | 갈색 해조류의 세포벽에서 추출한 다당류로, 삼출물과 접촉하면 이온 교환 반응을 통해 젤 형태로 변하면서 높은 수분 흡수력을 제공한다. | • 삼출물의 흡수력이 뛰어나다.<br>• 겔 형성으로 상처의 표면을 촉촉하게 유지한다.<br>• 저알레르기성이며 생물분해가 가능하다.<br>• 상처의 사강을 줄이기 위한 팩킹용으로 사용 가능하다.<br>• 지혈성분 함유로 출혈성 상처의 지혈을 촉진한다.<br>- 2차 드레싱이 필요하다.<br>- 겔이 농이나 부육으로 혼동 가능하다.<br>- 건조한 상처나 괴사조직이 덮인 상처에는 부적합하다. | • 깊거나 가벼운 깊이의 상처<br>• 삼출물이 발생되는 상처<br>• 욕창, 다리궤양<br>• 허혈성 당뇨성 궤양<br>• 수술 후 상처 | Kaltostat<br>Sorbsan |
| Hydro-cellular (Foams) Dressing | 바깥층은 반투과성의 필름으로, 안층은 poly-urethane foam으로 구성된 비접착성 드레싱이며 공기는 통과하나 물은 통과하지 못하므로 상처의 건조를 예방할 수 있다. | • 제거시 환부에 들러붙지 않아 드레싱 교환시 신속하고 편리하다.<br>• 우수한 흡수력을 가진 모세관 작용을 한다.<br>• 크기 형태에 따라 적절하게 사용가능하다.<br>• 기포재가 삼출액 흡수 상태를 유지시켜 완충 효과와 편안함을 제공한다.<br>• 딱지 형성을 방지하고 드레싱 교환 횟수를 감소시켜 상처 손상을 최소화한다.<br>- 2차 드레싱이 필요하다.<br>- 삼출이 건조된 경우 상처에 접착 가능하다. | • 피부이식 공여 부위<br>• 삼출물이 있는 상처<br>• 육아조직이 생성되는 상처<br>• 개방된 표재성 상처 | Allevyn |
| Hydrofiber | 상처 표면에 잘 밀착되어 박테리아가 자랄 수 있는 사강을 제거한다. | • 상처액 흡수가 용이하고 부드러운 젤을 형성하여 촉촉한 상처환경을 만들어준다.<br>• 드레싱 교환시 통증을 줄여준다.<br>• 침연과 교차감염을 최소화한다.<br>- 2차 드레싱이 필요하다 | • 삼출물이 있는 상처<br>• 감염된 상처 | Aquacel<br>Durafiber |

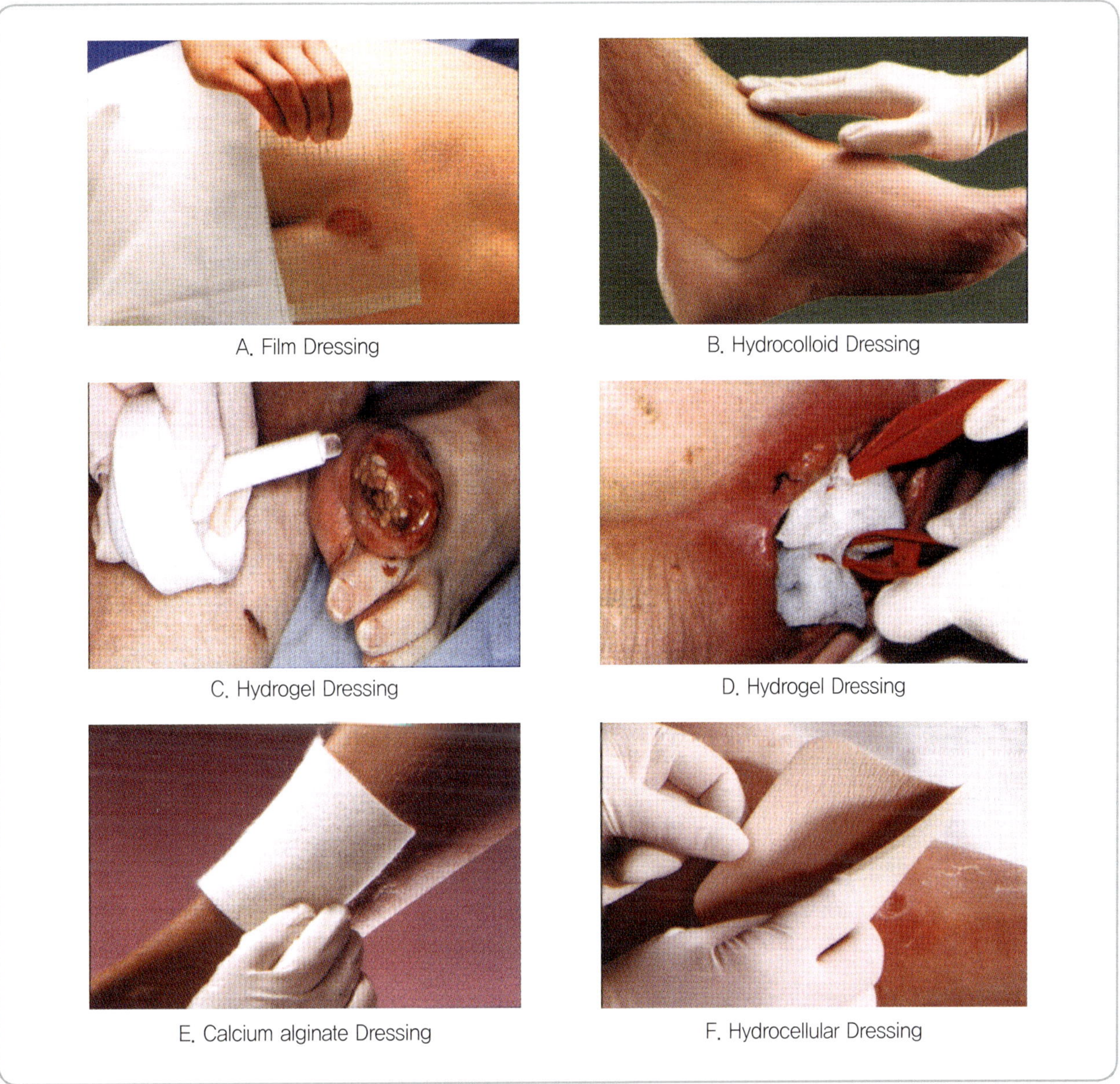

A. Film Dressing

B. Hydrocolloid Dressing

C. Hydrogel Dressing

D. Hydrogel Dressing

E. Calcium alginate Dressing

F. Hydrocellular Dressing

**[그림 11-3] 드레싱 종류별 적용 예(자료협조 : 한국 스미스앤드네퓨(주))**

처나 체강 내 사용 시 공기색전의 위험이 있으므로 사용해서는 안 된다. 생리식염수는 상처조직에 자극이 없고 삼투압이 체액과 유사하여 상처 세척과 청결 유지에 가장 널리 사용되는 용액이다.

### (6) 드레싱 교환

**목 적**

상처 소독으로 병원균의 침입을 막고 배액을 흡수하기 위함이다.

준비물

멸균 드레싱세트, 거즈, 소독솜, 의료용 테이프, 가위, 일회용 장갑, 멸균장갑, 곡반 또는 드레싱폐기용 방수백
필요시 : 붕대 또는 바인더, 상처 세척용 용액(생리식염수), 피부소독용 소독제(알코올, povidone-iodine, chlorhexidine 등), 마스크, 가운, 외과용 패드, 면봉, 설압자, 연고, 멸균 가위 등

절 차

## 절차 및 이론적 근거

1. 상처의 크기와 부위를 사정한다.
2. 드레싱 교환의 목적을 대상자에게 설명한다.
3. 환자가 편안한 자세를 취할 수 있도록 돕고 상처부위만 노출시키고 다른 부위는 목욕담요로 덮는다.
4. 깨끗한 일회용 장갑을 끼고 반창고, 붕대 등을 제거한다.
5. 반창고를 뗄 때는 피부를 누르고 상처 쪽으로 잡아당긴다.
   드레싱 방향으로 반창고를 잡아당겨 봉합부위와 상처 가장자리에 압력이 가해지지 않도록 한다.
6. 사용된 드레싱은 조심스럽게 떼어내어 비닐주머니에 넣는다. 이때 주변에 닿지 않도록 한다.
   오염된 드레싱으로 인해 병원균 전파를 막기 위함이다.
7. 상처 양상과 배액의 특징, 양을 관찰한다.
8. 장갑을 벗어 백에 넣고 손을 씻는다.
9. 편리한 곳에 멸균영역을 마련하여 외과적 무균술을 적용해 멸균드레싱 세트를 연다.

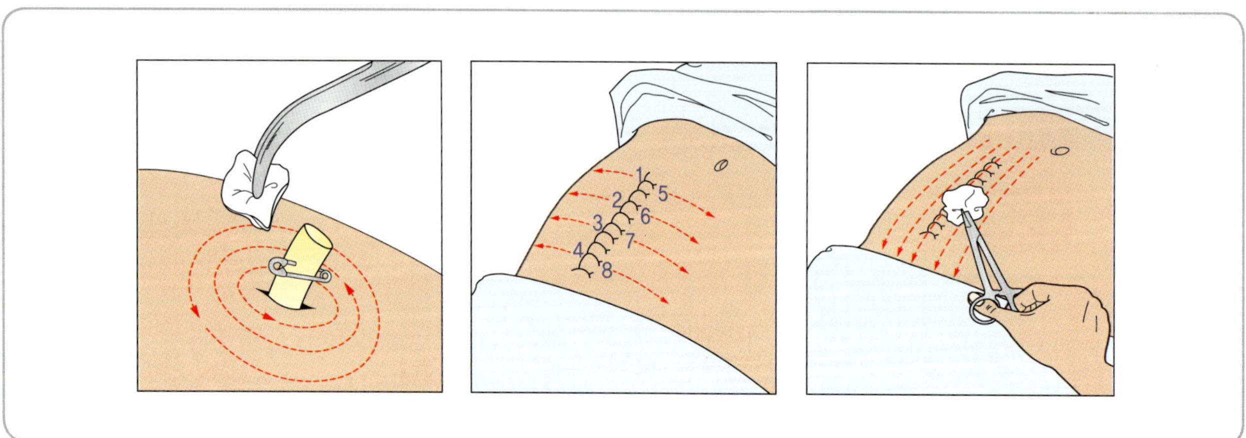


**[그림 11-4]** 상처부위 닦는 법

[건조드레싱 적용법]

1. 상처 소독액을 멸균용기에 붓는다.

2. 멸균장갑을 낀다.
3. 상처의 양상, 배액, 조직 통합성(상처 가장자리의 유합 여부와 주변 피부 상태)을 관찰한다.
4. 상처 소독액으로 상처를 깨끗이 한다.
   1) 사용시마다 다른 소독솜(면봉)을 사용한다.
      상처의 미생물 감염을 방지한다.
   2) 상처는 오염이 적게 된 부위에서 많이 오염된 부위로 닦아낸다.
      깨끗한 상처는 주위 피부보다 오염이 덜 된 것으로 간주하므로 상처에서부터 주위 피부 쪽으로, 더러운 상처는 주위 피부에서 상처 쪽으로 닦는다.
5. 위와 같은 방법으로 다른 거즈를 이용하여 닦아내고 상처를 건조시킨다.
6. 처방이 있으면, 깨끗이 할 때와 같은 방법으로 멸균연고를 바른다.
7. 절개 부위나 상처에 멸균건조드레싱을 한다.
8. 상처의 특성에 따라 드레싱을 고정한다.

[습포드레싱 적용법]
1. 처방된 용액을 멸균용기에 붓고 멸균거즈를 담근다.
2. 멸균장갑을 낀다.
3. 상처의 색, 배액의 특성, 봉합 유형, 배액관 등을 관찰한다.
4. 처방된 용액이나 멸균생리식염수로 상처를 깨끗이 한다. 가장 깨끗한 부위에서 가장 오염된 부위로 닦아낸다.
5. 젖은 거즈를 상처부위에 20~30분 정도 적용한다. 이때 거즈가 마르지 않게 멸균주사기를 이용하여 거즈를 계속 적셔주어야 한다.
   상처에 수분을 공급함으로써 배액을 증진하기 위함이다.
6. 상처의 특성에 따라 배액이 너무 많은 경우 5번 과정을 반복한다.
7. 습포 적용이 끝난 후 멸균거즈로 상처부위를 덮는다.
8. 드레싱을 고정하고 장갑을 벗어 비닐주머니에 버린다.

---

## 2) 상처 세척 및 흡인(Irrigation and suction)

세척은 삼출물과 괴사조직을 씻어내는 방법이다. 간호사는 용액이 계속 흐르도록 하면서 씻어내기 위해 세척주사기를 이용한다. 세척은 개방성이며 깊은 상처 또는 민감한 상태와 접근하기 어려운 부분의 상처 청결에 유용하다. 안위를 도모하고 깨끗하게 적용되도록 처방된 용액(멸균 처리된 물, 생리식염수, 방부용액)을 체온과 같이 따뜻하게 하여 적용한다.

조직 형성기에 있는 상처를 세척할 때는 멸균술을 이용해야 하며 주사기나 스포이드를 이용하여 상처를 세척한다. 주사기의 끝부분은 배액 부위에 닿지 않도록 해야 하며 방부액이 상처로 들어가기 전에 오염된 곳에 닿지 않도록 해야 한다.

눈세척은 실제적 상처간호의 목적보다는 소독액으로 삼출물이나 원인균을 씻어 내거나 결막의 국소적 염증을 완화시키는 목적으로 시행한다. 따뜻한 생리식염수를 작은 주사기 또는 눈점적기로 적은 양의 소독액을 조심스럽게 떨어뜨린다. 세척은 비루관을 통해 오염되는 것을 감소하기 위해 반드시 내각에서 외각으로 세척한다. 화학물질이 눈 안으로 들어갔을 때 공막의 화상을 예방하기 위해서 간호사는 적어도 15분 동안 조심스럽게 눈을 씻어내야 한다.

배액이 상처치유를 방해할 때 상처치유 촉진을 위해 배액흡인이 필요하다. 배액 흡인기는 상처 기저면에 연결된 튜브배액관을 통해 안전하고 계속적인 저압으로 배액을 제거하는 편리하고 휴대 가능한 것이다. 특히 Hemovac이나 Vacuum drain 같은 흡인기가 삽입되어 있을 때에는 가능한 한 연결된 흡인기의 주머니를 완전히 눌러서 저압이 유지되도록 한다. 흡인기가 배액물을 잘 흡인하고 있는지 배액관과 흡인기는 잘 연결되어 있는지를 관찰하고 배액물의 특성과 양을 사정해야 한다. 흡인기에 배출액이 가득 차면 양을 측정하여 배설량에 기록한다(표 11-7).

**[표 11-7] 배액관의 유형**

| 유형 | 목적 | 예 |
|---|---|---|
| Penrose | Sinus tract을 제공 | 복부수술, 농양절개 후 배농목적 |
| T-tube | 담즙배액 | 담낭수술 후 |
| Jackson-Pratt(JP) | 배액을 모아서 사강을 감소 | 유방제거 후, 복부수술 후 |
| Hemovac | 배액을 모아서 사강을 감소 | 복부, 정형외과 수술 후 |

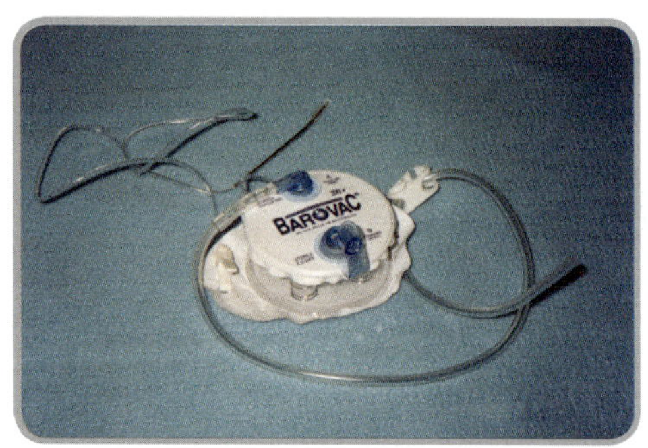


[그림 11-5] Hemovac

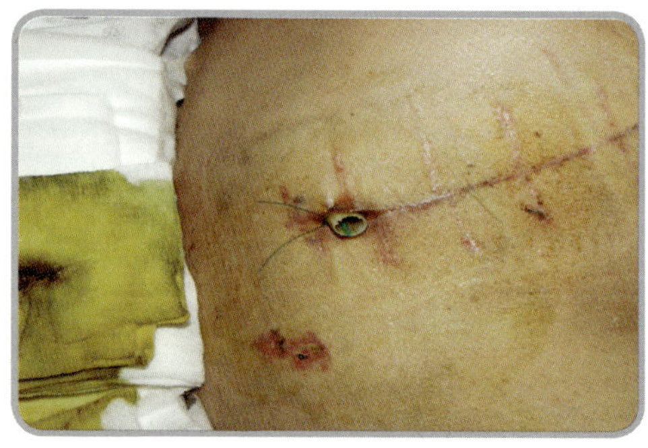

[그림 11-6] Penrose drain

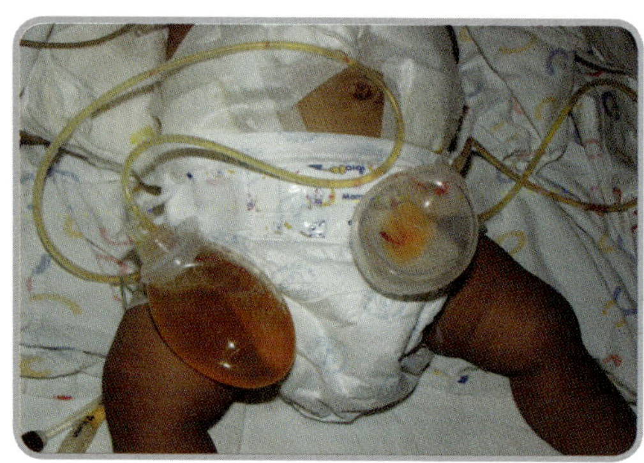

[그림 11-7] JP 흡인백

### (1) 상처 세척법

목 적

이물질이나 분비물을 씻어내기 위함이다.

준비물

멸균 세척세트(멸균용기, 세척기, 곡반), 세척액(멸균 생리식염수 또는 처방된 용액), 멸균장갑, 일회용 장갑, 멸균 드레싱세트, 의료용 테이프, 거즈, 방수백, 방수포, 필요시 : 주사기, 멸균카테터, 외과용 패드, 마스크, 가운, 보안경

절 차

#### 절차 및 이론적 근거

1. 대상자의 피부 상처의 범위, 배액량과 색, 냄새, 감염증후, 통증 정도를 사정한다.
2. 체온 정도의 따뜻한 멸균 세척용액을 준비한다.
   따뜻한 용액은 환자를 편안하게 하고 조직의 혈관수축을 감소시킨다.
3. 상처 아래에 방수포를 깔고 손소독제로 손을 닦는다.
4. 멸균드레싱 세트와 물품을 이용할 멸균영역을 준비한다.
5. 멸균용기에 따뜻한 멸균 세척용액을 따른다.
6. 멸균영역에 닿지 않는 가까운 곳에 의료용 테이프를 준비해 둔다.
   드레싱을 안전하게 고정하기 위함이다.
7. 일회용 장갑을 끼고 젖은 드레싱을 떼어내 비닐주머니에 넣는다.
8. 장갑을 벗는다.
9. 상처를 관찰하고 치유과정, 감염, 배액 등을 사정한다.
10. 멸균장갑을 낀다.
11. 주사기에 세척용액을 담아서 상처 위 2.5cm에서 일정한 속도로 천천히 지속적으로 흐르도록 하면서 상처 전체를 세척한다. 세척용액이 깨끗해질 때까지 세척을 계속 한다.
    괴사조직을 제거하고 상처의 치유를 촉진하고자 함이다. 주사기로 육아조직이 손상됨을 방지한다.
12. 깊은 상처는 좁은 입구로 세척한다. 부드러운 카테터를 세척용 주사기로 이용한다. 카테터의 끝에 윤활제를 바르고 조심스럽게 카테터의 끝을 넣어 천천히 지속적인 압력으로 세척용액이 깨끗해질 때까지 상처를 세척한다.
13. 감염된, 괴사된, 삼출성 상처를 세척힌다. 주사기에 바늘을 연결한다. 지속적인 압력을 이용하여 상처의 저부와 괴사조직의 가장자리에 직접 뿌린다. 세척액이 깨끗해질 때까지 세척한다.
14. 멸균거즈로 상처 주변을 건조시킨다.
15. 멸균드레싱을 한다.

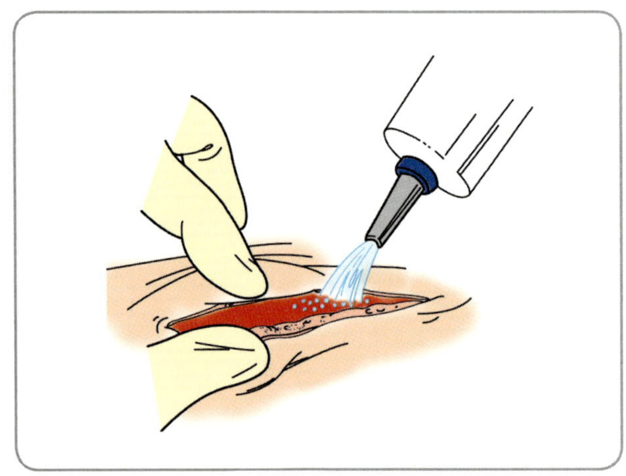

**[그림 11-8] 상처 세척**

16. 장갑을 벗는다.
17. 의료용 테이프로 드레싱을 안전하게 고정한다.
18. 대상자가 편안한 자세를 취하도록 돕는다.

---

### (2) 배액관 관리

목 적

1. 배액 상태 관찰 및 평가를 통해 배액관 기능을 유지하기 위함이다.
2. 배액관의 적절한 기능 유지를 통해 상처치유 촉진과 감염 예방을 도모하기 위함이다.

준비물

Hemovac(또는 Jackson-Pratt, JP), Tray, pus pan, 일회용 비닐장갑, 배액측정 컵, 소독솜

절 차

 **절차 및 이론적 근거**

1. 물과 비누로 손을 씻는다.
2. 필요한 물품을 준비한다.
3. 대상자에게 간호사 자신을 소개한다.
4. 손소독제로 손위생을 실시한다.
5. 대상자의 이름, 등록번호 등을 개방형으로 질문하여 대상자를 확인하고, 환자확인 팔찌와 처치 준비표를 대조하

여 대상자를 확인한다.
6. 대상자에게 배액관 관리의 목적과 절차에 대해 설명한다.
7. 커튼(스크린)으로 대상자의 사생활을 보호해 준다.
8. 손소독제로 손 위생을 실시한다.
9. 일회용 장갑을 착용한다.
10. 고정되어 있는 배액관을 풀어 배액이 잘되고 있는지, 배액관이 꼬이거나 접혀 있지 않은지, 막힌 부분이 없는지 확인한다.
11. 배액관 삽입부위 dressing 상태(삼출물, 출혈 등)와 감염의 증상과 징후(체온상승, 국소적 열감, 발적, 통증 등)를 확인한다.
12. 배액관 위쪽을 잠금장치(clamp)로 잠근 후 흡인백을 안전하게 잡고 배액관이 당겨지지 않도록 주의하면서 마개를 연다.
13. 흡인백의 내용물을 눈금이 있는 배액용기(배액측정 컵)에 옮겨 담는다.
14. 소독솜으로 배출구와 흡인백 마개를 닦고 사용한 소독솜을 곡반에 버린다.
15. 흡인백을 눌러 음압이 유지된 상태에서 배출구를 닫는다.
(JP의 경우, 한 손으로 흡인백의 세로축을 따라 좌우로 흡인백을 완전히 압축하고 다른 손으로 마개를 닫는다. Hemovac의 경우, 흡인백이 완전히 압축될 때까지 누른 상태에서 마개를 닫는다.)
16. 배액관 위쪽의 잠금장치(clamp)를 열어서 배액 여부를 확인한다.
17. 배액용기에 수집된 배액물의 양상(양, 색깔, 투명도)을 확인한다.
18. 장갑을 벗고 손소독제로 손 위생을 실시한다.
19. 배액관을 안전하게 고정하고 대상자를 편안하게 해준다.
20. 대상자에게 배액관 관리 방법을 교육한다(당겨지지 않게 잘 고정되어 있도록 관리, 개방성 유지, 마개의 잠금 및 음압 유지).
21. 일회용 장갑을 착용한 다음 사용한 물품을 정리하고 배액물을 오물처리실로 가져가 오물배출구(clinical sink)에 버린다.
22. 장갑을 벗고 물과 비누로 손을 씻는다.
23. 수행 결과를 EMR에 기록한다.
[삽입부위 피부상태, 배액관 dressing 상태, 배액양상(배액의 양, 색깔, 투명도 등), 배액관 개방성, 교육내용]

---

### 3) 붕대와 바인더

붕대는 거즈나 탄력성 소재로 만들어 신체의 일부를 감아주기 위해 사용되는 것으로 드레싱을 안전하게 하며 상처를 보호하는 효과가 있다.

바인더는 신체의 특정 부위에 사용하기 위하여 고안된 것으로 삼각건, 복부 바인더, 흉부 바인더, T-바인더 등이 있다.

### (1) 붕대와 바인더의 목적

① 신체 부위에 압박을 가할 수 있다.
② 신체 부위를 고정한다.
③ 상처를 지지한다.
④ 부종을 감소시키거나 예방한다.
⑤ 부목을 지지한다.
⑥ 드레싱을 지지한다.

### (2) 붕대와 바인더의 적용원칙

**[표 11-8]** 붕대와 바인더의 적용원칙

| 원 칙 | 이론적 근거 |
|---|---|
| 정상적인 해부학적 선열의 편안한 체위로 붕대를 감는다. | 붕대는 운동을 제한하는 원인이 되므로 정상기능 체위에서의 고정은 기형이나 손상의 위험을 줄일 수 있다. |
| 거즈 또는 면 패드로 피부표면과의 마찰을 예방한다. | 피부가 서로 겹쳐지는 부위(예 : 발가락 사이, 유방 아래)는 마찰로 찰과상이 생길 수 있다.<br>뼈 돌출 부위에 감은 붕대는 마찰로 인하여 피부가 손상받는다. |
| 움직일 때 미끄러지지 않도록 안전하게 붕대를 감는다. | 붕대와 피부 사이 마찰이 피부손상을 일으킬 수 있다. |
| 사지에 붕대를 감을 때는 먼저 원위부에서 시작하여 몸체 쪽으로 감는다. | 사지의 원위부에서 근위부로 서서히 압력을 가하는 것이 정맥귀환을 촉진시키고 부종 또는 순환부전의 위험성을 줄일 수 있다. |
| 모든 부분에 균등한 압력으로 단단히 감고 과도하게 붕대가 겹치는 것을 피하도록 한다. | 신체 부위에 고르게 힘이 가도록 하며 국소적 압력은 순환장애를 일으킨다. |
| 고정 핀, 매듭, 묶음은 상처 위 또는 민감한 피부 부위에서 떨어진 곳에 적용한다. | 붕대와 바인더를 고정하는 핀이나 매듭은 국소적 압력과 자극을 줄 수 있다. |
| 피부 및 말초 부위의 순환장애 징후를 사정해야 한다(냉감, 창백, 부종, 저린감 등). | 국소적 압력에 의한 순환장애는 조직손상의 우려가 있기 때문이다. |

### (3) 바인더 종류

**[표 11-9]** 바인더 종류

| 바인더 종류 | 적 용 |
|---|---|
| 유방 바인더 | 유방수술 후 유방지지, 산후 유즙분비 감소 유도시 |
| 복부 바인더 | 기침, 움직임으로 인한 복부절개 부위의 긴장이나 자극을 피하고 상처를 지지 |
| T 바인더 | 항문 부위와 회음부 드레싱을 고정 |
| 삼각건 | 염좌 또는 골절된 팔을 지지 |

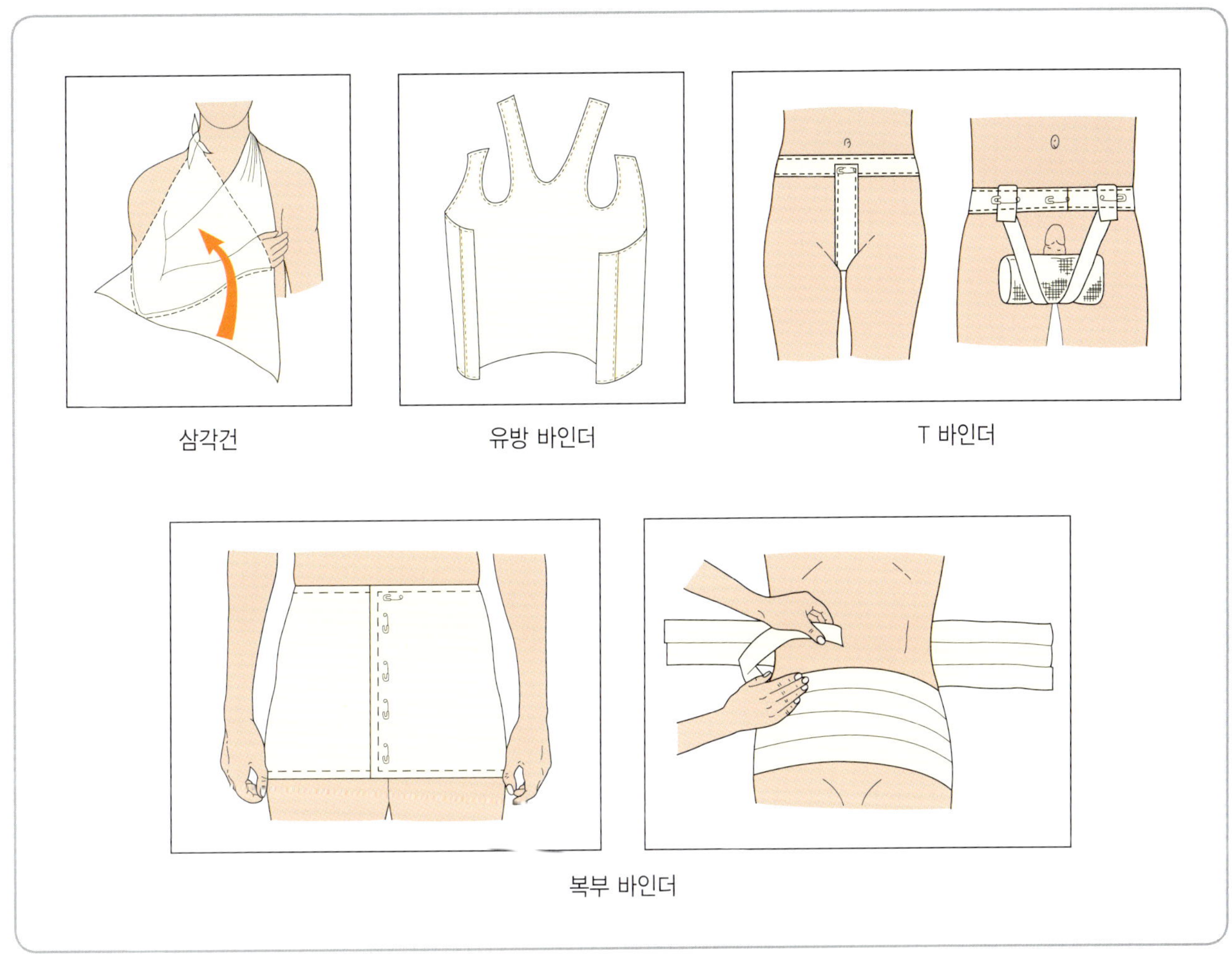


**[그림 11-9]** 바인더 종류

### (4) 붕대법

**[표 11-10]** 붕대법

| 붕대법 | 적 용 |
| --- | --- |
| 환행대 | 모든 붕대법의 시작과 끝에 사용 |
| 나선대 | 팔목, 손가락, 몸통과 같이 원통형인 신체 부위에 유용 |
| 나선절전대 | 대퇴, 장딴지 등과 같이 원추형태의 신체 부위에 적용 |
| 8자붕대 | 무릎이나 팔꿈치, 발목, 팔목 주위에 유용 |
| 회귀붕대 | 머리나 손끝, 발끝과 같은 신체 말단 부위에 이용 |

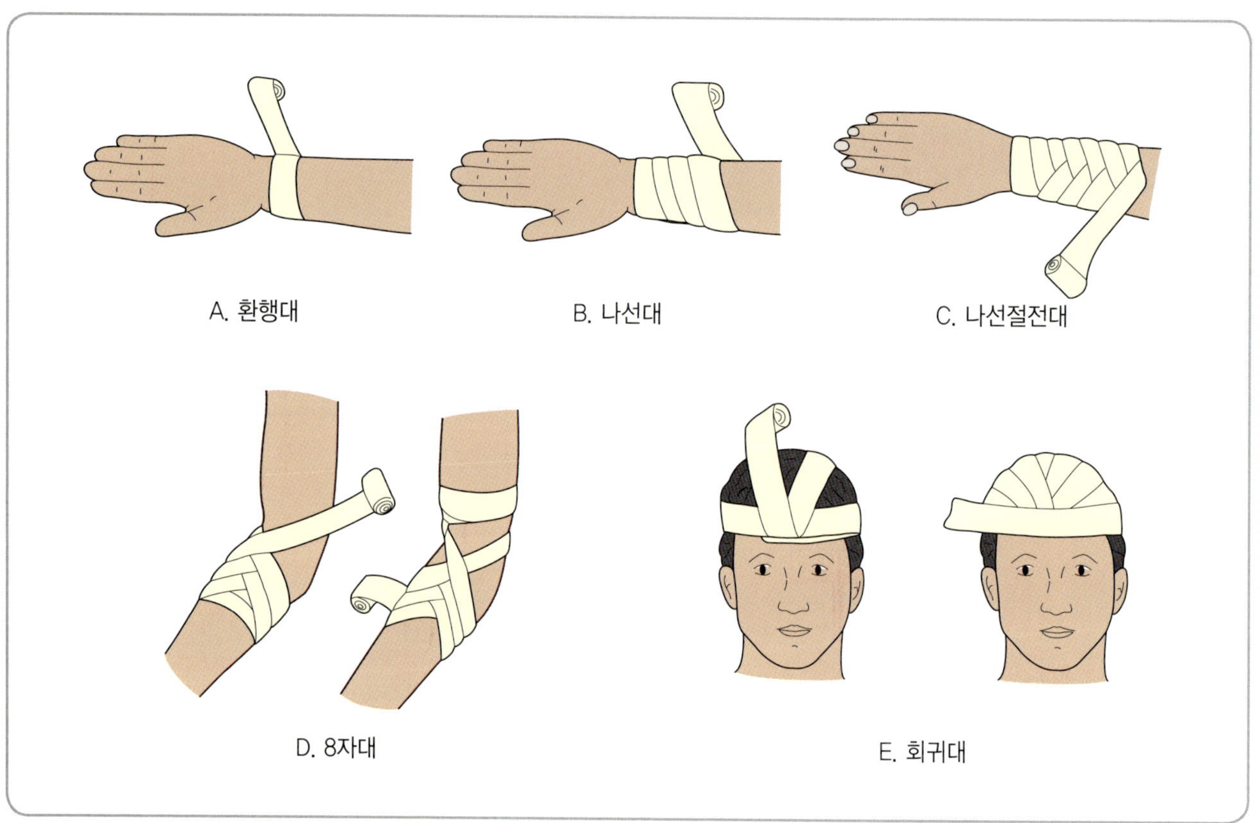


**[그림 11-10]** 붕대법

### 4) 열과 냉요법 적용

상처치유를 돕고 상처로 인한 통증이나 불편감을 해소하기 위해 열과 냉요법을 적용할 수 있다. 국소적인 열적용은 혈관확장으로 혈류가 증가되어 산소와 영양분 증가, 노폐물 배설을 촉진하여 치유와 화농을 돕는다. 그리고 모세혈관 투과성 증가로 그 부위에 백혈구와 항체의 이동이 증가되어 식작용을 촉진하여 염증과정을 촉진시켜 염증을 완화한다. 또한 근육이완을 증진시키고 윤활액의 점도를 감소시켜 근골격계의 통증이나 긴장을 완화시킨다. 냉적용은 혈관수축의 결과로 혈류가 감소하여 출혈을 조절하며, 모세혈관 투과성이 감소하여 부종을 감소하고 신경전도 속도를 감소시키고 얼얼한 느낌을 유도함으로써 통증을 완화한다. 상처치유에 이와 같은 기전으로 작용하는 열과 냉요법의 구체적인 적용방법은 7장 안위요구에 제시되어 있다.

## 5 평 가

간호계획의 평가는 상처간호에 있어서는 피부통합성의 유지와 대상자 안녕, 드레싱 교환능력 등을 확인한다.

# 제2절 | 욕창간호

### 학습목표

1. 욕창발생 원리를 설명한다.
2. 욕창발생 위험요인을 사정한다.
3. 욕창과 관련된 간호진단을 기술한다.
4. 욕창과 관련된 간호진단에 따라 간호를 계획한다.
5. 욕창간호를 수행한다.
6. 욕창간호의 결과를 평가한다.

## I. 과학적 근거

### 1 욕 창

#### 1) 욕창의 정의

욕창은 신체의 특정 부위에 지속적인 압력이나 전단력이 가해질 때 국소적인 순환장애가 발생하여 피부 및 피부 아래 조직이 손상된 상태를 말하며, 주로 부동 환자에게서 흔히 나타나는 실제적 또는 잠재적 간호문제이다. 최근에는 욕창을 pressure injury로 정의하며, 이는 주로 뼈 돌출 부위나 의료기기에 의해 지속적인 압력 또는 전단력이 작용한 결과로 발생하는 국소적인 조직 손상을 의미한다. 이러한 손상은 피부가 손상되지 않은 상태(intact skin)일 수도 있고, 개방된 궤양(open ulcer)의 형태로 나타날 수도 있다.

욕창은 장기간 치료가 필요한 만성질환자에서 비교적 높은 빈도로 발생하며, 욕창의 호발 부위는 천골, 대전자, 장골능, 좌골조면, 견봉돌기, 팔꿈치, 늑골, 척추 극상돌기, 무릎, 전면 경골능, 후두골, 발꿈치 등이다 (그림 11-11). 욕창은 일단 발생하면 치료가 어렵고, 환자와 가족에게 신체적 · 정신적 · 경제적 부담을 초래하므로, 간호사는 체계적인 사정과 예방적 중재를 통해 욕창 발생을 최소화해야 한다.

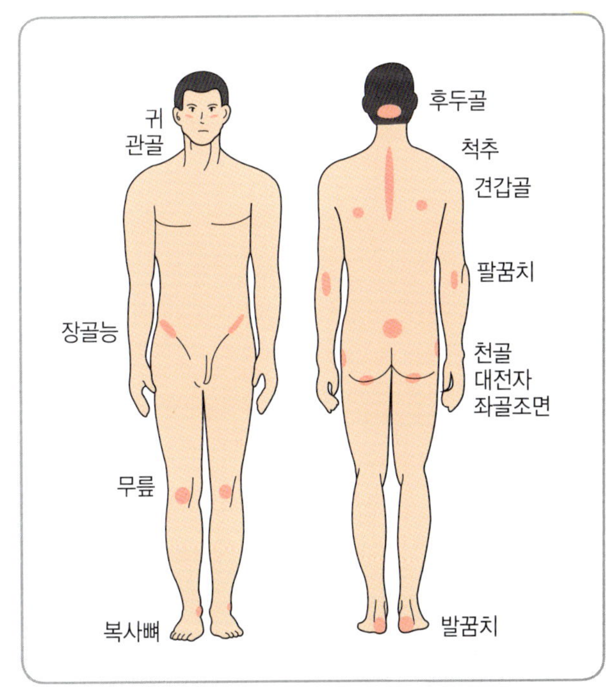


[그림 11-11] 욕창호발 부위

### 2) 욕창의 단계

욕창의 단계는 국제 표준 분류체계를 기반으로 침범된 조직의 깊이와 손상 양상에 따라 욕창 1~4단계, 분류 불가능 단계(미분류, Unstageable), 심부조직손상 의심단계(Deep Tissue Pressure Injury, DTPI)로 구분하고 있다(표 11-11)

## 2 욕창의 발생 요인

욕창을 발생시키는 위험요인에는 압력, 전단력의 외부적 요인과 조직의 내성에 영향을 미치는 내재적 요인들이 있다.

### 1) 외부적 요인

#### (1) 압력

욕창 발생에 가장 중요한 요인은 지속적인 직접적 압력이다. 압력이 뼈 돌출 부위에 가해지면 모세혈관 폐쇄압(capillary closing pressure, 약 32mmHg)을 초과하게 되어 국소 조직 혈류 감소와 허혈이 발생한다. 이러한 압력이 일정 시간 이상 지속되면 조직 손상이 발생하며, 압력의 강도와 지속 시간에 따라 손상 정도가 결정된다. 일반적으로 1~2시간 이상 지속되는 압력은 조직 손상을 유발할 수 있으나, 이 기간 내에 압력을 제거하면 조직 손상을 상당 부분 감소시킬 수 있다. 특히 근육과 지방조직은 피부보다 허혈에 민감하여, 피부 손상 없이도 심부조직 손상이 먼저 발생할 수 있다.

#### (2) 전단력(shearing force)

전단력은 대상자가 침상에서 움직이거나 체위를 변경할 때, 피부는 침대에 고정된 상태에서 뼈와 심부조직이 반대 방향으로 이동하면서 발생하는 힘이다. 이러한 힘은 피부와 심부조직 사이에 변위를 일으켜 작은 혈관을 늘어나게 하거나 압박하여 혈류를 감소시키고, 그 결과 조직 허혈과 괴사를 초래하여 욕창 발생을 촉진한다. 특히 대상자의 상반신을 20~30도 이상 높게 할 경우, 침상에서 아래로 미끄러지면서 천골 부위에 전단력이 증가하여 피부 표면 손상 없이도 심부조직 손상이 발생할 위험이 높아진다(그림 11-12).

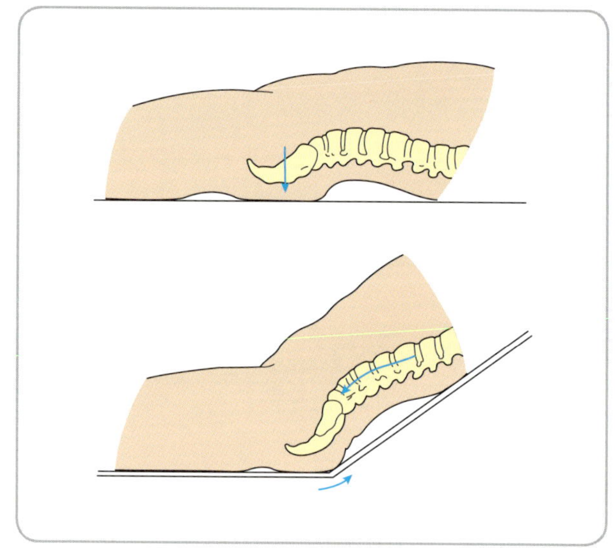

**[그림 11-12]** 전단력

### 2) 내재적 요인

#### (1) 영양부족 및 빈혈

영양부족 및 빈혈은 욕창 발생을 촉진하는 대표적인 전신적 위험요인이다. 조직의 영양상태가 좋지 못하면 피부와 심부조직의 내구성이 저하되어 작은 상해에도 견딜 수 없게 되므로 욕창발생이 증가한다. 영양실조로 인한 저단백증은 욕창발생을 촉진시키고 창상치유를 지연시키게 된다. 빈혈은 욕창 주위에 혈색소와 산소공급을 줄어들게 하여 창상치유를 지연시킨다.

#### (2) 연령

욕창 발생 위험은 연령이 증가할수록 높아진다. 고령자는 피부 위축, 탄력 감소, 혈관 반응성 저하로 인해

[표 11-11] 욕창의 단계

| 단계 | 피부변화 | |
|---|---|---|
| 1단계 | 피부손상이 없는 홍반으로 뼈돌출 부위에 국소적으로 형성되며, 눌러도 하얗게 되지 않는 발적이 존재. 창백성 홍반의 존재 또는 감각, 온도 또는 견고성의 변화가 시각적 변화보다 우선 할 수 있다. 색깔 변화에는 자주색 또는 적갈색 변색은 포함되지 않는데 이는 심부조직욕창을 의미한다. | Stage 1 Pressure Injury - Lightly Pigmented |
| 2단계 | 진피가 부분적으로 손상된 상태로 분홍색 또는 적색의 촉촉하고 손상되지 않거나 파열된 혈청이 차 있는 수포가 나타나기도 한다. 지방층은 보이지 않으며 심부조직이 보이지 않는다. | Stage 2 Pressure Injury |
| 3단계 | 지방이 궤양 및 육아 조직에서 보이나 근육, 힘줄, 뼈는 침범하지 않았다. 조직 손상의 깊이는 해부학적 위치에 따라 다르다. 깊은 궤양, 괴사조직, 공동(cavity)이 존재할 수 있다. | Stage 3 Pressure Injury |
| 4단계 | 궤양에 노출되거나 직접 촉지될 수 있는 근막, 근육, 힘줄, 인대, 연골 또는 뼈로 인한 전체 피부 및 조직 손실이 있다. 깊은 궤양, 괴사조직, 공동(cavity)이 흔히 존재할 수 있다. | Stage 4 Pressure Injury |
| 미분류 | 괴사조직 등으로 가려서 조직손상의 정도를 확인할 수 없어서 단계를 분류할 수 없는 상태로 피부 전층의 손상이며, 부육이나 건조가피가 제거되면 상처의 깊이와 욕창의 단계를 알 수 있다. | Unstageable Pressure Injury - Slough and Eschar |
| 심부조직욕창 | 지속적인 비창백성 진한 빨강, 석갈색, 자주색 변색 또는 표피 분리를 보이는 온전한 피부 또는 피부에 어두운 상처 층 또는 혈액으로 채워진 수포가 나타난다. 통증과 온도 변화가 피부색 변화보다 종종 우선한다. 지속적인 압력이나 전단력으로 인해 발생한다. | Deep Tissue Pressure Injury |

압력이나 전단력이 가해질 경우 뼈 돌출 부위에 인접한 심부조직에서 허혈이 먼저 발생할 수 있다. 이로 인해 피부에 발적이 관찰될 때에는 이미 국소적인 미세혈액 순환이 상당히 감소하였음을 시사한다. 특히 압박 부위에서 지속적이고 비창백성 발적이 나타나는 경우, 조직 손상의 초기 단계이거나 심부조직손상을 시사하는 중요한 경고 신호가 된다. 그러나 노인 환자는 모세혈관 밀도 감소와 혈관 반응 저하로 인해 이러한 발적이 뚜렷하게 나타나지 않을 수 있으므로, 피부색 변화 외에도 온도, 경결, 통증 등의 변화를 함께 관찰해야 한다.

### (3) 습기

습기는 피부를 약하게 하므로 습한 피부조직은 탄력성이 감소되고 압력과 마찰에 의해 쉽게 상해를 받으며 발한, 창상배액, 변실금이나 요실금 등에 의해서도 욕창이 생길 수 있다.

### (4) 체온

체온상승은 욕창 발생과 치유에 영향을 미치는 전신적 요인이다. 일반적으로 체온이 1℃ 상승하면 조직 대사율과 산소 요구량이 약 10% 정도 증가하는 것으로 알려져 있다. 이러한 상태에서 압력으로 인해 이미 국소 혈류가 감소된 부위에서는 증가된 산소요구를 충족시키기 어려워 조직 허혈이 악화될 수 있으며, 그 결과 욕창 발생 위험이 높아지고 상처치유가 지연된다. 따라서 발열이 있는 대상자는 욕창 발생의 내재적 위험요인으로 평가되어야 한다.

### (5) 피부감각 부재

피부감각이 없으면 압력에 대한 불편감이 없어지므로 장기적인 압력을 받을 가능성이 커진다.

### (6) 운동능력 부족

환자가 자신의 체위를 바꾸고 조절하는 능력이 부족하거나 부동상태에서도 피부에 장기적인 압력을 받게 되므로 욕창 발생 가능성이 높아진다.

### (7) 혈압 및 혈관 질환

혈압과 혈관 상태는 조직 관류에 직접적인 영향을 미치는 욕창의 전신적 위험요인이다. 이완기혈압이 낮은 경우(예: 60mmHg 이하), 말초조직으로의 혈류 공급이 감소하여 조직 관류 부전을 초래할 수 있으며, 이로 인해 압박 부위에서 허혈이 쉽게 발생한다. 또한 쇼크, 지속적인 저혈압, 당뇨병, 말초 혈관 질환 등은 미세혈관 기능 장애와 조직 관류 저하를 유발하여 욕창 발생 위험을 증가시키고 상처치유를 지연시킨다.

**[표 11-12]** Norton의 욕창사정도구

| | | 전신신체 상태 | 정신 상태 | 활동 정도 | 가동성 정도 | 실금 정도 | |
|---|---|---|---|---|---|---|---|
| | | 우수 4<br>양호 3<br>불량 2<br>아주 불량 1 | 정상 4<br>무감동 3<br>혼돈 2<br>혼미 1 | 보행가능 4<br>보행시 도움 3<br>휠체어 사용 2<br>침대에 국한 1 | 정상 4<br>약간 제한 3<br>상당히 제한 2<br>불가능 1 | 정상 4<br>가끔 실금 3<br>자주 실금 2<br>소변, 대변 실금 1 | 총 점수 |
| 성명 | 날짜 | | | | | | |
| | | | | | | | |
| | | | | | | | |

*총점 14점 이하: 욕창 발생 위험군, 12점 이하: 고위험군

**[표 11-13] Braden의 욕창사정도구**

대상자 성명____________ 평가자 성명____________ 사 정 일

|  |  |  |  |  | | | |
|---|---|---|---|---|---|---|---|
| **감각지각 상태**<br>욕창과 관련된 불편감에 의미 있게 반응하는 능력 | 1. 완전하게 제한됨<br>통증 있는 자극에 전혀 반응하지 않음. 의식상태 저하 또는 진정상태와 관련됨.<br>또는 신체전반에 통증을 느끼는 능력이 제한됨. | 2. 상당히 제한됨<br>통증 있는 자극에만 반응.<br>신음하거나 안절부절하며 불편감을 호소함.<br>또는 통증을 느끼는 능력이 저하된 감각손상이 있거나 신체의 반 이상이 불편감을 느낌. | 3. 약간 제한됨<br>말로 하는 명령에 반응할 수 있으나 불편감이나 체위변경의 필요를 항상 표현할 수 없음.<br>또는 약간의 감각손상으로 인해 통증을 느끼는 능력에 제한이 있거나 하나 또는 두 개의 사지에 불편감 느낌. | 4. 전혀 손상 없음<br>말로 하는 명령에 반응.<br>감각손상이 없음. | | | |
| **습기 정도**<br>피부가 습기에 노출되는 정도 | 1. 계속적으로 습기 있음<br>피부는 거의 지속적으로 땀, 소변 등으로 축축함. 대상자 이동이나 체위변경할 때마다 습기가 있음. | 2. 습기<br>피부는 가끔 축축함.<br>홑이불은 적어도 매 근무 시간마다 교환해야 함. | 3. 가끔 습기 있음<br>피부는 가끔 축축함. 거의 하루에 한 번 여분의 홑이불 교환이 필요함. | 4. 거의 습기 없음<br>피부는 항상 건조함. 홑이불 교환은 정규적인 간격으로 함. | | | |
| **활동 상태**<br>신체활동 정도 | 1. 침대에 누워 있음<br>침대에 국한됨. | 2. 휠체어에 앉아 있음<br>보행능력이 심하게 제한되거나 없음. 자신의 체중을 지탱할 수 없고 의자나 휠체어에 의해 지지됨. | 3. 가끔 보행<br>도움받거나 도움없이 매우 짧은 거리만 가끔씩 낮에 보행함. 대부분 침대나 의자에서 보냄. | 4. 자주 보행<br>깨어있는 동안에 적어도 하루에 2번 병실 바깥을 보행하고 적어도 2시간에 한 번씩은 병실 안을 보행함. | | | |
| **이동**<br>체위를 조절하거나 변경할 수 있는 능력 | 1. 완전 불가능<br>도움없이는 몸이나 사지를 약간이라도 체위변경할 수 없음. | 2. 상당히 제한<br>가끔 몸이나 사지에 약간의 체위변경을 할 수 있으나 독립적으로 자주 체위를 변경할 수 없음. | 3. 약간 제한<br>몸이나 사지에 약간의 체위변경이지만 독립적으로 자주 체위변경할 수 있음. | 4. 정상<br>도움없이 자주 체위변경을 함. | | | |
| **영양상태**<br>일상적인 음식 섭취 형태 | 1. 상당히 불량<br>항상 음식을 남김. 매일 제공된 음식의 1/3 이상 먹는 것이 드묾. 고기나 유제품의 단백질을 2번 또는 더 적게 먹음. 수분 섭취가 불량. 유동식 보충식이를 섭취하지 않기나 또는 금식, 맑은 유동식을 섭취하거나 5일 이상 정맥주입을 함. | 2. 불충분<br>식사를 완전히 먹는 것이 드물고 일반적으로 제공된 음식의 약 1/2 정도만 먹음. 단백질 섭취는 매일 고기나 유제품을 3번 정도만 섭취함. 가끔 유동식 보충식이를 섭취함.<br>또는 유동식이나 위관영양 시 처방된 양보다 적은 양을 섭취함. | 3. 충분<br>식사의 반 이상을 먹음.<br>매일 단백질(고기나 유제품)을 4번 먹음.<br>가끔 식사를 거절하나 보통 제공된 음식을 잘 먹음.<br>또는 영양요구량의 대부분이 포함된 위관영양이나 경장영양을 함. | 4. 우수<br>매 식사의 대부분을 섭취함.<br>식사를 거절한 적이 없음.<br>보통 고기와 유제품 섭취를 총 4회 이상 섭취함.<br>가끔 식사 사이에 먹음.<br>보충식이를 요구하지 않음. | | | |
| **마찰 · 전단력** | 1. 문제 있음 | 2. 잠재적 문제 | 3. 확실히 문제 없음 | | | | |

＊총점 15~18점: 저위험군, 13~14점: 중위험군, 10~12점: 고위험군, 9점 이하: 초고위험군

### (8) 비만

적당한 양의 지방조직은 뼈 돌출 부위에서 압력을 분산시키는 쿠션 역할을 하여 피부와 심부조직을 보호한다. 그러나 비만한 경우에는 지방조직의 혈관 분포가 상대적으로 적어 허혈에 취약하며, 체중 증가로 인해 압박 부위에 가해지는 압력이 커져 조직 손상 위험이 증가한다.

# II. 간호과정

## 1 사 정

간호사는 대상자의 욕창 위험 가능성을 파악하여야 하며 신체사정을 통해 욕창 부위와 욕창 호발 부위를 주의 깊게 살펴보아야 한다. 그 외에도 대상자의 영양상태 및 음식섭취 양상, 운동성, 실금 여부 등을 확인한다.

이미 욕창이 생긴 경우나 욕창예방을 위한 효과적인 접근법으로 쉽고 간단하며 신뢰할 만한 욕창사정도구를 이용하는 것이 좋다. Norton의 욕창사정도구 [표 11-12]와 Braden의 욕창사정도구 [표 11-13]은 모두 숫자 체계를 이용한 평가에 근거한 것으로서 임상적 타당도와 신뢰도가 광범위하게 검증된 도구이다. Norton의 욕창사정도구는 일반적으로 14점 이하에서 욕창 발생 위험이 있으며, 12점 이하인 경우 고위험군으로 분류된다. Braden의 도구에서는 15~18점 경증위험, 13~14점 중증도 위험, 10~12점 고위험, 9점 이하 심각한 위험으로 평가한다.

[그림 11-13]은 Braden의 욕창사정도구를 활용하여 욕창간호를 위한 위험도 사정, 병동별 욕창위험도 통계, 환자별 욕창위험도 추이, OCS-EMR 연동관리 화면을 예시로 제시한 것이다.

## 2 진 단

[표 11-14]는 욕창과 관련된 간호진단의 예를 제시한 것이다.

**[표 11-14] 욕창과 관련된 간호진단**

| 간호진단 | 관련요인 |
|---|---|
| Adult pressure injury<br>성인 욕창<br>Risk for adult pressure injury<br>성인 욕창의 위험 | • 피부 습기, 전단력, 신체기동성 감소, 고체온, 영양불량, 압력상해 예방 전략 지식 부족 |
| Impaired skin integrity<br>피부통합성 장애<br>Risk for impaired skin integrity<br>피부통합성 장애의 위험 | • 근골격 장애, 제한된 움직임, 습기, 피부표면의 압력, 전단력 |
| Risk for infection<br>감염의 위험 | • 개방상처, 피부보호막 손실 |
| Acute pain<br>급성통증 | • 2단계 욕창, 부동자세 |

## 3 계 획

다음은 욕창 관련 간호문제를 해결하기 위해 수립한 기대되는 결과의 예이다.

① 피부가 깨끗하고 건조하다.
② 피부 발적이 없다.
③ Braden의 욕창사정 평가 점수가 호전된다.
④ 입원 기간 동안 욕창이 발생하지 않는다.

## 4 수 행

욕창과 관련한 간호중재 방법은 예방적 측면과 치료

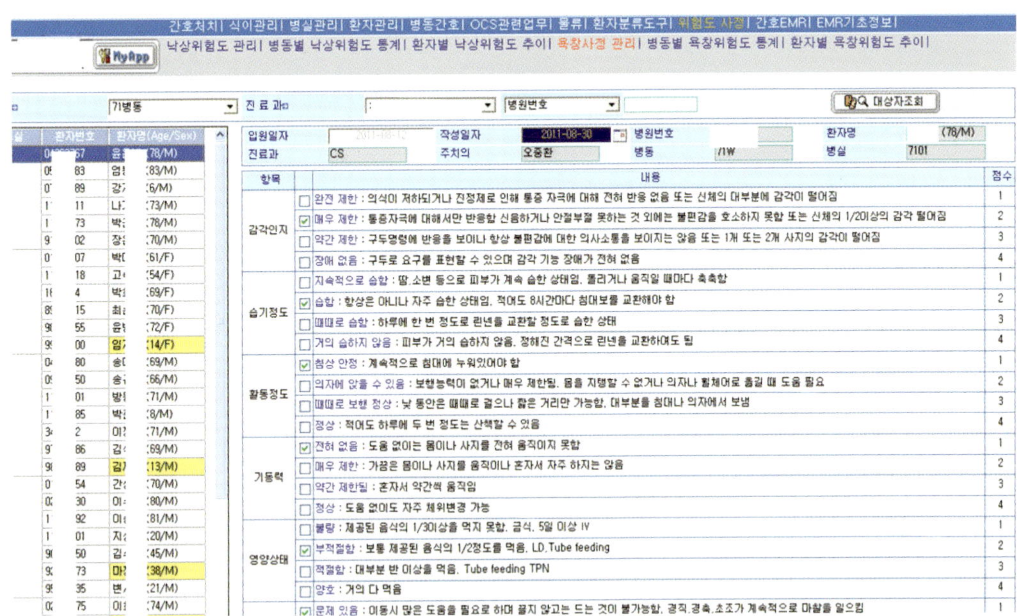


위험도 사정 – 욕창사정 관리

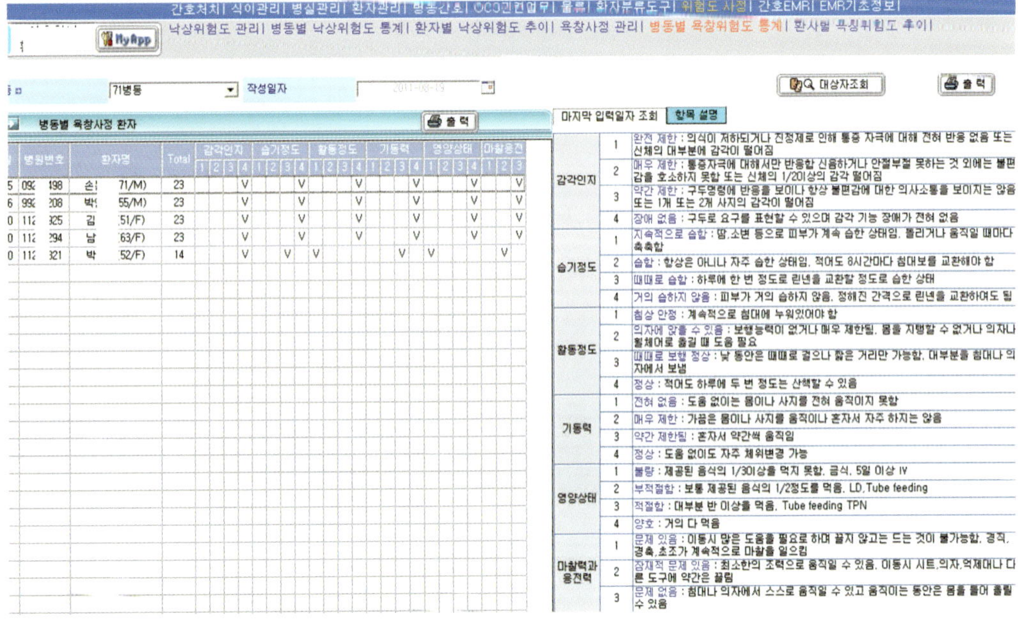


위험도 사정 – 병동별 욕창위험도 통계

[그림 11-13] 욕창위험 사정도구 화면

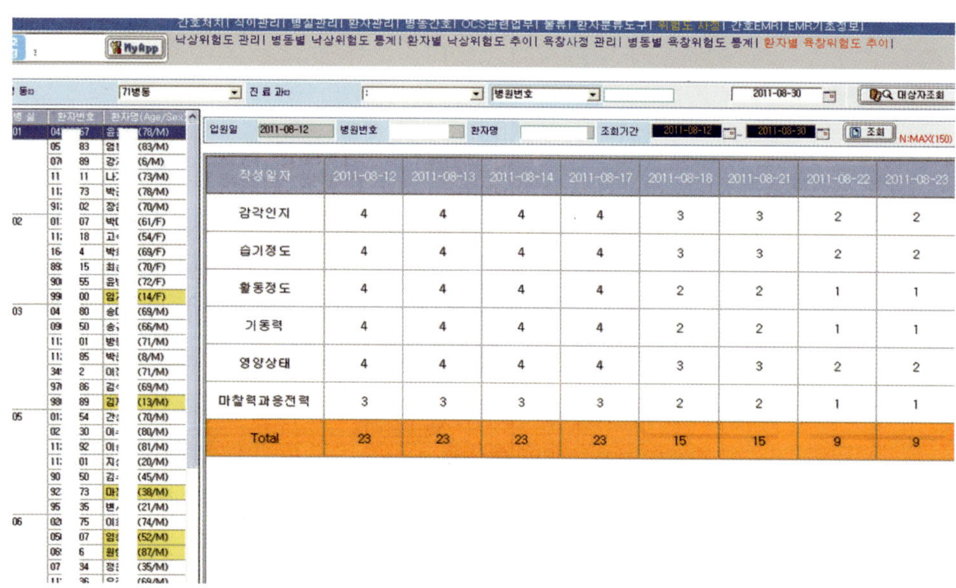

| 작성일자 | 2011-08-12 | 2011-08-13 | 2011-08-14 | 2011-08-17 | 2011-08-18 | 2011-08-21 | 2011-08-22 | 2011-08-23 |
|---|---|---|---|---|---|---|---|---|
| 감각인지 | 4 | 4 | 4 | 4 | 3 | 3 | 2 | 2 |
| 습기정도 | 4 | 4 | 4 | 4 | 3 | 3 | 2 | 2 |
| 활동정도 | 4 | 4 | 4 | 4 | 2 | 2 | 1 | 1 |
| 기동력 | 4 | 4 | 4 | 4 | 2 | 2 | 1 | 1 |
| 영양상태 | 4 | 4 | 4 | 4 | 3 | 3 | 2 | 2 |
| 마찰력과응전력 | 3 | 3 | 3 | 3 | 2 | 2 | 1 | 1 |
| Total | 23 | 23 | 23 | 23 | 15 | 15 | 9 | 9 |

위험도 사정 – 환자별 욕창위험도 추이

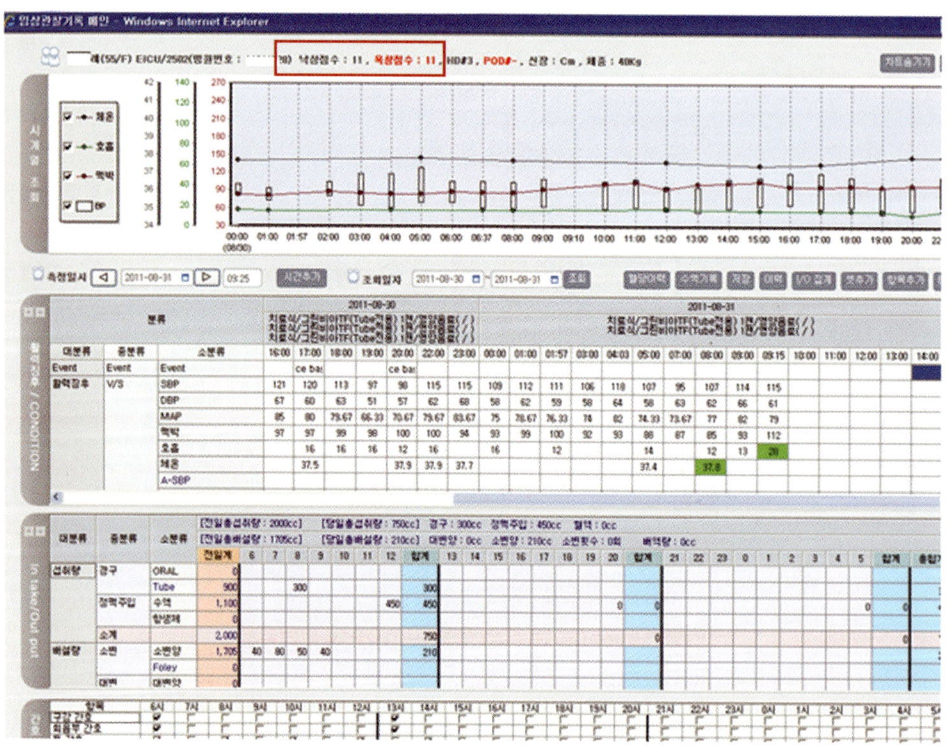

OCS 상에서 확인된 욕창점수가 EMR의 임상관찰기록과 연동되게 되어 있음

OCS – EMR 연동 관리(1)

**[그림 11-13]** 욕창위험 사정도구 화면(계속)

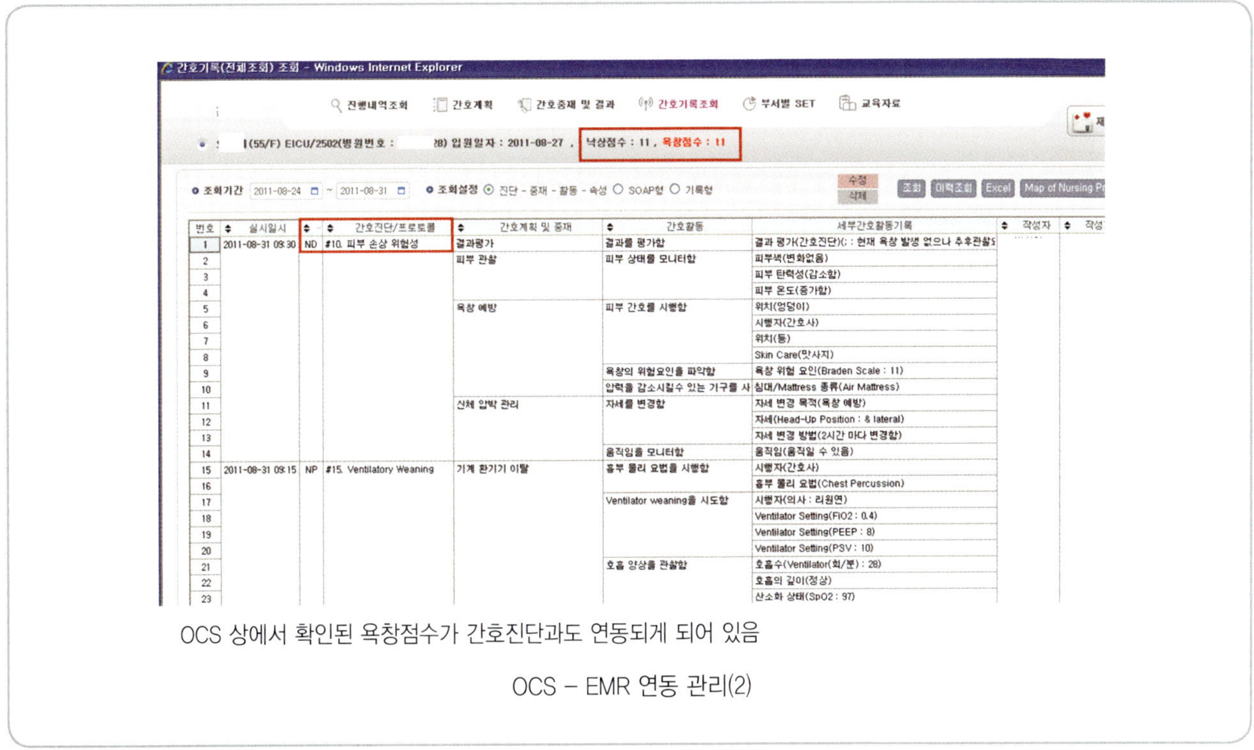


| 번호 | 실시일시 | | 간호진단/프로토콜 | 간호계획 및 중재 | 간호활동 | 세부간호활동기록 | 작성자 | 작성 |
|---|---|---|---|---|---|---|---|---|
| 1 | 2011-08-31 09:30 | ND | #10. 피부 손상 위험성 | 결과평가 | 결과를 평가함 | 결과 평가(간호진단)(; : 현재 욕창 발생 없으나 추후관찰 | | |
| 2 | | | | 피부 관찰 | 피부 상태를 모니터함 | 피부색(변화없음) | | |
| 3 | | | | | | 피부 탄력성(감소함) | | |
| 4 | | | | | | 피부 온도(증가함) | | |
| 5 | | | | 욕창 예방 | 피부 간호를 시행함 | 위치(엉덩이) | | |
| 6 | | | | | | 시행자(간호사) | | |
| 7 | | | | | | 위치(등) | | |
| 8 | | | | | | Skin Care(맛사지) | | |
| 9 | | | | | 욕창의 위험요인을 파악함 | 욕창 위험 요인(Braden Scale : 11) | | |
| 10 | | | | | 압력을 감소시킬수 있는 기구를 사 | 침대/Mattress 종류(Air Mattress) | | |
| 11 | | | | 신체 압박 관리 | 자세를 변경함 | 자세 변경 목적(욕창 예방) | | |
| 12 | | | | | | 자세(Head-Up Position : & lateral) | | |
| 13 | | | | | | 자세 변경 방법(2시간 마다 변경함) | | |
| 14 | | | | | 움직임을 모니터함 | 움직임(움직일 수 있음) | | |
| 15 | 2011-08-31 09:15 | NP | #15. Ventilatory Weaning | 기계 환기기 이탈 | 흉부 물리 요법을 시행함 | 시행자(간호사) | | |
| 16 | | | | | | 흉부 물리 요법(Chest Percussion) | | |
| 17 | | | | | Ventilator weaning을 시도함 | 시행자(의사 : 리원연) | | |
| 18 | | | | | | Ventilator Setting(FiO2 : 0.4) | | |
| 19 | | | | | | Ventilator Setting(PEEP : 8) | | |
| 20 | | | | | | Ventilator Setting(PSV : 10) | | |
| 21 | | | | | 호흡 양상을 관찰함 | 호흡수(Ventilator(회/분) : 28) | | |
| 22 | | | | | | 호흡의 깊이(정상) | | |
| 23 | | | | | | 산소화 상태(SpO2 : 97) | | |

OCS 상에서 확인된 욕창점수가 간호진단과도 연동되게 되어 있음

OCS – EMR 연동 관리(2)

**[그림 11-13] 욕창위험 사정도구 화면(계속)**

적 측면으로 구분할 수 있다.

## 1) 예방

욕창 예방을 위한 간호로는 베개 등의 지지물을 이용한 체위변경, 적절한 신체선열 유지, 능동적 또는 수동적 관절운동 제공, 충분한 영양공급이 중요하다. 일반적으로 체위변경은 2시간 간격을 기본으로 하되 대상자의 상태와 지지면의 종류에 따라 개별화하여 시행하며, 30도 측위와 압박 부위의 압력 경감을 위한 베개 사용이 권장된다. 욕창 위험 부위나 발적이 있는 부위에는 마사지를 시행하지 않는다. 또한 도넛이나 링 모양의 쿠션은 국소 압력을 증가시켜 욕창 발생을 유발할 수 있으므로 사용하지 않는다. 영양 요구량이 식사로 충족되지 않는 경우에는 고칼로리 · 고단백질 영양 보충제를 제공하고, 욕창 위험 대상자와 욕창이 있는 대상자에게 개별화된 체위변경 계획을 수립 · 시행하며 대상자와 돌봄 제공자의 참여를 유도한다.

## 2) 치료

욕창 치료를 위한 간호활동은 욕창 단계에 따라 적용 방법이 다르며, 공통적으로 괴사조직 제거와 적절한 드레싱 관리가 중요하다. 괴사조직 제거 방법으로는 자가용해적, 효소적, 기계적, 외과적 제거가 있으며, 효소적 제거는 습윤된 괴사조직이 있는 상처에서 제한적으로 사용한다. 광범위하거나 치유가 지연되는 심부 욕창의 경우에는 외과적 괴사조직 제거 후 피부이식이나 수술적 치료를 고려하며, 감염 및 세균혈증 발생에 주의한다. 드레싱은 욕창 단계와 상처 특성에 따라 선택하며(표 11-15), 상처치유를 촉진하기 위해 적절한 습윤 환경을 유지한다. 특히 항문 주위 욕창은 드레싱 유지가 어려우므로 자주 관찰하고 필요시 신체 형태에 맞게 드레싱을 조정한다. 대부분의 욕창은 세균 집락 상태로 항생제 치료가 필요하지 않으며, 국소 항생제는 제한적인 표재성 감염에서 단기간 사용한다. 전신 감염이 의심될 경우, 민감도 검사에 근거한 전신 항생제 치료가 필요하다.

**[표 11-15] 욕창단계에 따른 드레싱**

| |
|---|
| 단계 I<br>투명필름드레싱<br>얇은 hydrocolloid 드레싱 |
| 단계 II<br>Hydrocolloid 드레싱<br>Composite 드레싱<br>Hydrogel 드레싱<br>Foam 드레싱 |
| 단계 III<br>Polyurethane foam<br>Hydrocolloid 드레싱(삼출물이 적고 감염이 없을 때)<br>Hydrogel 드레싱<br>Alginate/ Hydrofiber 드레싱 |
| 단계 IV<br>Hydrogel 드레싱<br>Foam 드레싱<br>Alginate/ Hydrofiber 드레싱 |

## 5 평 가

간호사는 욕창 관련 문제해결을 위해 설정한 기대되는 결과를 기준으로 평가한다.

① 욕창발생 부위의 피부상태를 시진한다.
② 욕창부위의 피부상태와 이에 따른 증상을 확인한다.
③ 피부 통합성 유지상태를 평가한다.
④ 대상자나 가족의 욕창 예방법에 대한 지식을 확인하고 평가한다.

# Ⅲ. 사례적용

45세 된 김모 부인은 음식을 만들던 중 칼에 손이 깊게 베는 상처를 입었다. 병원을 방문하여 확인한 결과 혈관이나 신경의 손상은 없었으나 다섯 바늘의 봉합과 드레싱을 받았다. 며칠 후 상처 주위로 부종과 홍반이 동반되면서 열감이 느껴져 다시 내원한 결과 상처 부위에서 악취가 나는 배액이 있었으며 백혈구가 18,500/$mm^3$으로 나타났다. 간호진단, 간호계획을 세워 보시오.

## 관련용어

abrasion 찰과상
basal layer 기저층
binder 바인더
compress 압박
contusion 타박상
dehiscence 열개
dermis 진피
dressing 드레싱
epidermis 표피
erosion 미란
evisceration 내장적출
exudate 삼출액
fibrin 피브린
fibroblast 섬유아세포
fibronectin 파이브로넥틴
fistula 누공
granulation tissue 육아조직
incision 절개
infection 감염
laceration 열상
open wound 개방상처
pressure injury 욕창
puncture 천자
shearing force 전단력
stab wound 자상
suture 봉합
wound 상처

제12장

# 수술 전후 간호

12

## 학습목표

1. 수술 전 사정과 기본 간호를 수행한다.
2. 수술 후 사정과 기본 간호를 수행한다.

# I. 수술 전 기본 간호

## 1 간호사정

수술 중이나 수술 후 합병증의 위험요인을 확인하기 위해 수술대상자의 간호력과 신체사정을 통해 기초자료를 수집하고 위험요인을 식별하며, 대상자와 가족의 교육과 사회심리적 요구를 확인해야 한다.

### 1) 간호력

수술과 관련하여 필요한 간호력은 건강력, 생활양상, 신체 · 기능적 상태, 심리사회적 대처양상과 지지체계, 수술 및 마취 관련 위험요인, 대상자의 이해도와 교육 요구를 포함한다.

#### (1) 건강력

대상자의 전반적인 건강상태를 파악하기 위해 발달상태, 과거 및 현재의 질환, 알레르기 여부, 복용 중인 약물(처방약, 비처방약, 한약 · 건강보조식품 포함), 이전 수술 및 마취 경험과 그에 따른 부작용 여부를 사정한다. 또한 수술에 대한 대상자의 인식과 지식수준을 확인하여 불안 정도와 교육 요구를 파악한다.

#### (2) 생활양상

대상자의 생활양상 중 영양상태, 체중 변화, 음주 · 흡연 여부, 운동 및 활동 수준, 수면 양상, 배변 · 배뇨 습관, 직업과 일상생활 활동 수행 능력에 대한 자료는 수술 위험도와 수술 후 회복 및 재활 가능성을 예측하는 데 중요한 정보를 제공한다.

#### (3) 신체 · 기능적 상태

수술 전 대상자의 기본적인 신체 기능 수준을 파악하기 위해 이동 능력, 자가간호 수행 능력, 감각 기능(시각 · 청각), 통증 유무 및 통증 인식 정도를 사정한다.

#### (4) 대처양상과 지지체계

대상자의 심리적 · 사회적 · 문화적 · 정신적 영역에 대한 사정은 신체사정이나 검사, 진단만큼 중요하다. 수술은 대상자에게 주요한 스트레스 사건이므로, 대상자의 스트레스 대처 방식, 가족 및 사회적 지지체계, 종교적 · 문화적 요구를 파악하여 개별화된 간호를 계획한다.

#### (5) 수술 및 마취 관련 위험요인

출혈경향, 감염 위험요인, 호흡기 · 심혈관계 문제, 낙상 위험, 욕창 위험, 정맥혈전색전증 위험 등 수술 및 마취와 관련된 잠재적 위험요인을 확인하여 예방적 간호중재의 근거로 활용한다.

#### (6) 대상자의 이해도 및 교육 요구

수술 과정, 수술 전 · 후 주의사항, 통증 조절 방법, 호흡운동 및 조기이상 등의 필요성에 대한 대상자의 이해 수준을 사정하고, 교육에 영향을 미칠 수 있는 언어 · 인지적 제한 요인을 확인한다.

### 2) 신체사정

마취와 수술로 영향을 받게 될 신체 각 체계에 초점을 맞추어 체계적으로 사정한다. 전반적인 조사에서 키와 몸무게는 영양상태의 지표 및 약용량 측정에 중요한 자료가 된다. 마취제는 심혈관계와 호흡기계 기능을 저하시킬 수 있으므로, 수술 전 활력징후를 정확하게 측정하고 기준값을 확인하는 것이 중요하다. 머리와 경부에서는 감염가능성을 확인하기 위해 경부임파절을 촉진하고, 호흡기와 부비동감염 여부, 경정맥의 확장, 구강점막의 상태, 의치보유 유무를 사정한다. 피부에서는 뼈돌출 부위를 시진해야 하며 피부의 습윤 정도를 확인한다. 흉부와 폐에서는 호흡 양상과 폐 환기 능력을 사정하여 마취 후 호흡기 합병증 발생 가능성을 예측한다. 심맥관계는 심첨맥박과 맥박의 특성, 말초혈관의 순환상태를 사정한다. 복부계는 복부의 크기나, 대칭성, 팽만감의 상태를 사정하는데, 특히 복부수술 환자는 수술 전·후 복부절개 부위를 비교하고 사정한다. 신경계에서는 지남력, 주의력 및 기분을 관찰한다. 신경학적 질환(뇌종양이나 동맥류)으로 수술하는 대상자는 의식수준이나 행동의 변화를 사정해야 한다. 척추 혹은 경막외 마취시 전반적 운동기능과 근력에 대한 수술 전 사정이 필요하다.

### 3) 진단적 검사

수술 전 진단적 검사의 종류는 대상자의 전신 상태와 수술의 특성에 따라 달라진다. 일반적으로 시행되는 검사에는 전혈구검사(CBC), 혈청 전해질 검사, 응고검사, 혈액형 및 교차시험, 혈액 화학검사, 요분석, 심전도, 흉부 X-선 검사 등이 있다.

수술 전 고려해야 할 비정상적인 검사 결과의 예로는 백혈구 증가(감염 의심), 헤모글로빈 및 헤마토크리트 감소(빈혈 또는 출혈 가능성), 고칼륨혈증 또는 저칼륨혈증(부정맥 등 심장 합병증 위험 증가), 혈중 요소질소(BUN)나 크레아티닌 상승(신기능 저하 의심) 등이 있다. 또한 Prothrombin time(PT)이나 activated Partial thromboplastin time(aPTT)의 연장은 출혈경향을 시사하므로 수술 전 면밀한 평가가 필요하다. 요분석은 요로감염, 신장 질환, 당뇨병 및 체액 상태를 파악하는 데 활용되며, 흉부 X-선 검사는 수술 전 폐와 심장의 구조적·기능적 상태를 확인하기 위해 시행한다. 일반적으로 40세 이상이거나 심혈관계 질환이 있는 대상자는 심전도 검사를 시행하여 심장 기능을 사정한다.

## 2 간호수행

수술 전 간호수행은 수술에 대한 대상자의 이해를 돕기 위한 사전 교육과 수술 후 대상자가 행해야 할 내용에 대한 교육이 필요하며 수술대상자의 수술 전 준비가 중요한 요소이다.

### 1) 사전 동의

수술 전 대상자나 보호자로부터 사전 동의(informed consent)를 받아야 한다. 이는 기대되는 결과나 선택적 치료를 대상자가 이해하지 않은 상태에서 법적으로 수술을 시행할 수가 없기 때문이다.

### 2) 수술 전 교육

수술 전 교육은 대상자가 받을 수술의 목적과 과정, 예상 소요 시간, 수술 후 치료 및 회복 계획에 대해 이해하도록 돕는 것을 목표로 한다. 이에 따라 수술 절차와 수술 후 병동 환경, 보호자 대기실 위치를 설명하여 대상자와 가족의 불안을 완화한다.

전신마취 수술을 받는 대상자에게는 수술 후 환기 기능 회복과 폐합병증 예방을 위해 기침과 심호흡 방법, 강화폐활량계(incentive spirometer) 사용법을 교육한다. 또한 신체기능 회복을 촉진하기 위해 조기이상의 중요성을 설명한다.

사지의 혈액 흐름을 개선하고 울혈을 감소시키며 정맥귀환을 증진하고 혈전형성을 예방하기 위해 다리운동과 체위 변경을 시행하도록 교육하고, 필요시 항색전용 스타킹(antiembolic stocking)이나 간헐적 공기압박장치 착용에 대해 설명한다(그림 12-1).

아울러 수술 후 통증은 일반적으로 발생할 수 있음을

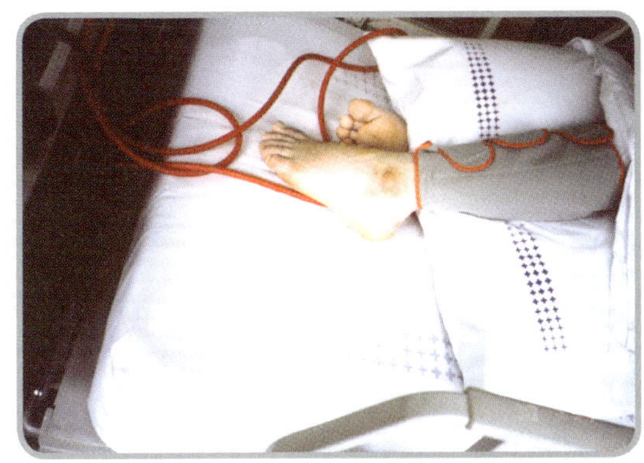

[그림 12-1] 항색전용 공기스타킹장치

설명하고, 통증 조절 방법과 진통제 사용에 대해 안내하여 통증에 대한 불안을 줄인다. 대상자가 수술과 관련된 감정과 두려움을 자유롭게 표현하도록 격려하며, 심리적 지지를 제공하는 것 또한 수술 전 교육의 중요한 부분이다.

### 3) 수술 당일 간호

수술 당일에는 대상자가 수술실에 도착하기 전까지 필요한 모든 일상적 절차를 완료해야 한다. 우선 수술실로 가기 전에 임상검사 결과가 EMR에서 확인되는지 점검하고, 수술 전 점검표를 통해 수술 전 준비를 빠짐없이 완료하였는지를 확인한다. 수술 전 점검표에서 확인해야 할 주요 내용으로는 수술에 대한 동의, 활력징후 사정, 수술 전 피부준비를 통한 개인위생상태, 머리와 몸치장, 화장 여부, 보철기 제거, 장 및 방광 비우기, 항색전용 스타킹 착용 여부, 귀중품 보관 여부, 대상자 상태에 따른 특별한 처치 여부(예: 비위관 삽입, 유치도뇨관 삽입 등)가 포함된다(수술 전 점검표 예시: 그림 12-2)

일반적으로 수술 전 투약은 수술실로 가기 전에 투약하도록 처방된다. 수술 전 투약(premedication)의 목적은 불안감소, 오심과 구토 예방, 기도 분비물 억제를 위해 투약한다. Chlorpromazine이나 Diazepam은 불안을 완화하고 골격근을 이완시킨다. Morphine이나 Fentanyl 같은 마약제는 진정효과와 함께 통증과 불안을 완화하며 수술 동안 마취제의 용량을 줄이는데 기여한다. Glycopyrrolate(Robinul)이나 Atropine은 구강과 호흡기도의 점액분비를 억제하고 후두근의 경련을 예방하기 위해 투여한다. 특히 Rubinul 투여시 반드시 체온을 측정하여 37.5℃ 이상일 경우는 투여하지 않는다. Droperidol (Inapsine)이나 Metoclopramide (Reglan)은 오심과 구토를 감소시킨다.

수술실로 옮기기 위해 대상자 이동시 운반차 난간을 올려 안전을 유지한다.

## II. 수술 후 기본 간호

수술 후 대상자는 마취에서 회복되는 동안 회복실에서 집중적인 관찰을 받는다. 이 시기에는 기도 개방 유지, 호흡과 순환 상태 확인, 활력징후 사정, 통증 및 오심·구토 관리가 중요하다. 대상자의 상태가 안정되면 병동으로 이동하여 지속적인 수술 후 간호를 제공한다.

### 1 간호사정

병동으로 돌아온 대상자에게는 활력징후, 의식수준, 출혈 여부, 드레싱과 각종 배액관 상태, 정맥투여 상태, 배뇨상태, 안위수준과 피부 상태를 포함한 전신 상태를 사정한다. 대상자를 첫 1시간 동안은 매 15분마다, 그 후 1~2시간 사이에는 매 30분마다, 그 후 4시간은 1시간마다, 이후에는 대상자의 상태에 따라 4시간마다 활력징후를 비롯한 필요한 사항을 지속적으로 사정한다.

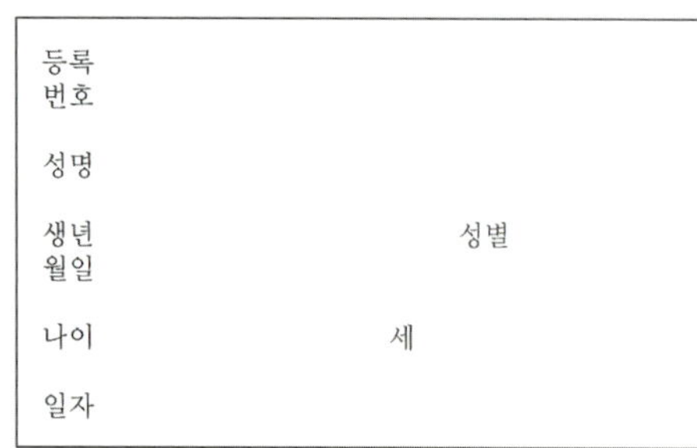
등록번호
성명
생년월일 성별
나이 세
일자

## 수술 전 처치 및 간호 확인표

| | 확인내용 | 병동간호사 | | 마취과(수술실)간호사 | |
|---|---|---|---|---|---|
| | | 예 | 아니오 | 예 | 아니오 |
| 1. 환자상태 | 1) 환자 확인(이름, 성별, 나이, 호실) | | | | |
| | 2) 수술 서약서 | | | | |
| | 3) 수술부위 피부 준비 | | | | |
| | 4) 수술전 투약 | | | | |
| | 5) Vital sign | | | | |
| | 6) 금식여부 | | | | |
| | 7) 의치, 의안, 가발, 안경, 콘택트 렌즈 제거 | | | | |
| | 8) 장신구 제거(핀, 반지, 시계, 목걸이, 귀걸이) | | | | |
| | 9) 화장 제거(입술, 볼연지, 매니큐어, 패디큐어) | | | | |
| | 10) 체중(  kg) 신장(  cm) | | | | |
| | 11) Enema | | | | |
| | 12) 배뇨(유치 Catheter 여부) | | | | |
| | 13) I. V. route | | | | |
| | 14) 위관 삽입 | | | | |
| | 15) Allergy 여부 확인 | | | | |
| 2. 임상검사 | 1) 혈액학적 검사(Hb, Hct, BT, CT) | | | | |
| | 2) 뇨 검사 | | | | |
| | 3) 간기능 검사(SGOT, SGPT) | | | | |
| | 4) 혈액형 검사 | | | | |
| | 5) EKG | | | | |
| | 6) X-ray | | | | |
| 3. 기타 | 1) Blood 준비 (  :  pint) | | | | |
| | 2) 보호자 대기 여부 | | | | |
| | 3) 약품 준비 : | | | | |
| 수술실 도착시간 : | 인계간호사 : | 인수간호사 : | | | |

**[그림 12-2]** 수술 전 점검표

## 2 간호수행

정상적인 신체기능 회복을 위해서 수술 후 합병증 예방이 중요하다.

### 1) 호흡기능 유지

호흡기 합병증을 예방하기 위해 대상자의 적극적이고 능동적인 참여를 격려한다. 폐확장과 폐분비물의 제거를 증진시키는 방법은 다음과 같다.

(1) 대상자가 깨어 있는 동안 적어도 2시간마다 횡격막 호흡운동을 실시한다. 최대 흡기 후 3~5초 동안 참았다가 호기한다.

(2) 대상자에게 최대 흡기를 위해 강화 폐활량계(incentive spirometry)를 이용하도록 한다.

(3) 조기이상을 격려하여 흉곽 확장과 폐 환기를 증진시키고 분비물 배출을 돕는다.

(4) 움직임이 제한된 대상자일지라도 1~2시간마다 체위변경과 좌위를 취하도록 한다. 체위변경은 폐의 확장을 도모하며 좌위는 중력에 의해 복부장기를 아래로 내려 횡격막 운동과 폐확장을 촉진시키기 때문이다.

(5) 최소한 2시간마다 가래가 나올 수 있도록 기침운동을 하도록 한다. 필요 시 수술 부위를 지지하여 통증을 감소시킨다.

(6) 점액배출을 위해 구강간호를 제공한다. 금식이나 수분섭취 제한으로 구강점막이 건조하면 점액배출이 어렵다.

(7) 자발적인 기침으로 분비물 배출이 어려운 경우에는 필요 시 구강 또는 비강을 통한 흡인을 시행한다.

### 2) 순환정체 예방

수술 후에는 정맥정체로 인한 혈전 형성을 예방하기 위해 하지의 순환 상태를 지속적으로 사정한다. 이때 하지의 통증, 종창, 열감, 피부색 변화 등 순환 장애의 징후를 관찰한다.

정맥귀환과 순환혈류를 증진시키기 위한 간호는 다음과 같다.

(1) 대상자에게 최소 1시간마다 발의 족저굴곡과 족배굴곡을 교대로 시행하고, 무릎을 굽혔다 펴는 하지운동을 하도록 교육한다. 다리를 스스로 움직일 수 없는 경우에는 다리 근육의 수축과 이완 운동을 시행하도록 돕는다(calf pumping).

(2) 의사의 처방에 따라 항색전용 탄력스타킹이나 간헐적 공기압박장치를 적용하여 정맥정체를 감소시킨다.

(3) 사지의 혈류를 방해하는 체위를 피하고, 필요 시 처방된 항응고제를 투여한다.

(4) 구강 또는 정맥을 통한 충분한 수분 섭취를 장려하여 혈액 농축을 예방한다.

### 3) 영양과 배설증진

수술 후 위장관 연동운동은 수술 부위와 마취의 영향에 따라 점진적으로 회복되며, 복부수술 대상자의 경우 대개 수술 후 2~3일 이내에 회복된다. 위장관 수술을 받지 않은 대상자는 상태가 안정되고 오심이나 구토가 없을 경우 조기 식이가 가능하며, 이는 정상적인 배변기능 회복에 도움을 준다.

(1) 일반적으로 4~8시간마다 복부 사분면에서 장음 유무를 사정하고, 가스 배출 여부를 확인하여 연동운동 회복 상태를 평가한다.

(2) 수술 후 초기에는 정맥투여를 통해 수분과 영양을 공급하며, 식이가 처방되면 물부터 시작하여 대상자가 견딜 수 있는 경우 맑은 유동식, 전 유동식, 연식, 일반식의 순서로 점진적으로 진행한다. 복부수술 대상자의 경우에는 대상자 상태에 따라 일정 기간 금식을 유지할 수 있다.

(3) 보행과 운동을 격려하여 위장관 연동운동을 촉진하고 복부팽만이나 가스로 인한 불편감을 완화한다.
(4) 충분한 수분 섭취를 유지하여 대변을 부드럽게 하고 배변을 용이하게 한다.
(5) 연동운동이 회복된 이후에도 배변이 어려운 경우에는 필요시 처방에 따라 관장이나 직장 좌약을 투여한다.
(6) 적절한 영양 섭취를 위해 편안한 자세에서 식사하도록 돕고, 선호하는 음식을 고려하며, 구강간호를 시행하고 통증이 심하지 않을 때 식사를 제공한다.

## 4) 배뇨 증진

마취와 수술의 영향으로 수술 후 일시적인 배뇨장애가 발생할 수 있으므로, 대상자가 수술 후 가능한 한 6~8시간 이내에 배뇨하도록 간호 중재를 시행한다. 우선 배뇨 욕구와 방광 팽만 여부를 사정하고, 정상적인 배뇨 자세를 취하도록 돕는다. 비침습적인 배뇨 유도에도 불구하고 수술 후 일정 시간이 지나도록 배뇨가 이루어지지 않을 경우에는 의사의 처방에 따라 도뇨관 삽입을 고려한다. 수술 후에는 섭취량과 배설량을 정확히 측정하며, 성인의 경우 일반적으로 시간당 최소 30mL 이상의 소변 배출이 유지되는지 확인한다.

## 5) 상처치유 증진

수술 후 초기 24~72시간은 상처치유 과정 중 염증기에 해당하는 중요한 시기로, 이 시기에 적절한 상처간호가 필요하다. 간호사는 드레싱 교환 및 상처간호 시 무균술을 적용하고, 수술 부위의 발적, 종창, 열감, 통증, 삼출물 증가 등의 감염징후를 지속적으로 관찰한다. 상처 감염은 수술 후 수일 내에 주로 나타날 수 있으므로 조기 발견이 중요하다.

## 6) 휴식과 안위

수술 후 첫 24~48시간 동안 대상자는 비교적 심한 통증을 경험할 수 있으므로, 처방된 진통제를 사용하여 통증을 조절한다. 필요시 자동통증조절기(patient-controlled analgesia, PCA)를 사용하여 대상자가 통증을 스스로 조절하도록 돕는다. 또한 자세 변경, 이완요법, 목욕, 기분 전환과 같은 비약물적 방법을 병행하여 안위를 증진시킨다. Morphine이나 Fentanyl과 같은 마약성 진통제를 투여하는 경우, 호흡억제 가능성을 고려하여 호흡 양상과 의식 수준을 주의 깊게 관찰한다.

# 부록

## Nursing Diagnoses 2024-2026

| Domains | Class | 2024–2026 | |
|---|---|---|---|
| | | 영어 | 한국어 |
| 1. Health promotion | 1. Health awareness | Decreased diversional activity engagement | 여가활동참여 감소 |
| | | Risk for decreased diversional activity engagement | 여가활동참여 감소의 위험 |
| | | Excessive sedentary behaviors | 과도한 비활동적 행위 |
| | | Risk for excessive sedentary behaviors | 과도한 비활동적 행위의 위험 |
| | | Imbalanced energy field | 에너지장 불균형 |
| | 2. Health management | Ineffective health self-management | 비효과적 건강 자기관리 |
| | | Risk for ineffective health self-management | 비효과적 건강 자기관리의 위험 |
| | | Readiness for enhanced health self-management | 건강 자기관리 향상을 위한 준비 |
| | | Ineffective family health management | 비효과적 가족 건강관리 |
| | | Risk for ineffective family health management | 비효과적 가족 건강관리의 위험 |
| | | Ineffective community health management | 비효과적 지역사회 건강관리 |
| | | Risk for ineffective community health management | 비효과적 지역사회 건강관리의 위험 |

| Domains | Class | 2024-2026 | |
|---|---|---|---|
| | | 영어 | 한국어 |
| | | Risk for ineffective blood glucose pattern self management | 비효과적 혈당 양상 자기관리의 위험 |
| | | Ineffective dry eye self-management | 비효과적 안구 건조 자기관리 |
| | | Ineffective dry mouth self-management | 비효과적 구강 건조 자기관리 |
| | | Risk for ineffective dry mouth self-management | 비효과적 구강 건조 자기관리의 위험 |
| | | Ineffective fatigue self-management | 비효과적 피로 자기관리 |
| | | Ineffective lymphedema self-management | 비효과적 림프부종 자기관리 |
| | | Risk for ineffective lymphedema self-management | 비효과적 림프부종 자기관리의 위험 |
| | | Ineffective nausea self-management | 비효과적 오심 자기관리 |
| | | Ineffective pain self-management | 비효과적 통증 자기관리 |
| | | Readiness for enhanced weight self-management | 체중 자기관리 향상을 위한 준비 |
| | | Ineffective overweight self-management | 비효과적 과체중 자기관리 |
| | | Risk for ineffective overweight self-management | 비효과적 과체중 자기관리의 위험 |
| | | Ineffective underweight self-management | 비효과적 저체중 자기관리 |
| | | Risk for ineffective underweight self-management | 비효과적 저체중 자기관리의 위험 |
| | | Ineffective health maintenance behaviors | 비효과적 건강유지 행위 |
| | | Risk for ineffective health maintenance behaviors | 비효과적 건강유지 행위의 위험 |
| | | Ineffective home maintenance behaviors | 비효과적 가정유지 행위 |
| | | Risk for Ineffective home maintenance behaviors | 비효과적 가정유지 행위의 위험 |
| | | Readiness for enhanced home maintenance behaviors | 가정유지 행위 향상을 위한 준비 |

| Domains | Class | 2024-2026 | |
|---|---|---|---|
| | | 영어 | 한국어 |
| | | Readiness for enhanced exercise engagement | 운동 참여 향상을 위한 준비 |
| | | Inadequate health literacy | 부적절한 건강 문해력 |
| | | Risk for inadequate health literacy | 부적절한 건강 문해력의 위험 |
| | | Readiness for enhanced health literacy | 건강 문해력 향상을 위한 준비 |
| | | Readiness for enhanced healthy aging | 건강한 노화 향상을 위한 준비 |
| | | Elder frailty syndrome | 노인 허약 증후군 |
| | | Risk for elder frailty syndrome | 노인 허약 증후군의 위험 |
| 2. Nutrition | 1. Ingestion | Inadequate nutritional intake | 불충분한 영양섭취 |
| | | Risk for inadequate nutritional intake | 불충분한 영양섭취의 위험 |
| | | Readiness for enhanced nutritional intake | 영향섭취 향상을 위한 준비 |
| | | Inadequate protein energy nutritional intake | 불충분한 단백질 에너지 영양섭취 |
| | | Risk for inadequate protein energy nutritional intake | 불충분한 단백질 에너지 영양섭취의 위험 |
| | | Ineffective chestfeeding | 비효과적 모유수유 |
| | | Risk for ineffective chestfeeding | 비효과적 모유수유의 위험 |
| | | Disrupted exclusive chestfeeding | 모유수유 중단 |
| | | Risk for disrupted exclusive chestfeeding | 모유수유 중단의 위험 |
| | | Readiness for enhanced chestfeeding | 모유수유 향상을 위한 준비 |
| | | Inadequate human milk production | 불충분한 모유 분비 |
| | | Risk for inadequate human milk production | 불충분한 모유 분비의 위험 |
| | | Ineffective infant feeding dynamics | 비효과적 영아 식이 역학관계 |
| | | Ineffective child eating dynamics | 비효과적 유아 식생활의 역학관계 |
| | | Ineffective adolescent eating dynamics | 비효과적 청소년 식생활의 역학관계 |
| | | Impaired swallowing | 연하 장애 |

| Domains | Class | 2024-2026 | |
|---|---|---|---|
| | | 영어 | 한국어 |
| | 4. Metabolism | Neonatal hyperbilirubinemia | 신생아 고빌리루빈혈증 |
| | | Risk for neonatal hyperbilirubinemia | 신생아 고빌리루빈혈증의 위험 |
| | 5. Hydration | Risk for impaired water-electrolyte balance | 수분 전해질 균형 장애의 위험 |
| | | Risk for impaired fluid volume balance | 체액량 균형 장애의 위험 |
| | | Excessive fluid volume | 체액량 과다 |
| | | Risk for excessive fluid volume | 체액량 과다의 위험 |
| | | Inadequate fluid volume | 불충분한 체액량 |
| | | Risk for inadequate fluid volume | 불충분한 체액량의 위험 |
| 3. Elimination/ Exchange | 1. Urinary function | Impaired urinary elimination | 배뇨장애 |
| | | Risk for urinary retention | 요정체의 위험 |
| | | Disability-associated urinary incontinence | 비병리적 상태에서의 요실금 |
| | | Mixed urinary incontinence | 혼합성 요실금 |
| | | Stress urinary incontinence | 긴장성 요실금 |
| | | Urge urinary incontinence | 긴박성 요실금 |
| | | Risk for urge urinary incontinence | 긴박성 요실금의 위험 |
| | 2. Gastrointesti-nal function | Impaired gastrointestinal motility | 위장관 운동 장애 |
| | | Risk for impaired gastrointestinal motility | 위장관 운동 장애의 위험 |
| | | Impaired intestinal elimination | 배변 장애 |
| | | Risk for impaired intestinal elimination | 배변 장애의 위험 |
| | | Chronic functional constipation | 만성 기능성 변비 |
| | | Risk for chronic functional constipation | 만성 기능성 변비의 위험 |
| | | Impaired fecal continence | 변실금 |
| | | Risk for impaired fecal continence | 변실금의 위험 |
| | 4. Respiratory function | Impaired gas exchange | 가스 교환 장애 |

| Domains | Class | 2024–2026 | |
|---|---|---|---|
| | | 영어 | 한국어 |
| 4. Activity/Rest | 1. Sleep/Rest | Ineffective sleep pattern | 비효과적 수면 양상 |
| | | Risk for ineffective sleep pattern | 비효과적 수면 양상의 위험 |
| | | Readiness for enhanced sleep pattern | 수면 양상 향상을 위한 준비 |
| | | Ineffective sleep hygiene behaviors | 비효과적 수면위생 행위 |
| | | Risk for ineffective sleep hygiene behaviors | 비효과적 수면위생 행위의 위험 |
| | 2. Activity/Exercise | Impaired physical mobility | 신체 기동성 장애 |
| | | Risk for impaired physical mobility | 신체 기동성 장애의 위험 |
| | | Impaired bed mobility | 침상 기동성 장애 |
| | | Impaired wheelchair mobility | 휠체어 기동성 장애 |
| | | Impaired sitting ability | 좌위 수행능력 장애 |
| | | Impaired standing ability | 기립 수행능력 장애 |
| | | Impaired transferring Ability | 이동 능력 장애 |
| | | Impaired walking ability | 보행 능력 장애 |
| | 3. Energy Balance | Decreased activity tolerance | 활동 지속성 감소 |
| | | Risk for decreased activity tolerance | 활동 지속성 감소의 위험 |
| | | Excessive fatigue burden | 피로 부담감 과다 |
| | | Impaired surgical recovery | 수술 후 회복 장애 |
| | | Risk for impaired surgical recovery | 수술 후 회복 장애의 위험 |
| | 4. Cardiovascular/ Pulmonary responses | Risk for impaired cardiovascular function | 심혈관 기능 장애의 위험 |
| | | Risk for imbalanced blood pressure | 혈압 불균형의 위험 |
| | | Risk for decreased cardiac output | 심박출량 감소의 위험 |
| | | Risk for ineffective cerebral tissue perfusion | 비효과적 뇌조직 관류의 위험 |
| | | Ineffective peripheral tissue perfusion | 비효과적 말초조직 관류 |
| | | Risk for ineffective peripheral tissue perfusion | 비효과적 말초조직 관류의 위험 |

| Domains | Class | 2024-2026 | |
|---|---|---|---|
| | | 영어 | 한국어 |
| | | Ineffective breathing pattern | 비효과적 호흡 양상 |
| | | Impaired spontaneous ventilation | 자발적 환기장애 |
| | | Impaired child ventilatory weaning response | 소아 호흡기 제거 반응 장애 |
| | | Impaired adult ventilatory weaning response | 성인 호흡기 제거 반응 장애 |
| | 5. Self-care | Decreased self-care ability syndrome | 자기돌봄 능력 감소 증후군 |
| | | Risk for decreased self-care ability syndrome | 자기돌봄 능력 감소 증후군의 위험 |
| | | Readiness for enhanced self-care abilities | 자기돌봄 능력 향상을 위한 준비 |
| | | Decreased bathing abilities | 목욕 능력 감소 |
| | | Decreased dressing abilities | 옷 입기 능력 감소 |
| | | Decreased feeding abilities | 음식 섭취 능력 감소 |
| | | Decreased grooming abilities | 외모관리 능력 감소 |
| | | Decreased toileting abilities | 용변 능력 감소 |
| | | Ineffective oral hygiene behaviors | 비효과적 구강위생 행위 |
| | | Risk for ineffective oral hygiene behaviors | 비효과적 구강위생 행위의 위험 |
| 5. Perception/ Cognition | 4. Cognition | Acute confusion | 급성혼동 |
| | | Risk for acute confusion | 급성혼동의 위험 |
| | | Chronic confusion | 만성혼동 |
| | | Ineffective impulse control | 비효과적 충동 조절 |
| | | Disrupted thought processes | 사고과정 장애 |
| | | Inadequate health knowledge | 불충분한 건강지식 |
| | | Readiness for enhanced health knowledge | 건강지식 향향을 위한 준비 |
| | | Impaired memory | 기억장애 |
| | | Impaired decision-making | 의사결정 장애 |

| Domains | Class | 2024-2026 | |
|---|---|---|---|
| | | 영어 | 한국어 |
| | | Readiness for enhanced decision-making | 의사결정 향상을 위한 준비 |
| | | Impaired emancipated decision-making | 자주적 의사결정 장애 |
| | | Risk for impaired emancipated decision-making | 자주적 의사결정 장애의 위험 |
| | | Readiness for enhanced emancipated decision-making | 자주적 의사결정 향상을 위한 준비 |
| | 5. Communication | Impaired verbal communication | 언어적 의사소통 장애 |
| | | Risk for impaired verbal communication | 언어적 의사소통 장애의 위험 |
| | | Readiness for enhanced verbal communication | 언어적 의사소통 향상을 위한 준비 |
| 6. Self -perception | 1. Self-concept | Readiness for enhanced self-concept | 자아개념 향상을 위한 준비 |
| | | Disrupted personal identity | 자아정체감 혼란 |
| | | Disrupted family identity syndrome | 가족정체감 혼란 증후군 |
| | | Risk for disrupted family identity syndrome | 가족정체감 혼란 증후군의 위험 |
| | | Risk for impaired human dignity | 인간 존엄성 장애의 위험 |
| | | Readiness for enhanced transgender social-identity | 트랜스젠더 사회정체성 향상을 위한 준비 |
| | 2. Self-esteem | Chronic inadequate self-esteem | 만성적 자존감 저하 |
| | | Risk for chronic inadequate self-esteem | 만성적 자존감 저하의 위험 |
| | | Situational inadequate self-esteem | 상황적 자존감 저하 |
| | | Risk for situational inadequate self-esteem | 상황적 자존감 저하의 위험 |
| | | Inadequate health self-efficacy | 불충분한 건강 자기효능감 |
| | 3. Body image | Disrupted body image | 신체상 혼란 |
| 7. Role relationship | 1. Caregiving roles | Impaired parenting behaviors | 부모역할 장애 |
| | | Risk for impaired parenting behaviors | 부모역할 장애의 위험 |
| | | Readiness for enhanced parenting behaviors | 부모역할 향상을 위한 준비 |

| Domains | Class | 2024-2026 | |
|---|---|---|---|
| | | 영어 | 한국어 |
| | | Excessive parental role conflict | 과도한 부모역할 갈등 |
| | 2. Family relationships | Disrupted family interaction patterns | 가족 상호작용 양상의 혼란 |
| | | Risk for disrupted family interaction patterns | 가족 상호작용 양상 혼란의 위험 |
| | | Impaired family processes | 가족과정 장애 |
| | | Readiness for enhanced family processes | 가족과정 향상을 위한 준비 |
| | | Risk for disrupted attachment behaviors | 애착행위 중단의 위험 |
| | 3. Role performance | Ineffective role performance | 비효과적 역할 수행 |
| | | Ineffective intimate partner relationship | 비효과적 배우자 친밀관계 |
| | | Risk for ineffective intimate partner relationship | 비효과적 배우자 친밀관계의 위험 |
| | | Readiness for enhanced intimate partner relationship | 배우자 친밀관계 향상을 위한 준비 |
| | | Impaired Social Interaction | 사회적 상호작용 장애 |
| | | Ineffective childbearing process | 비효과적 임신과 출산과정 |
| | | Risk for ineffective childbearing process | 비효과적 임신과 출산과정의 위험 |
| | | Readiness for enhanced childbearing process | 임신과 출산과정 향상을 위한 준비 |
| 8. Sexuality | 2. Sexual function | Impaired sexual function | 성기능 장애 |
| | 3. Reproduction | Risk for impaired maternal-fetal dyad | 모아관계 장애의 위험 |
| 9. Coping/Stress tolerance | 1. Post-trauma Responses | Post-trauma syndrome | 외상후 증후군 |
| | | Risk for post-trauma syndrome | 외상후 증후군의 위험 |
| | | Risk for disrupted immigration transition | 이주전환 혼란의 위험 |
| | 2. Coping Responses | Maladaptive coping | 대처 부적응 |
| | | Readiness for enhanced coping | 대처 향상을 위한 준비 |
| | | Maladaptive family coping | 가족 대처 부적응 |
| | | Readiness for enhanced family coping | 가족 대처 향상을 위한 준비 |
| | | Maladaptive community coping | 지역사회 대처 부적응 |

| Domains | Class | 2024-2026 | |
|---|---|---|---|
| | | 영어 | 한국어 |
| | | Readiness for enhanced community coping | 지역사회 대처 향상을 위한 준비 |
| | | Excessive caregiving burden | 돌봄제공 부담감 과다 |
| | | Risk for excessive caregiving burden | 돌봄제공 부담감 과다의 위험 |
| | | Maladaptive grieving | 부적응적 슬픔 |
| | | Risk for maladaptive grieving | 부적응적 슬픔의 위험 |
| | | Readiness for enhanced grieving | 슬픔 극복을 위한 준비 |
| | | Impaired resilience | 회복력 장애 |
| | | Risk for impaired resilience | 회복력 장애의 위험 |
| | | Readiness for enhanced resilience | 회복력 향상을 위한 준비 |
| | | Readiness for enhanced hope | 희망 향상을 위한 준비 |
| | | Inadequate self-compassion | 불충분한 자기연민 |
| | | Excessive anxiety | 과도한 불안 |
| | | Excessive death anxiety | 과도한 죽음 불안 |
| | | Excessive fear | 과도한 두려움 |
| | 3. Neurobehavioral responses | Risk for autonomic dysreflexia | 자율적 반사장애의 위험 |
| | | Ineffective emotion regulation | 비효과적 정서 조절 |
| | | Impaired mood regulation | 기분조절 장애 |
| | | Acute substance withdrawal syndrome | 급성 약물 금단 증후군 |
| | | Risk for acute substance withdrawal syndrome | 급성 약물 금단 증후군의 위험 |
| 10. Life principles | 3. Value/Belief/ Action congruence | Moral distress | 도덕적 고뇌 |
| | | Impaired spiritual well-being | 영적 안녕 장애 |
| | | Risk for impaired spiritual well-being | 영적 안녕 장애의 위험 |
| | | Readiness for enhanced spiritual well-being | 영적 안녕 향상을 위한 준비 |
| | | Impaired religiosity | 손상된 신앙심 |
| | | Risk for impaired religiosity | 신앙심 손상의 위험 |

| Domains | Class | 2024-2026 | |
|---|---|---|---|
| | | 영어 | 한국어 |
| | | Readiness for enhanced religiosity | 신앙심 향상을 위한 준비 |
| 11. Safety/ Protection | 1. Infection | Impaired immune response | 면역 반응 장애 |
| | | Risk for infection | 감염의 위험 |
| | | Risk for surgical wound infection | 수술부위 감염의 위험 |
| | 2. Physical Injury | Risk for physical injury | 신체 손상의 위험 |
| | | Risk for burn injury | 화상의 위험 |
| | | Risk for cold injury | 동상의 위험 |
| | | Risk for corneal injury | 각막 손상의 위험 |
| | | Risk for dry eye | 안구 건조의 위험 |
| | | Risk for perioperative positioning injury | 수술기 체위와 관련된 상해의 위험 |
| | | Neonatal pressure injury | 신생아 욕창 |
| | | Risk for neonatal pressure injury | 신생아 욕창의 위험 |
| | | Child pressure injury | 아동 욕창 |
| | | Risk for child pressure injury | 아동 욕창의 위험 |
| | | Adult pressure injury | 성인 욕창 |
| | | Risk for adult pressure injury | 성인 욕창의 위험 |
| | | Risk for urinary tract injury | 요로 손상의 위험 |
| | | Impaired tissue integrity | 조직 통합성 장애 |
| | | Risk for impaired tissue integrity | 조직 통합성 장애의 위험 |
| | | Impaired skin integrity | 피부 통합성 장애 |
| | | Risk for impaired skin integrity | 피부 통합성 장애의 위험 |
| | | Impaired nipple-areolar complex integrity | 유두-유륜 복합체 장애 |
| | | Risk for Impaired nipple-areolar complex Integrity | 유두-유륜 복합체 장애의 위험 |
| | | Impaired oral mucous membrane integrity | 구강점막 통합성 손상 |

| Domains | Class | 2024-2026 | |
|---|---|---|---|
| | | 영어 | 한국어 |
| | | Risk for impaired oral mucous membrane integrity | 구강점막 통합성 손상의 위험 |
| | | Risk for child falls | 아동 낙상의 위험 |
| | | Risk for adult falls | 성인 낙상의 위험 |
| | | Risk for aspiration | 흡인의 위험 |
| | | Ineffective airway clearance | 비효과적 기도 청결 |
| | | Risk for accidental suffocation | 질식사고의 위험 |
| | | Risk for excessive bleeding | 출혈 과다의 위험 |
| | | Risk for shock | 쇼크의 위험 |
| | | Risk for thrombosis | 혈전의 위험 |
| | | Risk for impaired peripheral neurovascular function | 말초신경혈관 기능 장애의 위험 |
| | | Risk for sudden infant death | 영아 돌연사의 위험 |
| | | Risk for elopement attempt | 탈출 시도의 위험 |
| | 3. Violence | Risk for other-directed violence | 타인에 대한 폭력의 위험 |
| | | Risk for female genital mutilation | 여성 생식기 손상의 위험 |
| | | Risk for suicidal self-injurious behavior | 자살적 자해행위의 위험 |
| | | Non-suicidal self-injurious behavior | 자살의도 없는 자해행위 |
| | | Risk for non-suicidal self-injurious behavior | 자살의도 없는 자해행위의 위험 |
| | 4. Environmental Hazards | Contamination | 오염 |
| | | Risk for contamination | 오염의 위험 |
| | | Risk for accidental poisoning | 중독사고의 위험 |
| | | Risk for occupational illness | 직업병의 위험 |
| | | Risk for occupational physical injury | 직업적 신체손상의 위험 |
| | 5. Defensive Processes | Risk for allergic reaction | 알레르기 반응의 위험 |
| | | Risk for latex allergy reaction | 라텍스 알레르기 반응의 위험 |

| Domains | Class | 2024-2026 | |
|---|---|---|---|
| | | 영어 | 한국어 |
| | 6. Thermo regulation | Ineffective thermoregulation | 비효과적 체온조절 |
| | | Risk for ineffective thermoregulation | 비효과적 체온조절의 위험 |
| | | Decreased neonatal body temperature | 신생아 체온감소 |
| | | Risk for decreased neonatal body temperature | 신생아 체온감소의 위험 |
| | | Decreased body temperature | 체온감소 |
| | | Risk for decreased body temperature | 체온감소의 위험 |
| | | Risk for decreased perioperative body temperature | 수술기 체온감소의 위험 |
| | | Hyperthermia | 고체온 |
| | | Risk for hyperthermia | 고체온의 위험 |
| 12. Comfort | 1. Physical Comfort | Impaired physical comfort | 손상된 신체적 안위 |
| | | Readiness for enhanced physical comfort | 신체적 안위 향상을 위한 준비 |
| | | Impaired end-of-life comfort syndrome | 생애말기 안위손상 증후군 |
| | | Acute pain | 급성통증 |
| | | Chronic pain syndrome | 만성 통증 증후군 |
| | | Chronic pain | 만성 통증 |
| | | Labor pain | 분만 통증 |
| | 3. Social Comfort | Readiness for enhanced social comfort | 사회적 안위 향상을 위한 준비 |
| | | Inadequate social connectedness | 부적절한 사회적 유대감 |
| | | Inadequate social support network | 부적절한 사회적 지지망 |
| | | Excessive loneliness | 과도한 외로움 |
| | | Risk for excessive loneliness | 과도한 외로움의 위험 |
| | 4. Psychological comfort | Impaired psychological comfort | 손상된 심리적 안위 |
| | | Readiness for enhanced psychological comfort | 심리적 안위 향상을 위한 준비 |
| 13. Growth / Development | 1. Growth | Delayed child growth | 지연된 아동성장 |
| | | Risk for delayed child growth | 아동성장 지연의 위험 |

| Domains | Class | 2024-2026 | |
|---|---|---|---|
| | | 영어 | 한국어 |
| | 2. Development | Delayed child development | 지연된 아동발달 |
| | | Risk for delayed child development | 아동발달 지연의 위험 |
| | | Delayed infant motor development | 지연된 영아운동발달 |
| | | Risk for delayed infant motor development | 영아운동발달 지연의 위험 |
| | | Impaired infant neurodevelopmental organization | 영아 신경발달조직 손상 |
| | | Risk for impaired infant neurodevelopmental organization | 영아 신경발달조직 손상의 위험 |
| | | Readiness for enhanced infant neurodevelopmental organization | 영아 신경발달조직 향상을 위한 준비 |
| | | Ineffective infant suck-swallow response | 영아의 비효과적 빨기-삼킴 반응 |

# 참고문헌


건강보험심사평가원(2024). 보건의료정보화 백서. 건강보험심사평가원.

고일선 외(2013). 기본간호학 I/II. 서울 : 정담미디어.

기본간호학회(2003). 상처 장루 간호과정 임상연수자료집.

김금순, 서은영, 고진강, 이남주, 채선미(2013). 기본간호실습 : 간호과정적용. 서울 : 수문사.

김수지 외(2015). 호스피스총론. 한국호스피스협회 출판부.

김숙희, 유춘화, 김선희, 이상선, 정진은, 강명희, 김양하, 김우경(2004). 기초영양학. 서울 : 신광출판사.

김영희 외(2011). 영양, 대사장애. 서울 : 수문사.

김용오 외(2006). Essential Elements of EHR System(v1.0). 군자출판사.

김조자, 박지원, 신윤희, 오의금, 유지수, 임미영, 장순복, 허혜경, 황애란 역(2001). 핵심해부생리학. 서울 : 정문출판사.

김종임 외(2018). EBN 기본간호학 I/II. 서울 : 수문사.

김희경, 박연희(2023). 간호정보학. 현문사.

대한간호협회(2000). 간호학 학습목표. 서울 : 대한간호협회.

대한간호협회(2008). 2008년 보수교육 교재 ENR시스템에서의 간호과정 적용. 서울 : 대한간호협회.

대한간호협회(2023). 간호사 정보기술 활용역량 보고서. 대한간호협회.

대한피부과학회(2014). 피부과학. 서울 : 대한피부과학회 교과서편찬위원회.

명춘옥, 이기완(2004). 생활주기영양학. 서울 : 신광출판사.

박경희(2019). 그림으로 보는 상처관리. 서울: 군자출판사.

박명화(2006). 근거중심간호의 이해와 적용. 서울 : 군자출판사.

박효정(2017). 간호과정, 서울 : 현문사.

병원간호사회(2026). 근거기반간호실무지침. https://khna.or.kr/home/pds/practiceGuidelines.php

보건복지가족부질병관리과(2011). 2009년 주요만성질환관리사업안내.

보건복지부(2011). http://www.mw.go.kr.

보건복지부(2020)에서 정한 한국인을 위한 식생활지침

손정태 외(2018). 기본간호학 I/II. 서울 : 현문사.

송경애 외(2025). 기본간호학 I/II, 서울 : 수문사.

송미순, 김매자, 김현아(2017). 영양과 식사요법의 간호적용. 서울 : 정문각.

양경희 외(2018). 이론적 근거에 기반한 임상간호술기, 서울 : 대한나래출판사.

오혜경 외(2018). 기본간호학, 서울 : 현문사.

원종순 외(2024). 기본간호학 I/II, 서울 : 현문사.

이동숙 외(2017). 기본간호학, 서울 : 메디컬사이언스.

이소우, 김주현, 이병숙, 이은희, 정면숙(2009). 간호이론의 이해. 서울 : 수문사.

이은옥, 한경자, 김매자, 서문자, 김채숙, 박영숙(1992). 간호진단과 임상활용. 서울 : 수문사.

이은주, 최인희(2003). 간호진단과 연계된 간호중재의 중요도와 수행도 분석 - 5개 간호진단을 중심으로. 대한간호학회지, 33(2), 210-219.

이지은, 김민정, & 박수진(2022). 간호정보시스템이 간호사의 업무 효율성과 만족도에 미치는 영향. 대한간호정보학회지, 28(1), 15-25.

임난영 외(2008). 기본간호 중재와 수기. 서울 : 수문사.

임상간호사회(2001). 임상간호실무지침서. 서울 : 임상간호사회.

장성옥 외(2024). 기본간호학(2판), 서울 : 현문사.

전시자, 김조자, 이영자, 왕명자, 송라윤 공역(2010). 심전도-부정맥의 기본 : 해석과 관리. 서울 : 엘스비어 코리아.

정은정(2000). 현대인의 영양정보. 경기 : 강남대학교 출판부.

최명애, 김주현, 박미정, 최스미, 이경숙(2001). 생리학. 서울 : 현문사.

통계청(2008). Korea National Statistical Office (2008, October). 2008 Elderly statistics. Retrieved April 5, 2010 from Web site: http://www.nso.go.kr.

통계청(2010). 인구동태 통계연보. 혼인 이혼 통계결과 외국인과의 혼인

통계청(2025). 인구동태 통계연보.

한국간호평가원(2017). 간호교육인증평가 핵심기본간호술 평가항목 프로토콜 제 4.1판. http://www.kabone.or.kr/kabon10/index.php

한국간호평가원(2026). http://www.kabone.or.kr/

한국근거기반간호학회(2013). http://www.kebn.or.kr/

한국보완대체요법 간호사회 창립 1주년 기념 학술대회집(2001). 한국보완대체요법 간호사회.

한국영양학회(2026). 한국인 영양소 섭취기준(KDRIs). https://www.kns.or.kr

Bulecheck, G. M., Butcher, H., & Docherman, J. M. (2018). Nursing Intervention Classification (NIC) (7th ed.). St. Loius, MO: Elsevier.

Carpenito, L.J.(2016). Nursing Diagnosis - Application to Clinical Practice(15th ed.). Philadelphia, Pennsylvania : J.B. Lippincott Company.

Eliopoulos C.(1996), Nursing administration manual for long-term care facilities. Glen Arm, MD : Health Education Network.

European Pressure Ulcer Advisory Panel, National Pressure Injury Advisory Panel, & Pan Pacific Pressure

Injury Alliance. (2019). Prevention and treatment of pressure ulcers/injuries: Clinical practice guideline (The International Guideline). Cambridge Media.

Evidence-based nursing(2011). http://en.wikipedia.org/wiki/Evidence-based_nursing

Gulanick, M., Klopp, A., Galanes, S., Gradishar, D., & Puzas, M. K.(2016). Nursing Care Plans-Nursing Diagnosis and Intervention(9th ed.). St. Louis, Missouri : Mosby.

Johnson, M. & Mass, M.(1997). Nursing Outcomes Classification(NOC). Mosby.

Kozier, B., Erb, G., & Olivieri, R.(2015). Fundamentals of Nursing-concepts, process and practice(10th ed.). Redwood City, CA : Addison-Wesley.

McCloskey, J.C., & Bulechek, G.M.(1996). Nursing Interventions Classification(NIC) 2nd ed., Mosby.

McGonigle, D., & Mastrian, K. G. (2021). Nursing informatics and the foundation of knowledge (5th ed.). Jones & Bartlett Learning.

Moorhead, S., Johnson, M., Maas, M., & Swanson, E. (Eds.). (2018). Nursing outcomes classification (NOC) (6th ed.). St. Louis, MO: Elsevier.

NANDA International. (2024). NANDA International nursing diagnoses: Definitions and classification, 2024-2026 (13th ed.). Thieme.

Pearson A, Wiechula, R, Court A, Lockwood C. (2005). The JBI model of evidence-based healthcare. International Journal of evidence based healthcare, 3, 207-216.

Pender, N. J.(2018). Health Promotion in Nursing Practice(8th ed.). Stanford, C.T. : Appleton & Lange.

Potter, P. A., & Perry, A.C.(2014). Basic Nursing : Essentials for practice(8th ed). Mosby.

The NPUAP (National Pressure Ulcer Advisory Panel). Staging system. https://npiap.com/

Wagner, C. M., Butcher, H. K., Bulechek, G. M., Dochterman, J. M., Wagner, L. C., & Clarke, M. F. C. (Eds.). (2024). Nursing interventions classification (NIC) (8th ed.). Elsevier.

World Health Organization. (2025). Health promotion. https://www.who.int/teams/health-promotion/enhanced-wellbeing/health-promotion

# 찾아보기

ㄱ

ㅇ



ㅈ

ㅊ



ㅌ



ㅍ



ㅎ

## A



## B



## C



## D



## E



## F

## G



## H



## I



## J



## K



## L



## M



## N



## O



## P

## R



## S



## T



## U



## V



## W



## 숫자

**기본간호학 I · II** 제9판 　　값 65,000원

2002년 2월 5일 1판1쇄 발행
2017년 2월 5일 7판1쇄 발행
2020년 2월 20일 8판1쇄 발행
2026년 2월 20일 9판1쇄 발행

공저자 신윤희 · 김애경 · 박효정 외
발행인 주 영 일
발행처 계 축 문 화 사

판권소유

서울특별시 종로구 통일로12길 16-17
우편번호 : 03029
TEL : 735-2257·738-9746
FAX : 723-9025
E-mail : gyechuk@hanmail.net
홈페이지 : http://gyechuk.co.kr
1973. 10. 31 등록번호 제300-1973-8호
ISBN 1권 978-89-5629-875-7 94510
ISBN 2권 978-89-5629-876-4 94510
ISBN 세트 978-89-5629-874-0 94510

* 저자와의 협의하에 인지는 생략합니다.